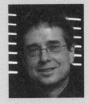

Gary Kielhofner
Dr. PH, OTR, FAOTA

- 1971 Classical Bachelor of Arts, Major in Psychology, St. Louis University, St. Louis, Missouri
- 1975 Master of Arts in Occupational Therapy, University of Southern California, Los Angeles, Kalifornien
- 1980 Doctor of Public Health, University of California, Los Angeles, Kalifornien
- 1979 –1984 Assistant Professor and Director of Graduate Studies, Abteilung für Ergotherapie, Virginia Commonwealth University
- 1984 –1986 Assistant Professor, Abteilung für Ergotherapie, Sargent College of Allied Health Professions, Boston University
- 1986 McLaughlin Gastprofessor, Fakultät für Gesundheits- wissenschaften, McMaster University, Hamilton, Ontario, Kanada
- Seit 1986 Wade/Meyer Chair und Professor der Abteilung für Ergotherapie, College of Applied Health Sciences, University of Illinois at Chicago, USA
- Seit 2000 Gastprofessor, London South Bank University, Großbritannien

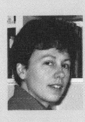

Ulrike Marotzki
Dr. phil., Dipl.-Psych., Ergotherapeutin, Professorin für Ergotherapie

- Arbeitete über 10 Jahre als Ergotherapeutin und Diplom-Psychologin in verschiedenen Fachbereichen
- Seit Oktober 2000 Tätigkeit als Professorin für Ergotherapie an der Hochschule für angewandte Wissenschaft und Kunst (HAWK) in Hildesheim. Konzeption und Lehre im Rahmen von Bachelor- und Master-Studiengängen für Ergotherapie, Physiotherapie und Logopädie

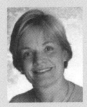

Christiane Mentrup
MScOT, Ergotherapeutin

- 2000 – 2002 European Master Studies in Occupational Therapy
- 1988 –1992 Tätigkeit als Ergotherapeutin in der Schweiz und in Kanada
- 1993 –1996 Fachlehrerin für Ergotherapie
- 1996 – 2005 Leiterin der Abteilung Ergotherapie an der Völker-Schule Osnabrück
- 1995 – 2004 Deutsche Delegierte des Weltverbandes der Ergotherapeuten (WFOT)
- Seit 2004 Vizepräsidentin des Weltverbandes der Ergotherapeuten

Ergotherapie – Reflexion und Analyse

Herausgegeben von
Ulrike Marotzki
Christina Jerosch-Herold
Birgit Maria Hack

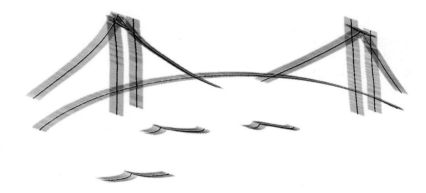

G. Kielhofner
U. Marotzki
Ch. Mentrup

Model of Human Occupation (MOHO)

Grundlagen für die Praxis

Mit 33 Abbildungen und 1 Tabelle

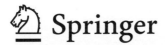 Springer

Gary Kielhofner
Dr. P.H., O.T.R., F.A.O.T.A., Professor and Head
Department of Occupational Therapy
University of Illinois at Chicago
Chicago, Illinois, USA

Ulrike Marotzki
Prof. Dr. phil., Dipl.-Psych., ET
HAWK Hochschule für angewandte Wissenschaft und Kunst,
Fachhochschule Hildesheim/Holzminden/Göttingen
Fakultät Soziale Arbeit und Gesundheit
BSc-Studiengang Ergotherapie, Logopädie, Physiotherapie
Tappenstr. 55, 31134 Hildesheim

Christiane Mentrup
MSc OT, ET
Koksche Str. 14, 49080 Osnabrück

ISBN-10   3-540-65942-0 Springer Medizin Verlag Heidelberg
ISBN-13   978-3-540-65942-0 Springer Medizin Verlag Heidelberg

Bibliografische Information der Deutschen Bibliothek
Die Deutsche Bibliothek verzeichnet diese Publikation in der Deutschen Nationalbibliografie;
detaillierte bibliografische Daten sind im Internet über http://dnb.ddb.de abrufbar.

Springer Medizin Verlag.
Ein Unternehmen von Springer Science+Business Media
springer.de
© Springer Medizin Verlag Heidelberg 2005
Printed in Germany

Planung: Marga Botsch, Heidelberg
Projektmanagement: Claudia Bauer, Heidelberg
Copyediting: Dr. Gabriele Seelmann-Eggebert, Heidelberg
Design: deblik, Berlin
Titelbild: deblik, Berlin

SPIN 10688321
Satz: TypoStudio Tobias Schaedla, Heidelberg
Druck: Stürtz, Würzburg

Gedruckt auf säurefreiem Papier   22/2122/cb – 5 4 3 2 1 0

Geleitwort

Es freut mich sehr, dass meine Kolleginnen eine Übersetzung zum Buch **Model of Human Occupation** herausgeben. Vor mehr als 30 Jahren, als ich mit der Entwicklung des Modells begann, hätte ich niemals erwartet, welchen Einfluss es einmal haben würde. Verantwortlich für die weitreichende internationale Verbreitung des Modells sind nicht zuletzt der Enthusiasmus, die intensive Arbeit und das Engagement von Menschen wie den Mitherausgeberinnen dieses Buches. Es war mir eine Freude, mit ihnen zu arbeiten und eine Ehre zu wissen, dass sie meine Arbeit in einem Maße wertschätzen, dass sie sich die Mühe gemacht haben, sie in eine andere Sprache zu übertragen.

Es ist ermutigend, die Entwicklung von ergotherapeutischer Ausbildung und Praxis in Deutschland zu verfolgen. Die Einbindung von Theorie in Ausbildung und Praxis ist ein wichtiger Schritt in der Entwicklung einer Profession. Der Enthusiasmus und Tiefgang, mit dem meine deutschen Kolleginnen sich Theorien annähern, vermittelt mir Optimismus für die Zukunft des Berufsstandes.

Ohne Zweifel wird es in einer nächsten Phase zu Beiträgen deutscher Therapeuten zur weiteren Entwicklung dieser Theorie im Rahmen von Forschung und Anwendung kommen. Jedes Mal, wenn dieses Modell von einer neuen Gruppe von Personen untersucht wird, ergeben sich neue Erkenntnisse und Ideen. Ich freue mich auf die Spuren, welche deutschsprachige Menschen bei dem Modell hinterlassen werden.

Chicago, im März 2005
Gary Kielhofner

Vorwort

Dieses Buch macht die Theorie des **Modells der menschlichen Betätigung**, auf Englisch **Model of Human Occupation** – kurz **MOHO**, im übersetzten Originaltext erstmals für deutschsprachige Leserinnen und Leser erreichbar. Mit Sicherheit ist der englische Originalband »Model of Human Occupation. Theory and Application, Second Edition« eines der Bücher, die den Professionalisierungsprozess der deutschen Ergotherapie in den letzten 10 Jahren aus dem Hintergrund und als wichtige Bezugsquelle begleitet haben.

Wie Gary Kielhofner im Geleitwort zu dieser Übersetzung selbst ausführt, hat das Model of Human Occupation eine 30-jährige Entwicklungsgeschichte vorzuweisen, die sich seit vielen Jahren auch im internationalen Austausch vollzieht. Die Entstehung des Modells fällt nach seiner eigenen Analyse in eine kritische Situation des Berufsstandes in den Vereinigten Staaten in den 60er und 70er Jahren des letzten Jahrhunderts (Kielhofner 1997). Kielhofner spricht von dieser Zeit als einer Krisensituation des Berufes, die sich dadurch ausgezeichnet habe, dass es viele Spezialrichtungen und -entwicklungen und wenig Gemeinsamkeiten unter Ergotherapeuten der verschiedenen Fachrichtungen in ihrem Denken und Handeln gegeben habe. Diese Einschätzung stützt er auf eine umfassende Analyse von Fachpublikationen, die er zusammen mit Janice Burke 1977 durchgeführt hatte. Vielleicht ist es kein Zufall, dass Kielhofners Model of Human Occupation in Deutschland erstmals zu einem Zeitpunkt wahrgenommen wurde, als hierzulande Berufsangehörige begannen, sich über die Zersplitterung des Feldes und die Einheit des Berufes Gedanken zu machen.

In seinen beiden Büchern, »A Model of Human Occupation« und »Conceptual Foundation of Occupational Therapy«, die er im Wechsel alle 5–7 Jahre überarbeitet und aktualisiert, macht Kielhofner immer wieder deutlich, dass es ihm in seinem Werk um einen **Beitrag zur Einordnung und Grundlegung eines spezifisch ergotherapeutischen Wissenskorpus** für die Zusammenarbeit mit anderen Professionen und Disziplinen im Gesundheitswesen geht. Er hat ein sehr komplexes Verständnis davon, was es zu entwickeln gilt. Seine Hauptanliegen bestehen erstens in einer **Theorieentwicklung** für die Profession, die sich einerseits auf ergotherapeutische Grundannahmen zum Zusammenhang von menschlicher Betätigung und Gesundheit sowie auf die Auseinandersetzung mit Theoriebeständen angrenzender Disziplinen stützt, und die andererseits an ihrem empirischen Nachweis arbeitet. Zweitens hat er die **Entwicklung bzw. Professionalisierung der ergotherapeutischen Praxis** im Blick. Hierbei geht es ihm um ein theoretisch begründetes, von den Bedürfnissen der Klienten ausgehendes und methodisch nachvollziehbares Handeln (Kielhofner 1997). Konkret bedeutet dies, dass in seinem Modell neben der Theorie auch therapeutische Prinzipien und Leitfragen zur Begleitung des Ergotherapieprozesses zu finden sind und ergotherapeutische Assessments zur Befunderhebung und Evaluation bereitgestellt werden. Seit einigen Jahren arbeitet Kielhofner verstärkt daran, **Wirksamkeitsnachweise** für die von ihm beschriebenen ergotherapeutischen Leistungsformen zu erbringen (Kielhofner et al. 2004). Dass mit diesem ergotherapeutischen Entwicklungs- und Forschungsprogramm auch die

Stärkung der **beruflichen Identität** und eine **Konturierung des ergotherapeutischen Handelns** in den Praxisfeldern beabsichtigt ist, unterstreicht Kielhofner als überzeugter Ergotherapeut in seinen Überlegungen zur professionellen Identität und Kompetenz (Kielhofner 1997, 303 f.). Das Model of Human Occupation ist also zu verstehen als ein konzeptioneller Rahmen eines Theorie und Praxis adressierenden und verbindenden ergotherapeutischen Forschungsprogramms. Es baut auf der systemisch verstandenen Grundannahme auf, dass zwischen menschlicher Betätigung und Gesundheit ein enger Zusammenhang besteht.

Konzeptionelle Modelle im Verständnis Kielhofners

In seinen beiden oben genannten Büchern nennt Gary Kielhofner MOHO ein **konzeptionelles Modell der Ergotherapie.** Was er hierunter versteht, erläutert er im ersten Kapitel des vorliegenden Buches ausführlich. Die entscheidenden Charakteristika seien an dieser Stelle zusammengestellt:

> **Beachte**
>
> 1. Jedes Modell baut auf einer interdisziplinären Wissensbasis auf
> 2. Jedes Modell bezieht sich auf eine bestimmte Gruppe von Phänomenen, indem es Aussagen zu deren Ordnung (z. B. Organisation und Funktion) Fehlordnung (z. B. Dysfunktion) und dem Prozess therapeutischer Interventionen (geplanter Veränderungsprozess, Zustandserhaltung) macht.
> 3. Weil Modelle in der Praxis benutzt werden, bringen sie auch Technologien (z. B. Prozeduren, Materialien) zur therapeutischen Anwendung hervor.
> 4. Modelle sind der Forschung unterworfen, die Nachweise über die theoretische Begründung und therapeutische Wirksamkeit erarbeitet (Kielhofner 1997, S 98, Übersetzung: U.M.).

Während die Punkte 1, 3 und 4 schon angesprochen wurden, soll an dieser Stelle dem 2. Punkt noch etwas Aufmerksamkeit gewidmet werden. Hier wird ein spezifisches Modellverständnis deutlich, das von dem anderer ergotherapeutischer Autorinnen und Autoren abweicht. In Kielhofners Sicht bieten konzeptionelle Modelle Erklärungen, Strategien und Erhebungsinstrumente für Problemstellungen **in einem klar umgrenzten Phänomenbereich.** Dieser kann sowohl von der Problemstellung des Klienten als auch von der Aufgabenstellung in einem Arbeitssetting ausgehend definiert werden. Ergotherapeuten sind in der Praxis somit immer auf unterschiedliche Modelle und deren ergänzender Handhabung angewiesen. Insgesamt unterscheidet der Autor in »Conceptual Foundation of Occupational Therapy« von 1997 acht konzeptionelle Modelle, die – wenn auch in unterschiedlicher Ausprägung – alle vier genannten Charakteristika aufweisen:

- Biomechanisches Modell (Biomechanical Model).
- Modell geistiger Behinderungen (Cognitive Disabilities Model).
- Modell der kognitiven Wahrnehmungsstörung (Cognitive-Perceptual Model).
- Modell der motorischen Kontrolle (Motor Control Model).

- Modell der Sensorischen Integration (Sensory Integration Model).
- Modell motorischer Entwicklung und Anpassung an die Umwelt (Spatiotemporal Adaptation Model).
- Arbeitsgruppen Modell (Group Work Model).
- Modell menschlicher Betätigung (Model of Human Occupation).

Die **Systematik dieser Modelle** entwickelt sich in erster Linie in Anlehnung an die im zweiten Charakteristikum angesprochenen unterschiedlichen Phänomene und Problemstellungen, denen Ergotherapeuten in ihren Praxisfeldern begegnen können. Das Arbeitsgruppenmodell ist ein Beispiel für eine vom Arbeitssetting ausgehende Phänomenbeschreibung. Es bezieht sich auf Gruppenprozesse und deren Störungen, die z. B. bei der Arbeit in natürlichen Lebensumgebungen der Klienten (Familie, Schule, Arbeitsplatz etc.) berücksichtigt werden müssen (Kielhofner 1997, S 169).

Für das Modell der menschlichen Betätigung nimmt Kielhofner in dem vorliegenden MOHO-Band vier Phänomenbereiche in den Blick:
- Die menschliche Motivation zur Betätigung.
- Betätigungsverhalten als Routinen und Gewohnheiten.
- Die Beschaffenheit der geschickten Betätigungsausführung.
- Den Einfluss der Umwelt auf das Betätigungsverhalten.

Die Theorie des Model of Human Occupation besteht in der Beschreibung des Aufbaus und der Funktionsweise des **menschlichen Systems** unter dem Fokus des **Betätigungsverhaltens**. Die vier oben genannten Aspekte finden sich in Kielhofners Konzeption in den **Subsystemen Volition, Habituation** und **Performanz** und im Konzept der **Umwelt** wieder. Sie bilden zusammen die Bedingungsstruktur für menschliches Betätigungsverhalten. Kielhofner verarbeitet im Rahmen seiner Modell-Theorie systemtheoretische Annahmen sowie psychologische, soziologische und anthropologische Theorien. Die **Modell-Theorie** steht im direkten Anwendungszusammenhang zur ergotherapeutischen Praxis:
- **Sie begründet ergotherapeutisches Handeln**
  Ausgangspunkt ist die schon erwähnte Annahme, dass zwischen menschlicher Betätigung und Gesundheit ein enger Zusammenhang besteht. Wie andere ergotherapeutische Autorinnen und Autoren[*] vor und mit ihm versteht Kielhofner den Menschen als »**Occupational Being**«, als Wesen, das sich durch seine alltäglichen, individuell bedeutsamen Betätigungen und langfristigen Projekte verwirklicht. Gesundheit wird von der Möglichkeit abhängig gesehen, Betätigungen selbst auswählen, Routinen und Gewohnheiten ausbilden und an Aktivitäten des sozialen Lebens partizipieren zu können. Die Umwelt ermöglicht bzw. erfordert das Ausbilden von Betätigungen und hat so wesentlichen Einfluss auf Gesundheit und Wohlbefinden des Einzelnen. **Veränderungen** der Umwelt, Behinderungen und Erkrankungen haben Auswirkungen auf das Betätigungsverhalten des Einzelnen. Es kann hierdurch zu Betätigungsdysfunktionen (occupational dysfunktion) auf körperlicher, individueller und sozialer Ebene

---

[*]   Vergleiche z. B. Meyer 1922/1977; Reilly 1962; Nelson 1997; Molineux 2004

(z. B. bei der Rollenübernahme) kommen, die wiederum über den Einsatz ausgewählter Aktivitäten und Umweltadaptionen beeinflusst werden können. Ergotherapie hat somit im Fall von Krankheit oder Behinderung die Aufgabe, in Zusammenarbeit mit dem Klienten eine **differenzierte Analyse der Beeinträchtigungen und Ressourcen des Betätigungsverhaltens** zu erstellen. Sie hat die Aufgabe, dem Klienten **geeignete Aktivitäten bzw. Adaptionen zur Überwindung bzw. zum Ausgleich einer Dysfunktion als therapeutisches Mittel** anzubieten und auf einen heilenden, kompensierenden oder gesundheitsförderlichen Ausgleich für das individuelle Betätigungsverhalten hinzuwirken.

■ **Sie begründet die Ergotherapieprozess-Gestaltung**
Die Modell-Konstruktion bildet für den Ergotherapieprozess einen Referenzrahmen. Modell-basierte Leitfragen und therapeutische Prinzipien unterstützen die komplexe Analyse der Beeinträchtigungen und Ressourcen des Betätigungsverhaltens sowie die Wahl eines passenden therapeutischen Ansatzpunktes und Angebots. Das Modell sieht vor, dass auf seiner Grundlage für spezifische Klientengruppen ergotherapeutische Programme entwickelt werden können, so z. B. zur Unterstützung der Arbeitsfindung chronisch kranker Menschen (Olsen et al. 1994).

■ **Sie stellt die Konstruktebene für die Entwicklung von Assessments dar**
Subsysteme und Umweltkonzept bilden die Konstruktebene für ein differenziertes **Assessmentsystem**. Aufgabe der MOHO-Assessments ist es, den Therapieprozess in seinen verschiedenen Phasen zu begleiten, zur methodisch-kontrollierten Evaluation und zur Transparenz **ergotherapeutischen Handelns im interdisziplinären Austausch beizutragen**. Aktuell liegen in englischer Sprache 20 Erhebungsinstrumente auf der Basis des Modells vor (s. ▶ Kap. 8 des vorliegenden Buches).

Model of Human Occupation in Deutschland

Zur Forschungsarbeit Gary Kielhofners erschienen 1993 erstmals zwei Artikel in der Fachzeitschrift Ergotherapie & Rehabilitation (Götsch 1993; Dehnhardt 1993). Beide bezogen sich auf die erste Auflage des Buches »Conceptual Foundations of Occupational Therapy« und gaben einen Einblick in Kielhofners Analyse der Entwicklung des Berufsbildes in den Vereinigten Staaten und in die Grundgedanken des Modells. Die Seminare, die Kielhofner seit Anfang der 90ger Jahre im Rahmen einer Gastprofessur am Karolinska Institut in Stockholm gab, wurden nun zunehmend von deutschen Ergotherapeuten – so auch den beiden Mitherausgeberinnen – besucht. Auf einem Symposium im Oktober 1995, in Osnabrück, stellte Gary Kielhofner sein Modell erstmals einer deutschsprachigen Zuhörerschaft von 150 Ergotherapeuten vor (Mentrup 1996). In den darauf folgenden Jahren fanden drei weitere Workshops mit Gary Kielhofner in Deutschland statt.

Um den Berufsangehörigen den direkten Anwendungsbezug des Modells deutlich zu machen, wurden bereits für die Zuhörer des Symposiums 1995 erste Übersetzungen von 12 Assessments und Formblättern bereitgestellt. In den Folgejahren folgten weitere Übersetzungen und deren Vertrieb über eine Zentrale Stelle, die Edition Vita Activa (**www.aha-netz.de/vitaactiva.htm**). In der zweiten Hälfte der 90er Jahre nahm unter den Berufsangehörigen eine kritische, aber konstruktive Auseinandersetzung mit konzeptionellen Modellen der Ergotherapie zu (Jerosch-Herold et al. 1999; Hagedorn 2000; Verhoef 2001; Marotzki 2002).

Als Konsequenz wurden ergotherapeutische Modelle als Lehrinhalte für das in die neue Ausbildungs- und Prüfungsverordnung (ErgThAprV) aufgenommene Fach »Ergotherapeutische Grundlagen« empfohlen (AG-ETS, 2003). Auch wenn hierzu keine verlässlichen Zahlen vorliegen gehört das Modell der menschlichen Betätigungen neben dem Canadian Model of Occupational Performance (CMOP) heute sicher zu den bekanntesten Modellen der Ergotherapie in der Bundesrepublik.

Dieser kurze Rückblick macht sicher eins deutlich: Die deutsche Auseinandersetzung mit dem Model of Human Occupation und seinen Assessments ist bisher jedem Einzelnen und verstreuten Arbeitsgruppen überlassen. Die Erschließung dieses umfassenden Wissenskorpus erfolgte überwiegend auf der Ebene der Erarbeitung von Übersetzungen und der Auseinandersetzung mit MOHO-Texten, da macht auch der vorliegende Band zur Modeltheorie keine Ausnahme. Im Brennpunkt der Diskussion steht derzeit, wie Modelldenken in die Praxisfelder integriert werden kann. Hier stehen die Ausbildungsstätten in der praktischen Ausbildung vor enormen Herausforderungen (Pauli et al. 2005).

Mit Recht wird darüber hinausgehend gefordert, dass zukünftig verstärkt eine Auseinandersetzung auf wissenschaftlicher Ebene, nämlich die Überprüfung von Theorie und Assessments stattfindet (Höhl 2004). Damit würde gleichzeitig auch eine deutsche Beteiligung am international ausgerichteten MOHO-Forschungsprogramm erfolgen können. Die Option hierzu hängt essentiell mit der **Akademisierung des Berufsstandes** und der Möglichkeit, eigene Forschung zu betreiben, zusammen. Auch wenn es aufgrund des Berufsgesetzes noch sehr große Hürden gibt, sind seit wenigen Jahren erste Anfänge in diese Richtung mit ergotherapeutischen Bachelor-Studiengängen gemacht. Gerade das Model of Human Occupation mit seinem umfangreichen Forschungsprogramm, das schwerpunktmäßig an der University of Illinois at Chicago (UIC) angesiedelt ist (www.moho.uic.edu/), zeigt beispielhaft Wege für eine forschungsbasierte sowie Klienten- und Setting-orientierte Zukunft der deutschen Ergotherapie auf. Dieser Weg wird in Deutschland so konsequent wie möglich ausgebaut werden.

Zum vorliegenden Buch

Schwerpunkt des vorliegenden Bandes bilden die ▶ Kap. 1–7 zur Theorie des Model of Human Occupation, wie sie Kielhofner in den ersten Kapiteln der 2. Auflage seines Buches eingeführt hat. Auf dieser Fassung der theoretischen Annahmen des Modells basieren die meisten in Deutschland kursierenden MOHO-Assessments. Die vorliegende Übersetzung bietet zu diesen Assessments also das theoretische Pendant. Sie bietet aber auch denjenigen Lesern eine theoretische Modell-Einführung, die sich bisher noch nicht mit MOHO befasst haben.

Wie bei jeder Übersetzung neuer theoretischer Inhalte stellt **Begriffsarbeit gleichzeitig Theoriearbeit** dar. Den Kapiteln sind Glossare zugeordnet, die Kielhofner schon in der Originalausgabe eingefügt hatte. Sie nehmen es der Übersetzung allerdings nicht ab, für Kernbegriffe nach Äquivalenten aus der deutschen Sprache zu suchen. So haben sich die Mitherausgeberinnen entschieden, **Occupation** mit **Betätigung** zu übersetzen. Hiermit wird für »Occupation« der erste Übersetzungsvorschlag der Arbeitsgruppe Modelle und Theorien (MoTheo-Deutschland) aus dem »Fachwörterbuch Ergotherapie« (DVE 2000) aufgegriffen. Der Terminus »Betätigung« kann als Vorschlag für einen konzeptioneller Platzhalter einer zukünftig verstärkt zu implementierende Fachdiskussion und ergotherapeutischen Forschung verstanden werden. Er bietet sich an, da er noch nicht von einer anderen wissenschaftlichen Disziplinen besetzt ist (Marotzki 2004, S 76). Es würde an dieser Stelle zu weit führen, sämtliche Übersetzungsentscheidungen vorzustellen. Die zukünftige Diskussion wird zeigen, welche Begriffe sich wirklich langfristig durchsetzen.

In ► Kap. 8 dieses Buches stellt Gary Kielhofner die Aktualisierungen des Modells entsprechend der inzwischen erschienen 3. Auflage von MOHO vor. Die MOHO-Bände stellen Berichte aus einer fortlaufenden Arbeit dar. Leichte Korrekturen und inhaltliche Verschiebungen zur zweiten Auflage werden vom Autor dargelegt.

In ► Kap. 9 legt Christiane Mentrup exemplarisch eine Projektskizze zur Anwendung des Modells menschlicher Betätigung für den Bereich der Dokumentation in arbeitstherapeutischen Abteilungen von Kliniken des Bundesverbandes stationärer Suchtkrankenhilfe e.V. (BUSS) vor. Das Projekt macht deutlich, welches Potential zur Innovation in ergotherapeutischen Abteilungen in der konsequenten Nutzung des Modells für Fragen der Qualitätssicherung und Dokumentation liegt.

► Kapitel 10 ist schließlich als aktuelle Bibliografie zu Veröffentlichungen rund um das Model of Human Occupation zu verstehen. Hier können sich die Leser weitergehend über die umfassende Forschungsliteratur zum Modell informieren.

Wie das Modell, befindet sich auch die deutsche Ergotherapie in fortlaufender Entwicklung – Work in Progress! Die HerausgeberInnen dieses Bandes erhoffen sich von dieser Veröffentlichung einen Anstoß für die weitere Diskussion und vertiefte Auseinandersetzung mit dem Model of Human Occupation und für den Fortgang der Professionalisierung der deutschen Ergotherapie.

Hildesheim, Osnabrück, im Februar 2005
Ulrike Marotzki
Christiane Mentrup

Literatur

Arbeitsgemeinschaft Ergotherapeutischer Schulen (AG-ETS) (2003) Grundlagen der Ergotherapie. Neue Reihe Ergotherapie des Deutschen Verbandes der Ergotherapeuten e.V. (DVE). Schulz-Kirchner-Verlag, Idstein

Deutschen Verbandes der Ergotherapeuten e.V. (DVE) (2000) Fachwörterbuch Ergotherapie. Deutsch – Englisch, Englisch-Deutsch. Schulz-Kirchner-Verlag Idstein

Dehnhardt B (1993) »Conceptual Foundations of OT« Der neue Grundgedanke in Kielhofners Theorie. Ergotherapie & Rehabilitation 5:425–428

Götsch K (1993) »Occupational Therapy« Die Entwicklung in den Vereinigten Staaten. Ergotherapie & Rehabilitation 5:422–424

Höhl W (2004) Assessments der neuen Theoriemodelle. Anmerkung zu methodischen Grundlagen und praktischer Anwendung. Ergotherapie & Rehabilitation 12:6–13

Jerosch-Herold C, Marotzki U, Hack B, Weber P (Hrsg.) (2004) Konzeptionelle Modelle für die ergotherapeutische Praxis. 2. Auflage. Springer, Heidelberg

Kielhofner G (1995) Model of Human Occupation. Theory and Application, 2 nd Ed. Williams & Wilkins, Baltimore

Kielhofner G (1997) Conceptual Foundations of Occupational Therapy, 2 nd Ed. Davis Company, Philadelphia, F.A

Kielhofner G (2002) Model of Human Occupation. Theory and Application, 3rd Ed. Lippincott Williams & Wilkins, Baltimore

Kielhofner G, Burke J P (1977) Occupational Therapy after 60 Years: An Account of Changing Identity and Knowledge. American Journal of Occupational Therapy 31 (10):675–689

Kielhofner G, Mentrup C, Niehaus A (2004) Das Model of Human Occupation (MOHO): Eine Übersicht zu den grundlegenden Konzepten. In: Jerosch-Herold et al. (Hrsg.) Konzeptionelle Modelle für die ergotherapeutische Praxis. 2. Auflage, (S. 49–82) Springer, Heidelberg

Kielhofner G, Hammel J, Finlayson M, Helfrich Ch, Taylor R (2004) Documenting Outcomes of Occupational Therapy: The Center for Outcomes Research and Education. American Journal of Occupational Therapy 58 (1):15–469

Marotzki U (Hrsg.) (2002) Ergotherapeutische Modelle praktisch angewandt. Ein Fallbeispiel – vier Betrachtungsweise. Springer, Heidelberg

Marotzki U (2004) Zwischen medizinischer Diagnose und Lebensweltorientierung. Eine Studie zum professionellen Arbeiten in der Ergotherapie. Schulz-Kirchner-Verlag, Idstein

Mentrup (1996) Gary Kielhofner: Ein Schritt vorwärts in der Ergotherapie. Ergotherapie & Rehabilitation 1:25–26

Meyer A (1922/1977) The Philosophie of Occupational Therapy. (Reprint form the Archives of Occupational Therapy, Vol. 1, pp.1–10). American Journal of Occupational Therapy 31(10):639–642

Molineux M (2004) Occupation in Occupational Therapy: A Labour in Vain? In: Molineux M (Ed) Occupation for Occupational Therapists. (p. 1–14) Blackwell Publishing

Nelson D (1997) Why the Profession of Occupational Therapy will florish in the 21st Century. American Journal of Occupational Therapy 51 (1):11–24

Olsen L, Fisher G, Muñoz J, Knight C, Kielhofner G (1994) Work Readiness: Day Treatment for Persons with chronic Disabilities (deutsche Übersetzung). Edition Vita Activa, Köln

Pauli D, Günther I, Rössler A (2005) Lust und Last mit Theorie – Konzeptionelle Modelle in der Ergotherapieausbildung. Ergotherapie & Rehabilitation 1:6–11

Reilly M (1962) Occupational Therapy can be one of the greatest ideas of the 20 th Century Medicin. American Journal of Occupational Therapy 16(1):1–9

Verhoef J von, Kielhofner (2001) Theorieguru oder Begriffsjongleur? Eine Beurteilung der theoretischen Basis des »Model of Human Occupation«. Ergotherapie & Rehabilitation 5:21–28

Danksagung

An diesem Buch haben neben Gary Kielhofner und den beiden Mitherausgeberinnen mitgewirkt: die Übersetzerinnen Meike Schlegtendal und Marion Wittlich, die Lektorinnen Stefanie Kaiser-Dauer und Gaby Seelmann-Eggebert. Ihnen und dem Springer-Verlag, besonders Marga Botsch und Claudia Bauer, sei für das Zustandekommen dieses Buches herzlich gedankt.

Inhaltsverzeichnis

Adressen der Autoren

Lena Borell
Dr.Med.Sc., O.T.R., Professor
Karolinska Institutet,
Department of Clinical
Neuroscience, Occupational
Therapy and Elderly Care Research,
Division of Occupational Therapy,
Stockholm, Sweden

Janice Burke
M.S., Ph.D, F.A.O.T.A.
Department of Occupational
Therapy, College of Allied Health
Sciences, Thomas Jefferson
University, Philadelphia,
Pennsylvania, USA

Anne G. Fisher
Sc.D., O.T.R., F.A.O.T.A., Professor
Department of Occupational
Therapy, Colorado State University,
Fort Collins, Colorado, USA

Christine Helfrich
Ph.D, O.T.R./L.
Department of Occupational
Therapy, University of Illinois at
Chicago, Chicago, Illinois, USA

Gary Kielhofner
Dr.P.H., O.T.R., F.A.O.T.A.,
Professor and Head
Department of Occupational
Therapy, University of Illinois at
Chicago, Chicago, Illinois, USA

Christiane Mentrup
MSc OT, ET
Koksche Str. 14, 49080 Osnabrück

Louise Nygård
Karolinska Institutet, Department
of Clinical Neuroscience, Occup-
ational Therapy and Elderly Care
Research, Division of Occupational
Therapy, Stockholm, Sweden

Einführung in das Modell der menschlichen Betätigung

Gary Kielhofner

Als Ergotherapeut, der seinen Patienten oder Klienten darin unterstützt, sich zu verändern, als Lehrender, der zukünftige Therapeuten in die berufliche Arbeit einführt, und als Autor, der versucht, Therapie zu erklären, habe ich Folgendes gelernt:

> **Beachte**
>
> Die Theorie kann Therapeuten niemals im Voraus sagen, was im Rahmen einer Therapie genau zu tun ist. Doch wenn Therapeuten eine Theorie verstanden haben, kann sie ihnen dabei helfen, zum gegebenen Zeitpunkt das Richtige zu tun.

Die Praxis verlangt, dass man sich eine Vorstellung davon macht, wie ein Mensch den Zustand einer Störung überwinden und ein befriedigenderes Leben führen könnte. Eine Theorie fördert dieses Vorstellungsvermögen nicht, indem sie einen simplen Plan oder ein Rezept anbietet. Sie dient vielmehr dazu, die Qualität therapeutischen Denkens zu schärfen und vertiefen.

Dieses Buch stellt ein konzeptionelles Modell vor, das für die Anwendung in der ergotherapeutischen Praxis entwickelt wurde. Nirgends findet der Leser Auflistungen von Vorgehensweisen oder spezifische Instruktionen, denen es zu folgen gilt. Der Text will vielmehr Anregungen dazu geben, wie man über das Betätigungsverhalten und die Betätigungsschwierigkeiten nachdenken kann. Die Anregungen können dann die Grundlage für das kreative Vorstellungsvermögen bilden, das Ergotherapeuten in der Praxis benötigen.

Zwei Jahrzehnte lang habe ich versucht, menschliche Betätigungen besser verstehen zu lernen. Diese Zeit hat mich gelehrt, dass es nicht ausreicht, zum Verständnis einer beliebigen Sache nur **einen einzigen Weg** einzuschlagen. Im Gegenteil, je mehr man versucht, für ein bestimmtes Phänomen eine einzige Erklärung zu finden, desto lebloser sind die Daten. Deshalb sehe ich mich beim Versuch, Theorien im

Bereich der Ergotherapie zu entwickeln, zunehmend gezwungen, ein Problem aus vielen Perspektiven zu betrachten und zu erklären. Das ist auch die Richtung in diesem Buch.

Die Leser werden also eine große Bandbreite an Vorstellungen antreffen, die gemeinsam ein Gesamtbild ergeben. Die theoretischen und praktischen Überlegungen sollten nach und nach klarer werden – wie ein Bild, das bei längerer Betrachtung immer deutlicher erkennbar wird. Es geht folglich darum, sich mit dem Text auseinanderzusetzen, die darin enthaltenen Vorstellungen praktisch umzusetzen und damit schrittweise das Modell der menschlichen Betätigung (Model of Human Occupation) und seine praktische Anwendung besser zu verstehen.

1.1   Was sind konzeptionelle Praxismodelle und welchen besonderen Wert haben sie?

Das Buch befasst sich mit der Beschreibung und der näheren Erläuterung eines **Modells** der menschlichen Betätigung. Deshalb muss zunächst erklärt werden, was unter einem Modell zu verstehen ist. Ich verwende den Begriff **konzeptionelles Praxismodell**, um eine spezielle Sichtweise der Organisation von Wissen im Rahmen der Ergotherapie zu beschreiben (Kielhofner 1997). Nach dieser Sichtweise haben Modelle innerhalb des gesamten Wissens, das in diesem Berufsfeld entwickelt und angewandt wird, einen ganz bestimmten Stellenwert.

Stellenwert der Modelle innerhalb des Wissens im Bereich der Ergotherapie

Bereits an anderer Stelle (Kielhofner 1997) habe ich darauf hingewiesen, dass das einzigartige Wissen in der Ergotherapie
- auf einem Paradigma und
- auf konzeptionellen Praxismodellen
basiert.

Der Begriff »**Paradigma**« bezieht sich auf eine große Sammlung von Annahmen und Sichtweisen, die dem Berufsfeld seinen Zusammenhalt verleihen und den Inhalt und Zweck der Ergotherapie verdeutlichen. Das von den Mitgliedern des Berufsfelds geteilte Paradigma könnte man als eine Art »kollektive berufsspezifische Kultur« bezeichnen. Das Paradigma kommt in der Literatur in sog. **Kernkonzepten** (core concepts) zum Ausdruck und spiegelt sich in den alltäglichen Sicht- und Denkweisen von Ergotherapeuten wider.

> **Beachte**
>
> Das aktuelle Paradigma der Ergotherapie legt den Schwerpunkt auf das Wohlbefinden bei Betätigungen (occupational well-being) und auf die Schwierigkeiten, die sich aus einer Betätigungsdysfunktion (occupational dysfunction) ergeben (Kielhofner 1997). Ferner betont das Paradigma die einzigartigen gesundheitsfördernden Potentiale aktiver Betätigung, mit denen die Angehörigen dieser Berufsgruppe arbeiten.

Das Paradigma schafft den Zusammenhalt zwischen den Angehörigen der Berufsgruppe. Für die tägliche Praxis benötigt man ein anderes Wissen. Diese Rolle übernehmen die **konzeptionellen Praxismodelle**. Jedes konzeptionelle Modell beinhaltet eine Theorie, die bestimmte Aspekte der ergotherapeutischen Praxis begründet.

Innerhalb des Berufsfelds kann es immer gleichzeitig mehrere konzeptionelle Praxismodelle geben. Im Bereich der Ergotherapie lassen sich derzeit acht konzeptionelle Praxismodelle unterscheiden; eines davon ist das Modell der menschlichen Betätigung. Da jedes Modell einen ganz bestimmten Schwerpunkt hat, kann generell keines von ihnen sämtliche Faktoren berücksichtigen, die mit dem individuellen Betätigungsverhalten eines Patienten oder Klienten in Zusammenhang stehen. Deshalb benö-

tigen Therapeuten in der Praxis üblicherweise mehrere Modelle.

Was sind konzeptionelle Praxismodelle?

Ein konzeptionelles Praxismodell bietet eine strukturierte Darstellung mehrerer theoretischer Konzepte, die Therapeuten im Rahmen ihrer Berufstätigkeit anwenden. In der Ergotherapie widmet sich jedes Modell bestimmten Phänomenen bzw. einem Bereich, der sich auf die Funktionsfähigkeit innerhalb von Betätigung (occupational functioning) bezieht. So beschäftigen sich drei Modelle der Ergotherapie mit den **biomechanischen Aspekten** von Bewegungen, mit Wahrnehmungsprozessen, kognitiven Prozessen und Gruppenprozessen als Teil der Performanz (performance) oder Ausführung von Betätigungen (occupational performance).

Das **Modell der menschlichen Betätigung** hat folgende Schwerpunkte:
- die Motivation zur Betätigung,
- die Strukturierung von Betätigungsverhalten in Form von Routine und Lebensstil,
- die Beschaffenheit einer geschickten Performanz (skilled performance) und
- den Einfluss der Umwelt auf das Betätigungsverhalten.

Diese Schwerpunkte werden später noch ausführlicher betrachtet.

Wer konzeptionelle Praxismodelle entwickelt, wählt meist relevante interdisziplinäre Konzepte aus; sie werden dann in die theoretische Erörterung der Phänomene integriert, mit denen man sich gerade beschäftigt und die man klären will.

> ❯ **Beispiel**
>
> Ein Beispiel ist die Motivation zur Betätigung: Um dieses Phänomen zu erklären, haben wir Konzepte aus der Psychologie, Anthropologie und Soziologie entliehen.

1

Konzeptionelle Modelle verfolgen mit ihren theoretischen Erörterungen drei Ziele im Bezug auf die Praxis:

- Das erste Anliegen besteht darin, die **Struktur** und die **Funktionsweise** (Ordnung) der Aspekte von Betätigung zu erklären, die den Schwerpunkt des Modells bilden.

❯ **Beispiel**

Wir werden z. B. versuchen zu erklären, was Individuen normalerweise dazu motiviert, ein Betätigungsverhalten zu wählen.

- Das zweite Anliegen besteht darin, die **Störung** (disorder) oder Dysfunktion zu konzeptualisieren, d. h., eine gewisse Vorstellung von der Störung zu entwerfen. Ergotherapeuten arbeiten mit Menschen, deren Betätigungsverhalten Störungen aufweist; daher gilt es, zu verstehen, was sich hinter diesen Störungen verbirgt.

❯ **Beispiel**

Im Falle der Motivation würden wir versuchen zu erklären, was mit den Motiven einer Person geschieht, wenn sie eine Funktionsstörung erwirbt.

- Zum dritten wollen Modelle theoretische Erklärungen dafür finden, wie **Therapie** Betätigungsverhalten neu ordnen kann.

❯ **Beispiel**

Beispiel Motivation: Wir würden mit Hilfe unserer Theorie versuchen zu erklären, wie Motive im Laufe der Therapie verstärkt oder verändert werden können.

Man wird feststellen, dass die theoretischen Grundlagen des Modells den klinischen Anwendungen Logik und Kohärenz verleihen.

Da Modelle als Anleitung für die Praxis dienen, bieten sie auch eine Anwendungsmethodik. Sie kann

- Methoden der Datenerhebung,
- Leitlinien für die Praxis und
- Fallbeispiele

beinhalten; daran wird die Umsetzbarkeit des Modells deutlich.

Praxismodelle sind einem ständigen Wandel unterworfen. Die Weiterentwicklung und Ausarbeitung der Modelle ergibt sich aus Forschungsergebnissen, neuen Theorien und in der Praxis gewonnenen Erkenntnissen. Folglich ist die Entwicklung eines konzeptionellen Praxismodells ein dynamischer Prozess, in dem ständig neues Wissen entsteht und angewandt, überprüft und verbessert wird.

1.2 Was ist menschliche Betätigung?

Wie sein Name bereits verrät, will das Modell der menschlichen Betätigung das Phänomen der Betätigung erklären. Daher sollte nun erläutert werden, wie Betätigung hier konzeptualisiert wird. Im weitesten Sinne verwenden wir den Begriff **Betätigung** zur Beschreibung von Aktionen oder Handlungen, durch die Menschen ihre Umwelt einnehmen (Nelson 1988; Reilly 1962; Rogers 1983).*

Die menschliche Betätigung bezieht sich zum Teil auf die einzigartige Fähigkeit des Menschen, die **räumliche Welt** zu beeinflussen und zu verändern. Die menschliche Betätigung innerhalb der räumlichen Welt reicht von den primitiven Aktivitäten, mit denen unsere Urahnen Werkzeuge hergestellt und eingesetzt haben, bis zu den modernen technischen Errungenschaften des Raumfahrtzeitalters. Reilly (1962) zufolge beginnt die menschliche Betätigung mit dem »Kampf« des Kindes gegen die Schwerkraft und setzt sich in dem Bemühen fort, die komplexe Welt der Gegenstände zu beherrschen.

Menschen sind zudem **soziale Wesen.** Sie stimmen ihre Verhaltensweisen aufeinander ab

---

* Nicht alles, was wir als **Betätigung** bezeichnen, beinhaltet wirkliches Handeln (Rowles 1992). Dennoch ist das Handeln ein zentraler Aspekt des von uns als **Betätigung** bezeichneten Verhaltensbereichs.

und teilen einander ihre Absichten und Bedürfnisse mit. Im gleichen Maße wie Betätigung auf die räumliche Welt ausgerichtet ist, entsteht sie auch innerhalb der Welt der sozialen Beziehungen (Rogers 1983).

Das menschliche Leben ist stark **kulturell** geprägt. Unsere Kulturen sind das Medium, über das wir uns selbst und unserem Verhalten einen Sinn geben. Über die Kultur verleihen Menschen ihren Betätigungen einen Sinn (Yerxa et al. 1989). Mit anderen Worten: Aus den gesammelten Erfahrungen einer Kultur geht ein breites Spektrum an Betätigungen hervor, denen eine bestimmte Form und Bedeutung zugeordnet wird. Wenn Personen einer Betätigung nachgehen, kopieren sie eine bestimmte Verhaltensform, die sich innerhalb der entsprechenden Kultur herausgebildet hat. Darüber hinaus wissen sie aufgrund ihrer eigenen kulturellen Prägung, was sie tun und wie ihr Verhalten in ihrer Kultur beurteilt und eingeordnet wird.

Auch die **Zeitlichkeit** beeinflusst die menschlichen Erfahrungen. Außerhalb der Zeit können wir nicht existieren (Hall 1969; Kerby 1991). Das menschliche Bewusstsein von Vergangenheit und Zukunft und vom Verstreichen der Zeit verleiht den Erfahrungen einen besonderen Charakter. Folglich erfahren Menschen ihre Betätigungen als etwas, das sich im Lauf der Zeit entfaltet.

Menschen füllen ihr Leben in vielfältiger Weise aus. Daher war die Ergotherapie immer schon gefordert, Beschreibungen oder Taxonomien (Klassifikationssysteme) für die Aktivitäten zu bieten, aus denen sich Betätigungsverhalten zusammensetzt. Häufig wird gesagt, dass Betätigung **drei grundsätzliche Verhaltensbereiche** umfasst:

- Spiel,
- Aufgaben des täglichen Lebens und
- Arbeit.

Das **Spiel** ist die früheste Betätigung und bleibt zeitlebens bestehen (Reilly 1974; Robinson 1977; Vandenberg u. Kielhofner 1982). Zur spieleri-

schen Erfahrung des Menschen gehören das Erforschen von Dingen, Rollenspiele, Gesellschaftsspiele, sportliche Wettkampfspiele, kreatives Schaffen und Feiern. **Aufgaben des täglichen Lebens*** sind Aktivitäten, die der Selbsterhaltung und der Erhaltung des eigenen Lebensstils dienen. Dazu zählen verschiedene Aktivitäten wie die Selbstversorgung, das Organisieren der eigenen Lebenswelt (z. B. Putzen und Rechnungen bezahlen) und der Zugriff auf finanzielle Ressourcen (z. B. Reisen und Einkaufen) (Kielhofner 1989).

Hinter dem Begriff **Arbeit** verbergen sich (bezahlte und unbezahlte) Aktivitäten, die dazu dienen, für andere Dienstleistungen zu erbringen oder Waren zu erzeugen (z. B. Ideen, Wissen, Hilfe, Fürsorge, Informationsaustausch, Gebrauchs- oder Kunstgegenstände) (Shannon 1970; Chapple 1970). Aktivitäten wie Studieren und ein Praktikum oder eine Lehre absolvieren verbessern die Fähigkeit, produktive Leistungen zu erbringen. Daher beinhaltet **Arbeit** im weitesten Sinne Aktivitäten, denen man als Schüler, Angestellter, Unternehmer, Freiberufler, ehrenamtlicher Mitarbeiter, Elternteil, ernsthafter Hobbyist oder Amateur nachgeht.

Definitionsversuch des Begriffs menschliche Betätigung

Im vorigen Abschnitt habe ich darauf hingewiesen, dass Betätigung Aktion oder Handeln innerhalb der räumlichen und sozialen Welt impliziert. Dieses Handeln ist durch das Bewusstsein oder den Wert geprägt, den die jeweilige Kultur ihr beimisst. Gemeint ist das Handeln, das sich im Laufe der Zeit entwickelt. Schließlich habe ich verdeutlicht, dass Betätigung in drei Formen

---

* Gängig ist hierfür auch der Begriff der **Aktivitäten des täglichen Lebens**. Er bezieht sich ebenfalls auf die Selbstversorgung und damit zusammenhängende alltägliche Verhaltensweisen, die der Selbsterhaltung und der Erhaltung des Lebensumfelds dienen.

zum Ausdruck kommt: in Arbeit, Spiel und Aufgaben des täglichen Lebens. Daraus ergibt sich die folgende Definition.

> **Beachte**
>
> Der Begriff **menschliche Betätigung** lässt sich definieren als die kulturell bedeutsame Ausübung von Arbeit, Spiel oder Aufgaben des täglichen Lebens im Strom der Zeit und in den Kontexten der individuellen räumlichen und sozialen Welt.

Die Definition ist als Ausgangspunkt zu verstehen und soll dem Leser als Orientierungshilfe dienen, damit die Ziele, die hinter dem Modell der menschlichen Betätigung stehen, nachvollziehbar werden. Die im Buch vorgestellten theoretischen Erörterungen sollen dem Leser einen tieferen und gründlicheren Einblick in die Betätigung vermitteln, als eine Definition es je könnte.

1.3 Hintergrund und Entstehung des Modells

Das Modell der menschlichen Betätigung entstand aus der von Reilly und ihren Mitarbeitern entwickelten traditionellen Sichtweise des Betätigungsverhaltens*. Mit dieser Tradition

---

* Reilly prägte den Begriff **Betätigungsverhalten** (occupational behavior) und verstand darunter den Verhaltensbereich, mit dem sich die Ergotherapie befasst. Während ihrer beruflichen Tätigkeit an der University of Southern California (hauptsächlich in den 60er und 70er Jahren) leitete sie eine Gruppe von Hochschulabsolventen und Kollegen, die sich mit der Entwicklung von Konzepten zur Erklärung des menschlichen Betätigungsverhaltens befassten. Der Begriff »Betätigungsverhalten« wurde benutzt, um die kollektiven theoretischen Bemühungen in diesem Bereich zu bezeichnen Die aktuelle (auch hier gebrauchte) Verwendung des Begriffs entspricht der ursprünglich von Reilly verfolgten Absicht, einen bestimmten Problembereich des Verhaltens zu umschreiben.

übereinstimmend war es seit jeher das Ziel des Modells, für ein besseres Verständnis der Betätigung innerhalb des menschlichen Lebens und ihrer Bedeutung für Gesundheit und Krankheit zu sorgen.

Das Modell wurde ursprünglich vor dreißig Jahren in meiner unveröffentlichten Magisterarbeit schriftlich niedergelegt (Kielhofner 1975). Fünf Jahre später wurde es zum ersten Mal veröffentlicht, nachdem die Konzepte ausgearbeitet und in der Praxis erprobt waren (Kielhofner 1980a, 1980b; Kielhofner u. Burke 1980; Kielhofner et al. 1980). Mit dem Buch **A Model of Human Occupation: Theory and Application** (Das Modell der menschlichen Betätigung: Theorie und Anwendung) wurde schließlich vor fünfzehn Jahren eine erweiterte Fassung der Theorie und eine große Bandbreite an Anwendungsmöglichkeiten vorgestellt (Kielhofner 1985). Die Literatur, in der das Modell erörtert und weiterentwickelt wird, umfasst mittlerweile mehrere Bücher, Buchkapitel, Anleitungen und hunderte von Fachartikeln. In meinen weiteren Ausführungen werden viele dieser Texte vorgestellt, und am Ende des Buchs findet der Leser eine aktuelle Bibliographie zur Literatur zu diesem Modell.

Die vorliegende zweite Auflage des Buchs **A Model of Human Occupation** stellt den Stand der Theorie des Modells vor. Da Modelle ständig verändert und weiterentwickelt werden, ist das Buch zum Teil ein Forschungsbericht. Es zeigt uns, was wir seit der Entstehung des Modells gelernt haben. Erweisen sich die im Buch enthaltenen Vorstellungen als fruchtbar, wird das Modell auch in Zukunft weiter verändert und ergänzt werden. Seit der ersten Ausgabe wurden viele neue Konzepte entwickelt und einige Thesen und Vorstellungen wieder verworfen. Manche dieser Änderungen gehen auf Forschungsergebnisse zurück, andere stammen aus Theorieentwicklungen verwandter Fachbereiche, aus denen wir Argumente und Vorstellungen entliehen haben. Einige neue Ideen sind das Ergebnis konzeptioneller Beiträge von Kollegen, die am Modell mitarbeiten. Andere Veränderungen spiegeln die Arbeit von Kollegen aus der beruflichen Praxis wider, die Kritik an der Nützlichkeit des Modells geäußert und kreative Möglichkeiten zu seiner praktischen Anwendung entwickelt haben. Aus all diesen Beiträgen haben wir viel gelernt.

1.4 Inhalt und Aufbau des Buchs

Wie bereits erwähnt, soll der Aufbau des Buchs den Leser schrittweise zu einem tieferen Verständnis führen. Ich möchte mit einem Überblick über die wichtigsten in diesem Buch diskutierten Konzepte beginnen und anschließend darlegen, wie sie in den nachfolgenden Kapiteln ausgeführt werden. Dabei erhält der Leser einige Tipps dazu, wie er bei der Lektüre am besten mit diesem Buch zurechtkommt.

Das Modell der menschlichen Betätigung basiert auf einer bestimmten Sichtweise des Menschen. In früheren Publikationen verstand das Modell den Menschen als **offenes System** (Kielhofner u. Burke 1980; Kielhofner 1985).

> **Beachte**
>
> Die Theorien der offenen Systeme sehen den Menschen als komplexes, dynamisches und sich ständig veränderndes Wesen. Auch wenn Theorien offener Systeme das scheinbar Offensichtliche betonen, lieferten sie zum Zeitpunkt der Einführung des Modells ein wichtiges und neues Argument.

Vor fünfunddreißig Jahren war die Ergotherapie in den USA noch sehr viel enger mit der Medizin verbunden. Damals war die ergotherapeutische Arbeit noch stark von medizinischen Sichtweisen geprägt, in denen der Mensch als Mechanismus galt, der kaputt gehen und wieder repariert werden konnte. Die Theorien der offenen Systeme ermöglichten eine Sichtweise, die geltend machte, dass ergotherapeutische Praxis keine Frage des Reparierens einer defekten

oder schlecht funktionierenden »menschlichen Maschine« ist. Stattdessen erlaubten uns diese Konzepte, Therapie als einen Prozess anzusehen, der es aktiven, lebendigen Wesen ermöglicht, sich nach einem Trauma, einer Krankheit, einer Lebenskrise oder anderen die Betätigung im täglichen Leben beeinträchtigenden Faktoren zu verändern und zu reorganisieren.

Auch diese Ausgabe baut auf der systemtheoretischen Sichtweise des Menschen auf. In ► Kapitel 2 wird dieser Standpunkt präsentiert, und das menschliche Wesen wird als ein komplexes, dynamisches System dargestellt. Einige ältere systemtheoretische Konzepte wurden mittlerweile jedoch verworfen oder verändert, und einige neue wurden eingeführt. Seit der letzten Veröffentlichung des Modells wurden neue wichtige und spannende Systemtheorien entwickelt. Ich habe mich auf diese neuen Theorien gestützt, um eine zeitgemäße Erklärung für das menschliche System zu bieten.

► Kapitel 2 enthält abstrakte und herausfordernde Ideen. Dennoch sind die theoretischen Erörterungen in diesem Kapitel eine wichtige Grundlage für das Verständnis, wie, wo, wann und warum Menschen sich betätigen.

In den ► Kapiteln 3–7 wird die Sichtweise des Menschen und seines Betätigungsverhaltens zunehmend detaillierter dargestellt. Auf der Grundlage der Behauptung, dass der Mensch ein komplexes dynamisches System ist, geht das Modell auf drei Punkte ein, die für ein besseres Verständnis der Betätigung von zentraler Bedeutung sind.

> **Beachte**
>
> - Der erste Punkt beinhaltet die Frage, was Individuen zu Betätigungen **motiviert**, mit denen sie ihr Leben verbringen, und was sie dazu veranlasst, diese Betätigungen auszuwählen.

Um die Motive eines Menschen und seine Entscheidungen zu erklären, müssen zunächst

1

eine Reihe von Fragen beantwortet werden: Worauf gründet sich diese Motivation? Warum sind Menschen generell aktiv? Womit lässt sich begründen, dass sich Menschen für unterschiedliche Betätigungen interessieren und entscheiden? Warum erleben verschiedene Menschen bestimmte Betätigungen gänzlich unterschiedlich? Warum ist ein Mensch bei einer Betätigung gelangweilt, die einem Anderen Freude bereitet? Warum schätzt der eine etwas, was der andere als Zeitverschwendung ansieht? Einer der Zwecke des Modells besteht darin, durch die Beantwortung dieser Fragen eine schlüssige Erklärung für die **Motivation zur Betätigung** zu liefern.

> **Beachte**
>
> ▬ Der zweite wichtige Punkt bezieht sich auf die Beobachtung, dass ein Großteil des Alltagslebens aus **sich wiederholenden Verhaltensroutinen** in einer gewohnten räumlichen und sozialen Umwelt besteht.

Individuen zeigen immer wieder das gleiche Verhalten, weisen ähnliche Muster der Zeitnutzung auf und tun Dinge ziemlich genau auf dieselbe Art und Weise wie zuvor. Ein großer Teil des Lebens eines Menschen verläuft einfach nach einem gewohnten Muster. Da stellt sich die Frage, wie die Menschen diese alltäglichen Muster aufrechterhalten. Wodurch bleibt diese Regelmäßigkeit bestehen? Woher wissen Menschen, wie sie im Laufe des Tages und an vertrauten Schauplätzen zu handeln haben? Woher wissen Individuen mehr oder weniger automatisch, wie sie sich als Schüler, Berufstätige, Elternteile oder Mitglied einer Organisation zu verhalten haben?

Wie diese Fragen verdeutlichen, erfordert dieser zweite Punkt eine Erklärung für die beobachtbare Regelmäßigkeit des menschlichen Verhaltens in Zusammenhang mit der individuellen Fähigkeit, dieses Verhalten mehr oder weniger automatisch und effektiv in ihrer gewohnten räumlichen und sozialen Welt zu zeigen.

> **Beachte**
>
> ▬ Der dritte Diskussionspunkt betrifft die Tatsache, dass der Mensch ein hervorragender **Akteur** (performer) ist.

Ob es darum geht, Nahrung in den Mund zu befördern, oder darum, die erste Geige in einem Orchester zu spielen – Menschen zeichnen sich bei ihrer Betätigungsausführung, im Folgenden Betätigungsperformanz oder auch kurz Performanz genannt, stets durch fein abgestimmte und koordinierte Bewegungen aus. Dabei antizipieren, planen und beobachten sie, was passiert, nehmen Anpassungen vor und entscheiden, was sie als nächstes tun werden. Ob es nun darum geht, Wäsche zu waschen, zusammenzulegen und in den Wäscheschrank zu räumen, oder darum, ein Auto zu entwerfen und zusammenzubauen, Menschen besitzen eine ausgeprägte Fähigkeit herauszufinden, wie sie dabei vorgehen müssen. Schließlich nehmen Menschen aneinander Anteil und kommunizieren miteinander. Von der einfachen Unterhaltung bis hin zur Beteiligung an wissenschaftlichen Diskussionen ist die menschliche Fähigkeit, Aktionen zu koordinieren und Informationen auszutauschen, Bestandteil des Alltagslebens.

Die Dimensionen und die Komplexität der menschlichen Performanz gehen über die Erklärungsmöglichkeiten des aktuellen Wissens hinaus. Wahrscheinlich lassen sich diese Gegebenheiten auch nicht mit den Konzepten einer einzigen Disziplin erklären. Trotzdem gibt es einige Fragen bezüglich der menschlichen **Performanz,** die für die Ergotherapie von besonderem Interesse sind:

Diese Fragen lenken unsere Aufmerksamkeit auf die alltäglichen Betätigungen von Individuen und auf die Frage, wie Therapeuten dieses Tun verstehen und fördern können.

Die drei Punkte oder Komponenten werden in ▶ Kapitel 3 nochmals detailliert dargestellt. Hier wird auch die erweiterte Sichtweise des menschlichen Systems – nämlich die These, dass es sich aus **drei Subsystemen** zusammensetzt – erläutert.

- Das erste Subsystem, die **Volition** (volition), betrifft die Motivation. Sie unterstützt das Individuum bei der Antizipation, Durchführung, Interpretation und Auswahl seiner Betätigungen. In ▶ Kapitel 4 wird dieses Subsystem näher erklärt.
- Das zweite Subsystem, die **Habituation** (habituation), wird in ▶ Kapitel 5 erläutert. Es ist für die Aufrechterhaltung alltäglicher Verhaltensmuster verantwortlich.
- Das Subsystem **Performanz** (mind-brain-body performance subsystem) organisiert die Fähigkeiten des Individuums, auf die es sich bei der Betätigungsausführung stützt. Es ist Gegenstand von ▶ Kapitel 6.

Wie bereits erwähnt, findet jede Betätigung in einer individuellen Umgebung statt. In ▶ Kapitel 7 wird daher der Kontext, d. h., die **Umwelt** des Betätigungsverhaltens näher erläutert, und es wird untersucht, welche Aspekte dieser Umwelt das Verhalten beeinflussen und auf welche Weise dies geschieht.

▶ Kapitel 8 enthält einen Überblick zu den aktuellen Veränderungen innerhalb des Modells. In ▶ Kapitel 9 wird ein Projekt zur Umsetzung des Modells menschlicher Betätigung im deutschsprachigen Raum vorgestellt, um den Prozess der Datenerhebung und -interpretation und die MOHO basierte Entwicklung von Therapieprogrammen zu veranschaulichen.

In den ▶ Kapiteln 1 bis 7 werden in erster Linie Struktur und Veränderungen der menschlichen Betätigung theoretisch erörtert. Abschließend wird eine aktuelle Bibliographie zu Veröffentlichungen zum Modell zur Verfügung gestellt, so dass sich Interessierte weitere Literatur besorgen können.

Tipps zum Umgang mit diesem Buch

Wir haben in allen Kapiteln des Buchs versucht, die jeweiligen Sachverhalte anhand von Fallbeispielen und kurzen Geschichten aus der Praxis darzulegen und zu verdeutlichen. Einige Kapitel enthalten Tabellen und Abbildungen zur Veranschaulichung der zentralen Diskussionspunkte. Viele Kapitel enden mit einer Art Zusammenfassung der wichtigsten Punkte oder Konzepte. Zum richtigen Verständnis müssen jedoch alle Kapitel sorgfältig durchgearbeitet werden. Wir haben in diesem Buch versucht, die Komplexität von Betätigung zu verdeutlichen. In der Überzeugung, dass eine gute Therapie auf einem wahrhaftigen Verständnis beruht, haben wir versucht, unsere Erklärungen nicht zu sehr zu vereinfachen.

Der Leser sollte sich nicht entmutigen lassen, wenn er nicht auf Anhieb alles versteht. Manchmal ist es hilfreich, mit dem Lesen fortzufahren und später noch einmal zu den Stellen zurück-zukehren, die besondere Aufmerksamkeit erfordern. Auch sollte fairer Weise darauf hingewiesen werden, dass sich einige Kapitel nicht auf einmal lesen lassen. Unabhängig davon, ob es an der Länge der Kapitel, der Informationsdichte oder etwa an beidem liegt – manche Kapitel müssen einfach mehr als einmal gelesen werden. Eine gute Strategie wäre es, sich zunächst am Inhaltsverzeichnis zu orientieren und/oder jedes Kapitel kurz zu überfliegen, damit man eine Vorstellung vom Inhalt erhält. Jedes Kapitel kann dann in zu bewältigende Abschnitte eingeteilt werden. Da einige Kapitel Informationen enthalten, auf die der Leser erwartungsgemäß mehr als einmal zurückgreifen wird, sollte er das ganze Buch als Nachschlagwerk bzw. als Informationsquelle betrachten, das er immer wieder zu Rate ziehen kann.

Wir hoffen, dass der Leser Freude an der Lektüre dieses Buchs hat. Viele Personen waren – direkt oder indirekt – daran beteiligt, darunter Theoretiker aus den unterschiedlichsten Bereichen, Kollegen, die bei der Konzeptualisierung des Modells behilflich waren, Menschen, die über den »Kampf« mit ihren Beeinträchtigungen berichteten, und Therapeuten, die praktische Hilfsmittel für die Anwendung des Modells entwickelten. Wir hoffen, dass wir diese Stimmen auf eine interessante, lehrreiche und nützliche Weise vereinen konnten.

1.5 Literatur

Chapple E (1970) Rehabilitation: Dynamic of change. Ithaca NY: Center for Research in Education, Cornell University

Hall E T (1969) The silent language. Fawcett Publications, Greenwich, CT

Kerby AP (1991) Narrative and the self. Indiana University Press, Bloomington, IN

Kielhofner G (1975) The evolution of knowledge in occupational therapy: Understanding adaptation of the chronically disabled. Unpublished master's thesis, University of Southern California, Los Angeles

Kielhofner G (1980a) A model of human occupation, part three. Benign and vicious cycles. American Journal of Occupational Therapy 34:731–737

Kielhofner G (1980b) A model of human occupation, part two. Ontogenesis from the perspective of temporal adaptation. American Journal of Occupational Therapy 34:657–663

Kielhofner G (1985) A model of human occupation: Theory and application. Williams & Wilkins, Baltimore

Kielhofner G (1989) Occupation. In: Willard & Spackman (Eds), Occupational therapy. JB Lippincott, Philadelphia

Kielhofner G (1992) Conceptual foundations of occupational therapy. Philadelphia: FA Davis

Kielhofner G, Burke J (1980) A model of human occupation, part one. Conceptual framework and content. American Journal of Occupational Therapy 34:572–581

Kielhofner G, Burke J, Heard IC (1980) A model of human occupation, part four. Assessment and intervention. American Journal of Occupational Therapy 34:777–788

Nelson D (1988) Occupation: Form and performance. American Journal of Occupational Therapy 38:777–788

Reilly M (1962) Occupational therapy can be one of the great ideas of 20th century medicine. American Journal of Occupational Therapy 16:1–9

Reilly M (1974) Play as exploratory learning. Sage Publications, Beverly Hills, CA

Robinson A (1977) Play: The arena for acquisition of rules for competent behavior. American Journal of Occupational Therapy 31:248–253

Rogers J (1983) The study of human occupation. In: Kielhofner G (ed), Health through occupation: Theory and practice in occupational therapy. FA Davis, Philadelphia

Rowles GD (1992, March) On individual experience and occupation. Paper presented at the AOTF Research Colloquium, Houston, TX

Shannon P (1970) The work-play model: A basis for occupational therapy programming. American Journal of Occupational Therapy 24:215–218

Vandenberg B, Kielhofner G (1982) Play in evolution, culture, and individual adaptation: Implications for therapy. American Journal of Occupational Therapy 36:20–28

Yerxa EJ, Clark F, Frank G, Jackson J, Parham D, Pierce D, Stein C, Zemke R (1989) An introduction to occupation science: A foundation for occupational therapy in the 21st century. Occupational Therapy in Health Care, 6(4):1–17

Das menschliche System

Gary Kielhofner

2

2.1 Einführung in Systemkonzepte

Bei der Arbeit, beim Spiel und bei der Erledigung alltäglicher Aufgaben spielen unzählige Faktoren eine Rolle, darunter Motivation, Kognition, Entwicklung, Motorik und Umwelt. Eine **schlüssige Erklärung des menschlichen Betätigungsverhaltens** muss diese verschiedenen Elemente zueinander in Beziehung setzen können. Sie muss die Frage beantworten können, wie Personen und ihre Betätigungen strukturiert sind. **Systemtheorien** ermöglichen uns, das Problem des komplizierten und doch strukturierten Verhaltens anzugehen. Zum Thema »Systemtheorie« gibt es bereits eine große Bandbreite an Veröffentlichungen, die einen Zeitraum von etwa fünfzig Jahren umfassen. Es werden verschiedene Systemtheorien voneinander unterschieden, die jeweils unterschiedliche Bereiche abdecken. Dieses Buch konzentriert sich in erster Linie auf drei Bereiche:

- allgemeine Systemtheorie (General Systems Theory, GST),
- Theorie der offenen Systeme (Open Systems Theory) und
- dynamische Systemtheorie (Dynamical Systems Theory).

Jede dieser Theorien wird im Folgenden kurz erläutert.

Allgemeine Systemtheorie

Die allgemeine Systemtheorie betrachtet das Universum als ein großes Ganzes, dessen Komponenten miteinander verbunden sind und voneinander abhängen. Alle Phänomene des Universums gehören daher zu diesem übergeordneten Ganzen und haben wichtige gemeinsame Merkmale. Infolgedessen ist es die Absicht der allgemeinen Systemtheorie, Eigenschaften aufzudecken und zu erklären, auf die man – unabhängig vom zu erforschenden System – bei einer ganzen Reihe von Phänomenen trifft (von Bertalanffy 1968a, 1968b).

Beachte

Unter einem **System** versteht man jeden Komplex aus Elementen, die miteinander interagieren und zusammen ein logisches Ganzes mit einem bestimmten Zweck oder einer bestimmten Funktion bilden.

> **Beispiel**
So besteht der Stütz- und Bewegungsapparat aus einem strukturierten Komplex aus Knochen, Bindegewebe und Muskeln, die zusammen funktionelle Bewegungen ermöglichen.

Systemkonzepte lassen sich auf die verschiedensten Phänomene anwenden wie z. B. das Sonnensystem, soziale Systeme, Persönlichkeitssysteme, Familiensysteme und das kardiorespiratorische System. Entdeckt man universelle Merkmale, die sich durch alle Systeme ziehen, kann man diese Erkenntnisse dazu nutzen, auch andere Systeme zu verstehen. Das Wissen darüber, wie eine Zellstruktur organisiert ist, könnte z. B. als Analogie dienen, wenn man den Komplex »Persönlichkeit« verstehen will. Zellen müssen z. B. Nährstoffe aufnehmen, um ihre Organisation aufrecht zu erhalten, und der Mensch benötigt Erfahrungen und Informationen, um seine Überzeugungen und Ansichten zu nähren, die seine Persönlichkeit ausmachen.

Theorie der offenen Systeme

Die Theorie der offenen Systeme wurde entwickelt, um Merkmale und Prozesse lebendiger Phänomene zu erläutern. Viele Einblicke kommen ursprünglich aus dem Bereich der Biologie.

Beachte

Die Theorie der offenen Systeme bezieht sich auf alle Lebensformen, von einfachen Zellen und Pflanzen bis hin zum Menschen. Der Begriff »offene Systeme« bezeichnet dyna-

▼

> mische, sich selbst regulierende Einheiten, die in ständiger Interaktion mit ihrer Umwelt stehen (Allport 1968; von Bertalanffy 1968a, 1968b; Brody 1973; Koestler 1969).

Dynamische Systemtheorie

Wissenschaftler, die eine große Bandbreite an physikalischen Systemen beobachtet haben, stellten fest, dass in diesen Systemen bei entsprechendem Energiefluss ganz neue Organisationszustände entstehen. Daraus ergab sich die Schlussfolgerung, dass »aus bislang chaotischen Zuständen geordnete Strukturen entstehen können«, die durch »die Energie und Materie aufrechterhalten werden, die die Systeme durchfließen« (Haken 1987, S. 419). Diese Phänomene nennt man **dynamische Systeme**, und die Konzepte, die diese Systeme erklären sollen, bezeichnet man zusammenfassend als **Theorie der dynamischen Systeme** (Dynamical Systems Theory).*

Wissenschaftler faszinierte die Beobachtung, dass das Verhalten dieser dynamischen Systeme spontan zu entstehen scheint, wenn genügend Energie vorhanden ist.

Beachte

> Das Verhalten der **Komponenten** eines dynamischen Systems lässt sich nicht anhand ihrer individuellen Merkmale vorhersagen. Im Gegenteil, sie »kooperieren miteinander« mit dem Ziel, eine höhere Ordnung zu erlangen (Haken 1987).

Die Theorie der dynamischen Systeme ging ursprünglich aus den Naturwissenschaften hervor und wurde dann von einigen Theoretikern und Forschern auf menschliche Phänomene wie z. B. motorisches Verhalten, Kommunikation, Motivation und Gefühlsäußerungen übertragen (Brent 1978; Fogel u. Thelen 1987; Kamm et al.

1990; Wolf 1987). Diese Wissenschaftler verwendeten Ideen, die sie von der Theorie der dynamischen Systeme ableiteten, um damit zu zeigen, dass das Verhalten und die Veränderungen des Menschen einen dynamischen Charakter haben.

Verknüpfung der drei Theorien

Die allgemeine Systemtheorie, die Theorie der dynamischen Systeme und die der offenen Systeme enthalten viele Vorstellungen, die sich ähneln oder überschneiden. Im Folgenden unterscheide ich nicht mehr zwischen den drei Theorien. Stattdessen verknüpfe ich sie miteinander, um eine **systemische Sichtweise der menschlichen Betätigung** zu entwickeln.** Um menschliches

---

* Der Begriff **Chaostheorie** wird ebenfalls häufig im Zusammenhang mit derselben Literatur verwendet. Wie bereits der Titel des von Prigogine u. Stenger 1984 verfassten Werks **Order out of Chaos** (Ordnung aus dem Chaos heraus) deutlich macht, wird darin die These vertreten, dass Chaos nicht etwa eine Abweichung von der fundamentalen Ordnung des Universums ist, sondern dass chaotisch erscheinende Phänomene Energiezustände hervorrufen können, aus denen neue Ordnungen hervorgehen. Hinter scheinbar chaotischen Phänomenen kann sich darüber hinaus sogar ein subtileres Grundmuster verbergen.

** Nicht alle Konzepte der allgemeinen Systemtheorie, der Theorie der offenen Systeme und der Theorie der dynamischen Systeme sind miteinander vereinbar. Ich habe versucht, für mein Modell die aktuellsten und weitestgehend anerkannten Vorstellungen zu verwenden. Zudem habe ich die Konzepte ausgewählt, die sich am besten dazu eignen, das System der menschlichen Betätigung schlüssig begrifflich zu erfassen. Dabei habe ich einige Konzepte und einige Fachbegriffe vernachlässigt. Weil das Problem, das ich mit Hilfe der Systemtheorien erklären möchte, einzigartig ist, bin ich bei der Anwendung der Konzepte auf neue Phänomene gestoßen. In diesem Prozess habe ich versucht, mich an der besten Literatur zu orientieren und in meinen Ausführungen und Anwendungen der Ansichten logisch zu verfahren. Darüber hinaus ist die Stimmigkeit der theoretischen Ausführungen anhand empirischer Untersuchungen und der praktischen Umsetzung zu überprüfen.

2

Betätigungsverhalten zu erläutern, werde ich in Übereinstimmung mit der Sichtweise der allgemeinen Systemtheorie Begriffe verwenden, die ursprünglich andere Phänomene erklären. Wie bei allen Theorien, ist die Verwendung von Systemkonzepten zur Erklärung der menschlichen Betätigung zwangsläufig spekulativ. Erst weitere Untersuchungen werden zeigen, wie gut sich damit Betätigungsfunktion (occupational function) und Betätigungsdysfunktion (occupational dysfunction) erklären lassen.

2.2 Von einer mechanistischen zu einer systemischen Sicht der Welt

Da Systemkonzepte komplex und anspruchsvoll sind, lohnt es sich zu überlegen, was sie zu unserem Verständnis des menschlichen Verhaltens beitragen können. Dazu muss man verstehen, dass sich Systemkonzepte von den Vorstellungen und Konzepten unterscheiden, die im 20. Jahrhundert viele Theorien über das menschliche Verhalten geprägt haben.

Das Ziel von Theorien besteht darin, einen Einblick in die Natur zu gewähren. Diese Einblicke werden möglich, da Theorien eine **metaphorische Denkweise*** bieten. Theorien verlangen im Grunde von uns, dass wir über Phänomene nachdenken, **als ob** wir sie bereits kennen oder verstehen würden. Unabhängig davon, ob Theorien ihre Metaphern eindeutig erklären oder

nicht, rufen sie Analogien hervor, die Unbekanntes mit bereits Bekanntem enger in Zusammenhang bringen.

> **Beispiel**
> Freuds Sichtweise unbewusster Triebe ruft sofort die Analogie von aufgestauten Kräften hervor, die danach drängen, ausbrechen zu können. Gefühle »kochen über« oder »explodieren« oder schaffen »Druck«, der uns zu einer bestimmten Verhaltensweise antreibt. Eine solche Metaphorik hat ihre Analogien in alltäglichen physikalischen Vorgängen wie z. B. einem überkochenden Kochtopf.

Pepper (1942) benutzte das Konzept der **Wurzelmetapher** (root metaphor) und bezeichnete damit die subtilsten Analogien, die in für ein bestimmtes Zeitalter charakteristischen Theorien gefunden wurden. Die »Wurzelmetapher«, die die Wissenschaft der letzten zwei Jahrhunderte beherrschte, war die Analogie zur Maschine. Laut Prigogine u. Stengers (1984) war die Begeisterung der westlichen Zivilisation für die Entwicklung der Maschinen derart groß, dass Wissenschaftler bereits früh die Maschine als Metapher verwendeten, um die physikalische Welt besser zu verstehen. Später wurde die »Maschinenmetapher« auch auf die biologischen Wissenschaften und die Verhaltenswissenschaften übertragen (Koestler 1969; von Bertalanffy 1968a, 1968b). Diese Perspektive bezeichnet man als **mechanistisches Denken.** Dabei geht man davon aus, dass Phänomene gesetzmäßige Eigenschaften von Maschinen aufweisen.

> **Beispiel**
> Die mechanistische Metapher hat Wissenschaftler bei der Betrachtung natürlich auftretender Phänomene beeinflusst. Um dies besser zu verstehen, betrachten wir eine ganz einfache Maschine: die Uhr. Mechanische Uhrwerke bestehen aus vielen Zahnrädern und Federn (Strukturen), die entlang eines Kontinuums von Feder zu Zeiger miteinander interagieren, indem sie sich wechselseitig

---

*   Eine Metapher gründet auf der Übertragung eines Wortes oder eines Bildes von einem wort- oder bildgebenden Bereich auf einen anderen wort- bzw. bildempfangenden Bereich. Beispiel: Das Herz ist die Pumpe des Körpers. Bildgebender Bereich ist hier die Mechanik, empfangender Bereich ist das Organsystem des menschlichen Körpers. Die Übertragung der »geistigen Komponente« von einem Bereich auf den anderen eröffnet neue Sichtweisen für den bildempfangenden Bereich. Sie wird möglich aufgrund einer Analogiebildung, die von einem Verhältnis der Gleichheit oder Ähnlichkeit zweier Dinge (Pumpe und Herz) ausgeht.

beeinflussen und Bewegungen übertragen (Funktion). Wie ◘ Abb. 2.1 zeigt, wird durch eine einfache Ursache-Wirkung-Ereigniskette Bewegung von einem Teil auf den anderen Teil übertragen. Die Struktur der Uhr (ihre Mechanik) bestimmt ihre Funktionsweise.

Das **mechanistische Modell** geht davon aus, dass die Welt nach ähnlichen Prinzipien funktioniert wie z. B. die Uhr. Das Modell basiert auf der Beobachtung, dass jedes Phänomen (z. B. ein Atom, eine Zelle, das Gehirn) aus Teilen zusammengesetzt ist. Diese Teile interagieren miteinander und richten sich dabei nach Gesetzen, die ihrer Struktur entsprechen. Um ein Phänomen zu erklären, müssen wir laut mechanistischem Modell erkennen, aus welchen Einzelteilen es besteht, wie sie zusammengesetzt sind und miteinander interagieren.

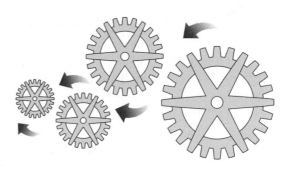

◘ **Abb. 2.1.** Uhrwerke: eine einfache Ursache-Wirkung-Ereigniskette

Die reduktionistische Wissenschaft

Die mechanistische Analogie brachte eine wissenschaftliche Methode hervor, die man als **Reduktionismus** bezeichnet.

> **Beachte**
>
> Dem Reduktionismus liegt die Annahme zugrunde, dass alle Phänomene wie Maschinen erforscht und erklärt werden können, indem man sie in ihre Einzelteile zerlegt, um ihren Aufbau zu erkennen. Man geht außerdem davon aus, dass sich das zukünftige Verhalten eines Systems voraussagen lässt, wenn man seinen Aufbau kennt. Im Grunde wird die Richtigkeit einer Aussage durch die Richtigkeit der Vorhersage überprüft.

Die reduktionistische Forschung prognostiziert ein bestimmtes Verhalten oder eine bestimmte Funktion und stützt sich dabei auf eine Theorie, die dazu dient, die Struktur oder Organisation

des Phänomens zu erklären. Stimmt die Vorhersage, gilt dies als Beweis dafür, dass die Erklärung richtig ist. Dabei ist jedoch Folgendes zu beachten: Die Erklärung erfolgt auf der Grundlage der Erkenntnisse zur Zusammensetzung des Systems. Die Funktion des Systems besteht also in erster Linie darin zu beweisen, dass die Struktur richtig erklärt wurde.

> **Beachte**
>
> Will man auf der Grundlage von Strukturen Vorhersagen treffen, setzt man voraus, dass die Gesetzmäßigkeiten der Struktur oder der Organisation des Systems beständig sind (Prigogine u. Stengers 1984).

Man ging davon aus, dass ein Wissenschaftler, der den Aufbau eines Systems kennt, auch in der Lage ist, seine zukünftige Funktionsweise vorauszusagen. Diese Voraussage ist möglich, wenn sich der Mechanismus auch mit der Zeit nicht ändert.

> ❯ **Beispiel**
>
> Kennt man die Struktur von Sauerstoff, Wasserstoff und Kohlenstoff, kann man das zukünftige Verhalten dieser Substanzen voraussagen.

Viele Theorien in der **Psychologie** gründen ebenfalls auf der Annahme, dass sich das Verhalten eines Menschen prognostizieren lässt,

2

wenn man den Aufbau seiner Psyche kennt. Es gibt verschiedene Begriffe, die diese Elemente der Persönlichkeitsstruktur beschreiben und erklären sollen, u. a. »Eigenschaften«, »Persönlichkeit« und »Abwehrmechanismen«. Hinter den Erklärungen für Verhalten steht die implizite oder explizite Annahme, dass man hier die zugrunde liegende Struktur bzw. Organisation der Psyche eines Menschen erklärt, die wiederum das zukünftige Verhalten dieses Menschen bestimmt. Demnach wird sich ein Mensch mit zwanghafter Persönlichkeit auch entsprechend verhalten. Ein Mensch mit interner Kontrollüberzeugung übernimmt die Verantwortung für sein Leben und lenkt dessen Verlauf aktiv. Von einem Menschen mit externer Kontrollüberzeugung können wir erwarten, dass er sich seinem Schicksal fügt und andere für den Verlauf seines Lebens verantwortlich macht.*

Diese Denkweise wird ebenfalls angewandt, wenn wir verstehen wollen, inwiefern die »Bausteine« der Natur Elemente enthalten, die den Aufbau neuer Systeme ermöglichen.

> **Beispiel**

Lebende Zellen bestehen aus Elementen wie Wasserstoff, Sauerstoff und Kohlenstoff. Die Erklärung dafür, wie lebende Zellen funktionieren, lässt sich in den Eigenschaften dieser und der anderen Elemente finden, aus denen sie bestehen.

Gemäß dieser Denkweise geht man beim strengen Reduktionismus davon aus, dass sich **biologische Phänomene** letztlich anhand der Eigenschaften der chemischen Stoffe, aus denen

Lebewesen bestehen, erklären lassen. Der Grund für diese Annahme besteht in der Tatsache, dass chemische Stoffe die »Bausteine« organischer Materie sind und daher Anweisungen enthalten, wie sie in lebenden Systemen miteinander kombiniert werden können. Auf ähnliche Weise geht das reduktionistische Denken davon aus, dass **Bewegungen** und **mentale Prozesse** erklärt werden können, wenn man den Aufbau des Nervensystems kennt.

Beachte

Sollten sich Phänomene wie Bewegungen und mentale Prozesse tatsächlich wie Maschinen verhalten, müssten wir ihr Verhalten voraussagen können, sobald wir ihren Aufbau kennen (z. B. den zugrunde liegenden Mechanismus).

Wie ◘ Abb. 2.2 zeigt, ging man davon aus, dass die Struktur des menschlichen Systems die Ursache für sein Verhalten ist.

Den Körper oder den Geist als maschinenähnliches System (z. B. als Uhrwerk) zu betrachten, war eine sehr erfolgreiche Methode. Die reduktionistische Analyse ermöglichte es Wissenschaftlern, zahlreiche Phänomene in ihre Bestandteile zu zerlegen und auf diese Weise wichtige Einblicke in die Funktionsweise zu erhalten. Mit Hilfe des mechanistischen Ansatzes wurden z. B. im Bereich der Anatomie die verschiedenen Organe und Gewebe entdeckt, aus denen sich der Körper zusammensetzt. Auch das menschliche Verhalten ließ sich mit dem

---

* Menschen mit interner Kontrollüberzeugung gehen davon aus, dass die Motivation für ihre Handlungen aus ihnen selber kommt. Menschen mit externer Kontrollüberzeugung meinen hingegen, ihr Leben nicht selbst zu bestimmen, sondern von Mitmenschen oder Organisationen in ihrer Umwelt gesteuert zu werden.

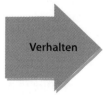

◘ **Abb. 2.2.** Nach der mechanistischen Sichtweise ist die Struktur die Ursache für Verhalten

reduktionistischen Ansatz intelligent und wirkungsvoll beschreiben.

> **Beispiel**
> Mit Hilfe der reduktionistischen Analyse teilte Freud die Psyche in Ich, Es und Über-Ich ein. Mit dieser Kategorisierung versuchte er, die Motivation des Menschen zu erklären.

Dennoch greifen mechanistische Theorien zu kurz, wenn es darum geht, die vitalen Aspekte des menschlichen Verhaltens zu erklären. So wird beispielsweise die kybernetische Maschine als Analogie für physiologische Prozesse herangezogen. Die **Kybernetik** bezieht sich auf Maschinen oder Prozesse, die Feedback benötigen, um ihr Verhalten zu ändern.

> **Beispiel**
> Betrachten wir den Thermostat: Erhält der Thermostat über Feedback die Meldung, dass es zu kalt ist, stellt er die Heizung an. Wird dem Thermostat über Feedback mitgeteilt, dass es zu warm ist, stellt er die Heizung ab. Mit Hilfe von Feedback halten kybernetische Systeme die Bedingungen nah am vorher eingestellten Wert.

Der Thermostat dient hier als Analogie, damit einige Aspekte des menschlichen Verhaltens verständlich werden. So spielt beispielsweise in der Theorie der Verhaltensmodifikationen, das Feedback eine besonders große Rolle im Bezug auf Verhaltensänderungen (z. B. Konsequenzen). Diese Theorie verwendet nun die Kybernetik als Analogie, um das komplexe Verhalten von Tieren und Menschen zu erklären. In gewisser Weise verhalten sich Tiere und Menschen ähnlich wie der Thermostat, indem sie ihr Verhalten je nach Feedback verstärken oder abschwächen.

Doch diese theoretische Analogie vereinfacht all diese Phänomene viel zu stark und lässt viele Faktoren des tierischen und menschlichen Verhaltens, wie z. B. spontane Ausgelassenheit oder Ausdauer in Notsituationen, unberücksichtigt.

> **Beachte**
> Kybernetische Modelle des menschlichen Verhaltens können bestenfalls Teilerklärungen liefern.

Die Erkenntnisse aus reduktionistischen Analysen wurden zudem dazu verwendet, nicht richtig funktionierende Systeme wie defekte oder falsch eingestellte Maschinen zu **reparieren.**

> **Beispiel**
> In der modernen Medizin benutzt man das Verständnis der Strukturen und Funktionen des menschlichen Körpers als Grundlage, um nicht richtig funktionierende Körperteile wieder neu anzupassen, zu »reparieren« oder zu ersetzen.

An diesen Beispielen wird deutlich, dass die mechanistische Metapher und die reduktionistische Wissenschaftsmethode wichtige Hilfsmittel für die Wissenschaft und erfolgreiche Bezugsrahmen für die medizinische Praxis darstellen. Dieses Thema greifen wir auf, wenn wir Behandlungsprinzipien beleuchten, die aus einer systemischen Sichtweise des Menschen abgeleitet sind.

Grenzen des Reduktionismus

Obwohl die mechanistische Denkweise eine erfolgreiche wissenschaftliche Wurzelmetapher darstellt, weist sie auch wichtige Grenzen auf.

> **Beachte**
> Physiker gestehen mittlerweile ein, dass die physikalische Welt unter bestimmten Umständen zwar wie eine Maschine funktioniert, die mechanistische Metapher jedoch viele wichtige Eigenschaften physikalischer Systeme nicht erklären kann (Prigogine u. Stengers 1984).

2

Sameroff (1983) stellt z. B. fest, dass Physiker jenseits der Vorstellung vom Atom als einer Miniaturmaschine, die aus Einzelteilen (z. B. sich um einen Kern drehende Elektronen) besteht, eine neue Sichtweise entwickelten:

> » Es existiert vielmehr die Vorstellung einer Reihe von Feldern, in die teilchenähnliche konzentrierte Mengen von Energie und Drehkraft eingebettet sind. Unter einem Atom versteht man heute funktionell interagierende nukleare und elektronische Felder und nicht mehr wie früher mechanisch interagierende Teile (S. 265).«

Für die Entstehung der physikalischen Welt machen Wissenschaftler nun nicht mehr Struktur, sondern **Kräfte** und **Prozesse** verantwortlich. Genau die Teile oder Bausteine, aus denen sich die physikalische Welt zusammensetzt (z. B. Atome) sind ihrerseits den dynamischen Kräften unterworfen, die ihnen zugrunde liegen.

Noch offensichtlicher treten die Grenzen der mechanistischen Analogie in der materiellen Welt der **lebenden Systeme** zutage. Nicht einmal die höchst entwickelte Maschine kann sich selbst reproduzieren – eine Fähigkeit, die sogar der einfachste lebende Organismus besitzt.

Beachte
Strukturveränderungen, die durch Wachstum und Entwicklung hervorgerufen werden, widersprechen der mechanistischen Analogie. Auch die psychosozialen Erfahrungen von Selbstbewusstsein, Gefühlen und Kognition lassen sich nicht durch zugrunde liegende physiologische Mechanismen erklären. Tatsächlich wird das, was den Geist und das Herz eines Menschen erfüllt, wesentlich stärker durch das umgebende Milieu als durch Gehirnvorgänge beeinflusst (Bruner 1990).

Der Mensch lässt sich sicherlich als biologisches, durch das genetische Erbe festgelegtes System bezeichnen. Doch Wissen, Gefühle und Tun können von Mensch zu Mensch extrem unterschiedlich sein. Die Erfahrungen und das Verhalten eines Eingeborenen im südamerikanischen Regenwald unterscheiden sich grundlegend von denen eines Rechtsanwalts, der in der Stadt lebt.

Beachte
Das Leben, das wir führen, wird sicherlich durch die Fähigkeiten unseres Körpers ermöglicht und manchmal auch eingeschränkt. Es ist jedoch zweifellos in gleichem Maß das Ergebnis der Summe an Erfahrungen, die wir in unserem jeweiligen sozialen Umfeld sammeln.

Die wichtigsten menschlichen Funktionen sind zu komplex, als dass sie mit einer mechanistischen Denkweise erklärt werden könnten (Allport 1968; von Bertalanffy 1968a, 1968b). Die Kreativität, der freie Wille, die Innovation und die Flexibilität des Menschen, die ihn Handlungen unter ganz verschiedenen Umständen durchführen lassen, übersteigen die Möglichkeiten einer mechanistischen Denkweise. Diese Phänomene wurden bei der reduktionistischen Analyse zweckmäßigerweise ignoriert (Allport 1968; von Bertalanffy 1968a, 1968b, 1969).

Beachte
Am stärksten wird die mechanistische Denkweise durch die Behauptung herausgefordert, dass sich die Gesetzmäßigkeiten, die die Systeme steuern, **doch** mit der Zeit **ändern.** Diese Aussage widerspricht den Annahmen der mechanistischen Denkweise.

Prigogine u. Stengers (1984) haben festgestellt, dass uns die physikalische Natur vielfältige Beispiele für spontan entstehendes neues Verhalten bietet.

❯ **Beispiel**
Betrachten wir einen Topf mit kochendem Wasser oder den Strudel, der beim Auslassen des Wassers aus der Badewanne entsteht.

Die Wassermoleküle selbst haben keine Eigenschaften, die im Voraus festlegen, dass sie kochen oder einen Strudel formen. Nichts an der chemischen Zusammensetzung von Wasser lässt zuverlässig voraussagen, dass das Wasser kochen oder einen Strudel bilden wird. Es ist vielmehr die allgemeine Dynamik, die durch den Energiefluss entsteht (z. B. Hitze und Zug der Schwerkraft) und die dann die Wassermoleküle dazu bringt, gemeinsam ein einfaches System zu bilden.

Diese beiden Beispiele machen deutlich, dass neue Zustände dynamischer Organisation einfach entstehen, wenn **genügend Energie** vorhanden ist.

Wenn nun ein sonst unsportliches Mädchen plötzlich von dem Wunsch besessen ist, reiten zu lernen, wenn Kinder lernen, formal logisch zu denken, wenn sich zwei Menschen ineinander verlieben und beschließen, das Leben gemeinsam zu verbringen, und wenn ein ehemaliger Krimineller plötzlich zu einem religiösen Menschen wird, ergeben sich neue Bedingungen, die zu starken Kräften in ihrem Leben werden.

Jeder von uns kann sich an einen spontanen Prozess erinnern, der sein Leben verändert hat. Solche Prozesse sind nicht vorhersagbar und bleiben deshalb in den meisten Erklärungen des menschlichen Verhaltens unberücksichtigt. Sie können uns jedoch ebenso stark beeinflussen wie die geordneteren Charakter- und Wesenszüge, die uns einen Einblick in unsere Verhaltenstendenzen geben. Darüber hinaus stoßen wir als Therapeuten häufig auf Menschen, die solche Veränderungen brauchen oder sich mitten in einem solchen Veränderungsprozess befinden.

Beachte

Der individuelle Entwicklungsverlauf ist auch dadurch gekennzeichnet, dass das menschliche System dazu fähig ist, innerhalb seiner eigenen Ordnung Gesetzmäßigkeiten zu ändern und neue zu schaffen.

Im Laufe unserer Entwicklung sammeln wir Informationen und Erfahrungen, die zu einer Neuorganisation unserer Motive und Verhaltensweisen führen. Die Gesetze, die unsere Motivation im Alter von 3 Jahren oder 30 Jahren steuern, sind nicht identisch. Entwicklung ist ein fortschreitender Prozess der Verwandlung.

Mit anderen Worten: Die Geschichte eines Systems – sowohl seine Entwicklungsgeschichte (durch Erbgut und Sozialisation) als auch seine persönliche Geschichte – besteht aus der Anhäufung neuer Gesetze, die das Verhalten steuern. Wir können vieles nicht voraussagen; z. B. können wir nicht sagen, auf welchem Entwicklungsstand sich ein Kind befindet, wenn es erwachsen geworden ist, da auf diesem Weg viele neue Gesetze entstehen. Allport (1968) zufolge liegt es in der Natur der menschlichen Persönlichkeit, »durch Veränderungen in der kognitiven und in der motivationalen Struktur schrittweise höhere Ordnungsebenen zu erreichen« (S. 349).

Es ist deutlich geworden, dass die Aspekte der Welt, deren Verhalten sich mit der mechanistischen Denkweise erklären lassen, als Spezialfälle innerhalb einer sehr viel komplexeren Welt betrachtet werden sollten. Das menschliche Verhalten lässt sich bestenfalls teilweise mit Hilfe des Reduktionismus verstehen. Außerdem kommt es zu Missverständnissen hinsichtlich des menschlichen Verhaltens, wenn man ausschließlich die mechanistische Weltanschauung anwendet. Indem man die Grenzen der mechanistischen Denkweise und der reduktionistischen Analyse erkannt hat, hat man die Suche nach zusätzlichen konzeptionellen Hilfsmitteln und folglich zu weiteren Systemkonzepten begonnen.

Doch kommen wir zurück zur Frage, warum wir die **systemische Denkweise** übernehmen. Dazu folgende Antwort: Im Vergleich zur mechanistischen Denkweise bietet sie eine vollständigere und umfassendere Sichtweise des menschlichen Verhaltens.

2

Als Grundlage des Modells verwende ich Systemkonzepte und möchte damit die menschliche Betätigung theoretisch erklären. Mit Hilfe solcher Konzepte lässt sich die Komplexität der menschlichen Betätigung berücksichtigen und erfassen. Wenn wir die Systembeschaffenheit des menschlichen Wesens verstanden haben, sind wir mit unserem Vorhaben, die Organisation der Menschen und ihres Betätigungsverhaltens zu entziffern, ein gutes Stück weiter gekommen.

2.3   Systemische Merkmale des Menschen

Im Folgenden liegt der Schwerpunkt auf der Bedeutung und Beschaffenheit des Betätigungsverhaltens. Dabei stütze ich mich auf Systemkonzepte, mit denen ich zu erklären versuche, auf welche Weise Menschen Betätigungsverhalten erzeugen und wie dieses Verhalten wiederum das menschliche System beeinflusst.

Der dynamische Aufbau des Verhaltens

Die mechanistische Denkweise geht davon aus, dass Verhalten durch eine zugrunde liegende Struktur verursacht wird. Demnach ist die Funktion eines Systems die »Konsequenz« aus der Art und Weise, wie es aufgebaut ist.

> **Beispiel**
>
> Der mechanistische Ansatz betrachtet die menschliche Bewegung als Produkt des Stütz- und Bewegungsapparates und der Verbindungen des Nervensystems (Fogel u. Thelen 1987; Kamm et al. 1990). Die mechanistische Metapher kommt in dem Computermodell des Gehirns zum Ausdruck, das Kognition als Produkt einer entsprechenden Hard- und Software betrachtet (Bruner 1990).

Die mechanistische Vorstellung von Strukturen, durch die Funktionen verursacht werden, bietet keine Erklärung für das menschliche System. Denn Verhaltenspotentiale übersteigen das konkrete Verhalten des Systems.

Das Verhalten von Maschinen lässt sich voraussagen, da die Verhaltensmöglichkeiten stark begrenzt sind. Bei einer Uhr ist jedes Zahnrad mit etwas anderem verbunden, so dass sämtliche Teile durch eine bestimmte kausale Kette miteinander verknüpft sind. Das Verhalten des Systems ist somit das Ergebnis aller seiner Einzelfunktionen.

Komplexe lebende Systeme besitzen in ihrem Verhalten eine weitaus größere Flexibilität, die wir als **Freiheitsgrade** bezeichnen.*

Im menschlichen System gibt es unzählige Freiheitsgrade. Dazu zählen z. B. die Anzahl der Bewegungskombinationen, die der Körper ausführen kann, und die unzähligen Entscheidungsmöglichkeiten des Organismus hinsichtlich seines Verhaltens.

Wie sich das System bei derart vielen Möglichkeiten für eine bestimmte Handlung entscheidet, lässt sich veranschaulichen, wenn wir die Bewegungen der oberen Extremitäten betrachten.

---

*   Die beschriebenen **Freiheitsgrade** sollten nicht mit den Graden der Bewegungsfreiheit um die Achse eines Gelenks verwechselt werden. Mit Freiheitsgraden ist hier das nicht ausgeschöpfte Potential, zu jedem Zeitpunkt unzählige Gefühle, Gedanken oder Verhaltensweisen hervorbringen zu können, gemeint.

> **Beispiel**

Jeder einzelne Finger besteht aus drei Gelenken, die gebeugt werden können. (Wir lassen außer Acht, dass die Finger unterschiedlich stark und schnell gebeugt werden können.) Zwischen Händen und Rumpf befinden sich drei weitere Gelenke, die Flexion und Rotation ermöglichen. Bei funktionellem Verhalten wird eine bestimmte Kombination dieser möglichen Bewegungen ausgewählt. Streckt man sich nach einem Gegenstand, um ihn zu ergreifen, werden alle möglichen Bewegungen in eine kontrollierte Form gebracht. Für solche funktionellen Bewegungen – sich nach etwas ausstrecken, winken, drücken, mit dem Finger auf etwas zeigen, nach etwas greifen und etwas festhalten – muss eine bestimmte Kombination von potentiellen Bewegungen systematisch genutzt werden. Für jede Bewegung ist eine große Menge an Informationen erforderlich, die eine Auswahl aus den zahlreichen Alternativen ermöglicht.

Das Problem der Freiheitsgrade wird dadurch verkompliziert, dass der Mensch seine Handlungen unter nahezu unendlich vielen unterschiedlichen emotionalen, kognitiven und physischen Umständen ausführt. Diese **Kontextvariabilität** verleiht jeder Art der Performanz einen einzigartigen Charakter. Eine Handlung wird nie zweimal auf exakt die gleiche Weise durchgeführt (z. B. unterschreiben, mit einem Hammer auf einen Nagel schlagen, nach einer Tasse greifen, sich anziehen, ein Wort tippen) (Turvey 1990). Dies gilt für die **Ebene motorischer Anforderungen** bei der Ausführung von Aufgaben. Auf dieser Ebene werden »die Kontrollschwierigkeiten angesichts der nahezu unendlich großen Variabilität, die alltägliche Aufgaben erfordern, monumental« (Fogel u. Thelen 1987, S. 748). Noch komplizierter wird es, wenn wir auch andere Aspekte, z. B. **kognitive und motivationale Faktoren**, berücksichtigen wollen.

Beachte

Das menschliche System kann unmöglich über Pläne für das Verhalten verfügen, die so umfassend intern kodiert oder vorgegeben sind, dass es auf alle möglichen Kontextbedingungen und Variationen vorbereitet ist und sich ihnen anpasst (Turvey 1990).

Wenn eine Schülerin die Hand hebt, weil sie eine Frage beantworten will, wenn ein Gärtner Unkraut jätet und hackt, wenn ein Schriftsteller seine Gedanken niederschreibt, werden unglaublich viele kognitive und motorische Verhaltensmöglichkeiten zu einem feinabgestimmten und gezielten Akt zusammengefügt.

Wenn das menschliche System nicht von vornherein über alle Anweisungen verfügt, die nötig sind, um Handlungen durchführen zu können – woher wissen Menschen dann, was sie tun müssen? Wie wir später sehen werden, ist hier die vorausgegangene Diskussion über neu entstehende Gesetzmäßigkeiten sehr hilfreich. Die Systemtheoretiker verwenden das Konzept des **losen Aufbaus** (soft assembly) als Antwort auf die Frage, wie sich das Verhalten an die Anforderungen anpasst, die im Laufe einer Aufgabe wechseln (Turvey 1990).

Beachte

Im **Prozess des losen Aufbaus** tragen folgende Elemente zum Aufbau des Verhaltens bei:
- das menschliche System,
- die Aufgabe und
- die Umwelt (◻ Abb. 2.3).

Mit anderen Worten: **Bewegung** ist weder nur die reine Durchführung eines motorischen Programms, noch wird Verhalten einfach nur von einem zugrunde liegenden Wesenszug bestimmt. Vielmehr bilden das menschliche System, die Aufgabe und die Umgebung zusammen ein Netzwerk von Bedingungen, in das die Performanz eingebettet ist.

2

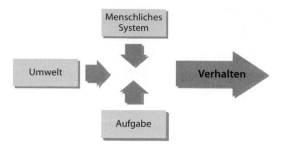

Abb. 2.3. Loser Verhaltensaufbau auf der Grundlage von Bedingungen, zu denen das menschliche System, die Aufgabe und die Umwelt beitragen

Verhalten hat einen fließenden und spontanen Charakter. Es wird spontan im **Kontext der Handlung** organisiert (Fogel u. Thelen 1987). Die Systemtheoretiker berücksichtigen die Aufgaben- und Umweltbedingungen als entscheidende Faktoren beim Aufbau von Verhalten und bieten so eine brauchbare Erklärung dafür, wie das menschliche System mit der unendlichen Fülle an Bedingungen zurechtkommt, unter denen es Betätigungen ausführen muss.

> **Beachte**
>
> Das System muss nicht alle Anweisungen gespeichert haben, die notwendig sind, um Tätigkeiten durchführen zu können. Viele dieser Informationen werden nämlich durch Aufgabe und Umgebung geliefert.

Fogel u. Thelen (1987) erklären dies folgendermaßen:

» Die Zwänge einer Aufgabe erzeugen eine dynamische Kooperation zwischen den einzelnen Komponenten... Die Art der Kooperation steht zwar nicht zwangsläufig im Voraus fest, aber sie ist vollkommen vom jeweiligen Zustand des Organismus in einem bestimmten Aufgabenkontext abhängig (S. 749).«

❯ **Beispiel**

Das Nervensystem muss nicht bei jeder Streckbewegung zentral gesteuerte Einzelanweisun-

gen an jeden beteiligten Muskel und an jedes beteiligte Gelenk geben. Die Muskeln und Gelenke werden vielmehr in Form einer bestimmten Art, sich zu strecken, funktionell miteinander verknüpft. Der Akt des Sich-Ausstreckens nach einem Gegenstand stellt die organisatorischen Anforderungen an die Bestandteile, die miteinander kooperieren.

Die Anweisungen für den Akt des Sich-Ausstreckens werden nicht alle im Voraus im Nervensystem gespeichert. Sie entstehen vielmehr **im Kontext der jeweiligen Handlung**. Das heißt nicht, dass es zur Organisation und Funktionsweise des Nervensystems keine Gesetzmäßigkeiten gibt. Es bedeutet lediglich, dass funktionelle Bewegungen **nicht nur** auf diese Organisation zurückzuführen sind.

> **Beachte**
>
> Auch was unser **Sozialverhalten** betrifft, müssen wir nicht von vornherein über alle Anweisungen verfügen. Soziale Situationen liefern selbst viele der benötigten Informationen. Wir besitzen höchstens eine »allgemeine Landkarte« des sozialen Terrains, die auf Erfahrungen basiert.

Wie viel wir auch lernen mögen – unser Wissen kann uns in Situationen, die soziales Verhalten erfordern, genauso wenig vorinformieren wie uns eine Straßenkarte Auskunft über alle Faktoren geben kann, die für das Fahren in eine bestimmte Richtung erforderlich sind (z. B. wann man schneller oder langsamer fahren sollte, wie man das Auto auf dieser Straße lenken sollte, wie man die auf der Karte verzeichnete Kreuzung erkennt). Die abstrakte Karte muss vielmehr mit der Performanzsituation interagieren, und im Laufe dieser Interaktion werden die »Anweisungen« für das, was zu tun ist, geschaffen. Das bedeutet nicht, dass Anweisungen irgendwie entstehen und dann in Form von Verhalten umgesetzt werden. Vielmehr wird in der Aufgabensituation das Verhalten selbst hervorgerufen. Die Anweisungen sind im Verhalten **impliziert,** d. h. indirekt enthalten. Diese Vorstellung wollen wir anhand eines Beispiels verdeutlichen.

> **Beispiel**
>
> Wenn unsere Kinder bei Freunden übernachten, bitten wir sie jedes Mal, rücksichtsvoll, höflich und dankbar zu sein. Wir sind uns durchaus bewusst, dass es sich dabei nicht um direkte Anweisungen handelt. Wir gehen vielmehr davon aus, dass Situationen eintreten werden, in denen die Kinder wissen, wie sie sich an diese Vorgaben halten können. Weder sie noch wir können ganz genau wissen, welche Situationen sich ergeben werden und wie sie sich dann genau verhalten sollten. Doch werden die Umstände die zusätzlich benötigten Informationen liefern und entsprechend mit den Verhaltensweisen, die wir unseren Kindern beigebracht haben, interagieren. Berichtet mir dann meine Tochter, dass sie beim Abwaschen geholfen, der Mutter ihrer Freundin Komplimente für die neue Frisur gemacht und sich beim Vater ihrer Freundin bedankt hat, nachdem er sie nach Hause gebracht hat, stellen wir fest, dass sie sich zu den entsprechenden Gelegenheiten angemessen verhalten hat. Zu beachten ist, dass die Gelegenheiten an sich schon wichtige Anweisungen darüber enthielten, wie man sich rücksichtsvoll, höflich und dankbar verhält.

Selbstorganisation durch Verhalten

Bei Maschinen ist der Aufbau alles. Doch der Mensch ist keine Maschine.

Beachte

Die physischen und mentalen Strukturen menschlicher Systeme sind die zeitlich begrenzten Manifestationen eines tieferen dynamischen Prozesses, der ihnen zugrunde liegt (Sameroff 1983).

Brent (1978) geht sogar davon aus, dass die Unterscheidung zwischen Struktur und Prozess willkürlich ist und davon abhängt, in welchem Zeitrahmen unsere Betrachtung stattfindet. Das, was innerhalb eines kürzeren Zeitrahmens Struktur zu sein scheint, erscheint in einem längeren Zeitrahmen als Prozess.

Dieser Punkt wird verständlicher, wenn wir den Menschen innerhalb **ontogenetischer** und **geschichtlicher Zeitrahmen** betrachten. Im Laufe der menschlichen Entwicklung nimmt die Struktur des Körpers sehr unterschiedliche Formen an: die befruchtete Eizelle, der Fötus, das Kleinkind, der Jugendliche und der Erwachsene. Während dieses Entwicklungsprozesses verändern sich auch die psychologischen Strukturen erheblich. Die mentalen wie auch die physischen Strukturen werden durch grundlegende, langwierige Prozesse ermöglicht, die der Spezies selbst eigen sind und von Generation zu Generation weitergegeben werden. Spezifischer für das menschliche System als Physis oder Persönlichkeit sind der Prozess der Individuation und die Erzeugung nachfolgender Generationen. Dieser zugrunde liegende dynamische Prozess durchfließt und unterstützt die Entstehung der Strukturen, die wir als »menschlicher Körper« oder »menschliche Psyche« bezeichnen. Darüber hinaus werden Körper und Psyche in dieser weiten zeitlichen Perspektive zu dem, was sie tatsächlich sind: sich dynamisch verändernde Ordnungen von Materie und Geist.

Entsprechend betrachtet die Systemtheorie biologische Strukturen (wie das Gehirn) oder mentale Strukturen (wie die Persönlichkeit) als stark organisierte Zustände der Materie und des Geistes, »die durch den Austausch mit der Umwelt dynamisch aufrecht erhalten werden« (Sameroff 1983, S. 266). Wir können also sagen:

Beachte

Die Entstehung, die weitere Existenz und die Veränderungen des menschlichen Systems hängen von den zugrunde liegenden Handlungen des Systems ab.

2

Um die Selbstorganisation lebender Systeme zu verstehen, müssen wir laut Weiss (1967) »unser Denken neu orientieren – weg von der statischen **Form** hin zum sich dynamisch aufbauenden **Verhalten**« (S. 808).

Viele Strukturen des menschlichen Systems werden durch die Prozesse, durch die sie in Gang gesetzt werden, gebildet, aufrechterhalten und verändert. Laut Sameroff (1983) ergibt sich die kognitive Entwicklung

» nicht direkt aus der biologischen Ausstattung zum Denken; sie ist vielmehr das Ergebnis der Tätigkeit dieser Ausstattung wenn es darum geht, den Input zu interpretieren, ihn – was auf weiterer Aktivität beruht – in bedeutsame Einheiten zu organisieren und schließlich diese bedeutsamen Einheiten auf der Basis intellektueller Erfahrungen in ganze Systeme einzuteilen (S. 266).«

Ohne Handlungen kann es zu keiner Organisation und Reorganisation intellektueller Strukturen kommen.

Im Grunde wird das menschliche System durch die Art seines Verhaltens geleitet und geformt. Sich zu verhalten bedeutet, die verschiedenen Komponenten des Systems (z. B. Kognitionen und Bewegungen) in eine bestimmte dynamische Ordnung zu bringen, die erforderlich ist, um eine bestimmte Aufgabe zu bewältigen, und die durch bestimmte Umweltbedingungen ermöglicht wird.

Beachte

Das Verhalten baut sich dynamisch auf, und auf dieser Basis konfiguriert oder organisiert sich das System rund um die zu erfüllende Aufgabe.

Bei dieser Konfiguration handelt es sich jedoch nicht um eine statische »Pose«, sondern um eine dynamische Sequenz geordneter Handlungen. Lernt man z. B. eine neue Fertigkeit wie das Radfahren, muss man eine ganze Reihe von Faktoren miteinander in Einklang bringen, u. a.

den Wunsch, diese Leistung zu vollbringen, die Koordination motorischer Handlungen, um das Gleichgewicht zu halten und das Fahrzeug zu steuern usw. Wird dieser organisierte Zustand spontan erreicht, ist davon auszugehen, dass das menschliche System dieselbe Konfiguration erneut erreichen kann. Mit anderen Worten: Beschäftigt man sich intensiv mit einer Handlung, erhöht sich die Wahrscheinlichkeit, dass sich das System derart selbst rekonfiguriert, dass es in Zukunft die gleiche Handlung erneut durchführen kann. Indem sich das System selbst konfiguriert, wird die Wiederholung der dynamischen Handlungsausführung zu einem späteren Zeitpunkt möglich. Das bedeutet, dass sich das System durch ein Verhalten, das sich wiederholt, vorübergehend selbst organisiert und gleichzeitig seine Kapazitäten erhöht, auch später wieder in einen derartig organisierten Zustand zurückkehren zu können.

Wenn Verhalten wiederholt aufgebaut wird, wirkt es sich immer stärker auf die Organisation der Struktur aus (◘ Abb. 2.4).

› **Beispiel**

Geht man wiederholt joggen, werden physische, psychologische und soziale Strukturen erneut geformt, die in diesem Verhalten beinhaltet und bereits vorhanden sind. Die aerobe Kapazität des Körpers erhöht sich, die an das Laufen gewöhnten Muskeln werden kräftiger, das Selbstbild als fähiger Jogger wird verstärkt und das öffentliche Bild eines Joggers kann bestätigt werden, wenn Nachbarn das wiederholt gezeigte Verhalten bemerken. Über all diese Kanäle wird der Jogger (physisch, psychologisch und sozial) zum Jogger gemacht. Solange das Verhalten andauert, wird die entsprechende Organisation des menschlichen Systems aufrechterhalten. Sollte der Jogger sein Verhalten längere Zeit nicht mehr zeigen, nimmt die aerobe Kapazität ab, die Muskeln werden schwächer, und das Vertrauen und die Identität schwinden. Das menschliche System kann demnach auch aufhören das zu sein, was es durch seine Handlungen bislang war.

Der Prozess, durch den eine Struktur aufrecht erhalten wird, hat die Tendenz, sich selbst zu erhalten, denn durch jedes Folgeverhalten erhöht sich die Wahrscheinlichkeit, dass das Verhalten wieder auftritt.

> **Beispiel**

Auch wenn die Analogie etwas »grob« erscheint, so veranschaulicht das wiederholte Begehen eines Trampelpfades diesen Prozess doch sehr deutlich. Bei jedem Gang wird der Pfad im Gras deutlicher erkennbar. Hat sich der Pfad schließlich herausgebildet, erhöht sich die Wahrscheinlichkeit, dass auch in Zukunft derselbe Weg beschritten wird. Der Prozess erhält sich selbst aufrecht.

Diese Ausführungen zeigen, dass sich die Handlung in das menschliche System einprägt. In ▣ Abb. 2.5 ist dieser Prozess dargestellt. Mit jedem nachfolgenden dynamischen Aufbau von Verhalten wird das System dazu gebracht, sich

zu organisieren. Dadurch erhöhen sich die Kapazität des Systems und die Tendenz zu einem bestimmten Verhalten.

> **Beachte**
>
> Wenn sich menschliche Systeme auf eine bestimmte Art und Weise verhalten, werden sie in gewisser Hinsicht zu dem, was sie tun.

Personen, die laufen, sind dann als Läufer organisiert, Personen, die lesen, werden zu Literaten, und Menschen, die Häuser bauen, entwickeln sich zu Handwerkern. Das Betätigungsverhalten ist ein Prozess der Selbstorganisation – durch eigenes Tun erhält sich das System aufrecht und entwickelt sich.

Verhalten als Auslöser für Veränderungen im menschlichen System

Die vorausgegangene Diskussion zeigt, dass sich Verhalten neu aufbaut und dass seine Wiederholung dazu dient, neue Organisationsmuster innerhalb des Systems zu stabilisieren.

> **Beachte**
>
> Wir müssen uns nun die Frage stellen: Wodurch entstehen neue Verhaltensweisen? Die Antwort auf diese Frage ist äußerst wichtig, wenn wir verstehen wollen, wie sich das menschliche System verändert.

Wenn keine neuen Verhaltensweisen entstehen, wird sich das System unverändert verhalten, um seine aktuelle Organisation aufrecht zu erhalten.

Das mechanistische Denken führt Veränderungen auf vorprogrammierte **strukturelle** Veränderungen wie den Reifungsprozess des Nervensystems zurück. Veränderungen werden, wie auch das Verhalten, durch die Organisation der Struktur verursacht. Da die zugrunde liegende Struktur

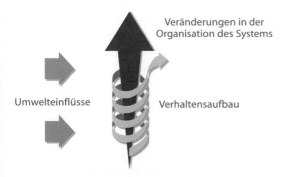

▣ **Abb. 2.4.** Wiederholter Verhaltensaufbau erzeugt Struktur

Veränderungen in der Organisation des Systems

Umwelteinflüsse   Verhaltensaufbau

▣ **Abb. 2.5.** Dynamischer Verhaltensaufbau

auf natürliche Weise heranreift, werden demnach neue Verhaltensweisen möglich. Die Grenzen dieser Erklärung werden sofort ersichtlich.

Beachte ■

Es wurde bereits darauf hingewiesen, dass der Aufbau und die Änderung von Strukturen von zugrunde liegenden **Prozessen** abhängen. Wenn Prozesse die Bildung von Strukturen bewirken, sind sie wahrscheinlich auch für die Veränderungen dieser Strukturen verantwortlich.

Folglich müssen wir uns mit dem **Verhalten des menschlichen Systems** befassen, um Hinweise zum Ablauf von Veränderungen zu erhalten.

Wir haben bereits festgestellt, dass unterschiedliche Faktoren gemeinsam den Aufbau eines jeden Verhaltens beeinflussen. Die Veränderung einer der beteiligten Variablen kann das System zu einem neuen Verhaltensaufbau veranlassen (Thelen u. Ulrich 1991).

❯ **Beispiel**

Wirft uns jemand einen Ball zu, versuchen wir normalerweise, ihn zu fangen. Wirft die Person den Ball von Mal zu Mal schneller, werden wir uns irgendwann wahrscheinlich eher ducken oder zurückzucken, anstatt zu versuchen zu fangen. In diesem Fall wird die Geschwindigkeit des auf uns zu kommenden Balls (nachdem sie eine kritische Schwelle überschritten

hat) das System zum Aufbau eines neuen Verhaltens bringen (z. B. sich zu ducken, anstatt den Ball zu fangen).

Wie ■ Abb. 2.6 verdeutlicht, können unterschiedliche Kontrollparameter das Netzwerk der Bedingungen verschieben und zum Aufbau eines neuen Verhaltens führen.

Beachte ■

Wenn sich eine der Variablen, die zum Verhaltensaufbau beitragen, derart verändert, dass sie zu einem neuen Verhaltensaufbau führt, bezeichnet man sie als **Kontrollparameter.** Das bedeutet jedoch nicht, dass sie das Verhalten verursacht. Der Kontrollparameter hat vielmehr die Rolle eines Katalysators, der die Bedingungen und die Anweisungen für den Verhaltensaufbau neu kombiniert.

Entscheidend ist, dass der Kontrollparameter selbst keine Anweisungen für Verhaltensänderungen enthält. Er trägt vielmehr etwas Neues zur Gesamtkonfiguration der Elemente bei, wodurch diese in eine andere Beziehung zueinander gebracht werden. Verändert sich ein weiterer Faktor (z. B. vergrößert sich die Distanz zu der Person, die den Ball wirft), entstehen wieder neue dynamische Beziehungen, die ebenfalls eine Verhaltensänderung erwirken.

Sowohl die interne Organisation des menschlichen Systems als auch die externen Umweltfak-

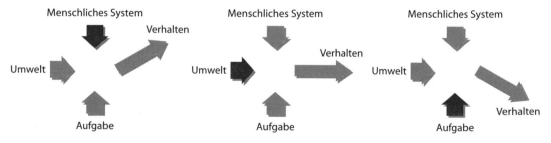

■ **Abb. 2.6.** Verschiedene Kontrollparameter verschieben das Netzwerk der Bedingungen und führen zu einem neuen Verhaltensaufbau

toren tragen zum Verhaltensaufbau bei. Folglich führen Veränderungen innerhalb und außerhalb des menschlichen Systems gleichermaßen zu einer Änderung des dynamischen Aufbaus des Verhaltens. Wie Thelen (1989) bereits bemerkte, »gibt es keine Dichotomie* zwischen Organismus und Umwelt. Keines von beiden hat bei Veränderungen Vorrang« (S. 85).

> **Beachte**
>
> Verhaltensänderungen können durch **Veränderungen in der internen Organisation des Systems** wie Wachstum, Zunahme der Stärke oder Erwerb neuer mentaler oder motorischer Fertigkeiten entstehen. Sie können jedoch auch aus **Veränderungen der Umweltbedingungen** hervorgehen. Im Laufe der Zeit können verschiedene Teile des Systems oder der Umgebung als Kontrollparameter fungieren und neue Bedingungen schaffen, die Verhaltensänderungen initiieren.

> **Beispiel**
>
> Die Ermutigung eines Freundes kann z. B. als Kontrollparameter dienen, der dazu führt, dass man ein neues Hobby ausprobiert. Interesse, Vertrauen und Fertigkeiten ändern sich durch Übung. Wenn sich diese Faktoren verändern, kann jeder Einzelne von ihnen entscheidend dafür sein, dass man sich noch intensiver mit dem neuen Hobby beschäftigt, als es sich der Freund jemals erträumt hätte.

In diesem Beispiel wurde ein zunächst externer Kontrollparameter zu einem intern motivierenden Kontrollparameter. Dasselbe Verhalten kann jedoch auch durch mehrere Kontrollparameter entstehen. Jemand könnte sich z. B. erstens aufgrund mangelnder Motivation, zweitens aufgrund von Müdigkeit und drittens aufgrund des Wetters gegen eine bestimmte Aktivität ent-

scheiden. Dass ein solcher Fall eintreten kann, weiß jeder, der sich schon einmal längere Zeit mit einer bestimmten Aktivität beschäftigt hat (wie z. B. Joggen oder Spazieren gehen).

> **Beachte**
>
> Verhaltensänderungen können auch bei linearer Veränderung des Kontrollparameters nicht-linear verlaufen (Thelen u. Ulrich 1991). Folglich kann schon eine geringfügige Veränderung eines Kontrollparameters zu größeren Veränderungen des dynamischen Verhaltensaufbaus führen (Haken 1987).

Dies ist der Fall, wenn der gesamte dynamische Zustand, der durch alle beteiligten Faktoren erzeugt wurde, durch Veränderung über einen bestimmten entscheidenden Wert des Kontrollparameters hinaus verschoben wurde (Kelso u. Tuller 1984). Die Kontrollvariable ist somit der sprichwörtliche Tropfen, der das Fass zum Überlaufen bringt.

> **Beispiel**
>
> Als Beispiel rufe ich mir immer ins Gedächtnis, wie ich meinen Kindern das Radfahren beigebracht habe. Bis zu einer bestimmten Geschwindigkeit konnte ich neben dem Kind gehen. Wenn mein Kind fester in die Pedale trat, reagierte ich, indem ich meinen Schritt etwas beschleunigte. Als sich die Geschwindigkeit jedoch noch etwas erhöhte, musste ich rennen, um mitzukommen. Eine geringe weitere Beschleunigung der Geschwindigkeit führte bei mir also zu einer vollständigen Reorganisation der Fortbewegung. Hierbei ist besonders wichtig, dass der Übergang vom Gehen zum Rennen nicht durch eine bewusste Entscheidung meinerseits, sondern vielmehr durch die Aufgabe zustande kam, mit dem Kind Schritt zu halten. Dasselbe Beispiel lässt sich auch auf die Motivation anwenden. Durch das Üben des Radfahrens stieg auch das Selbstvertrauen der Kinder, aber sie brauchten mich bis zu einem bestimm-

---

* Eine Dichotomie ist eine analytische Zweiteilung logisch aufeinander bezogener Teile.

2

ten Punkt noch an ihrer Seite, um sich sicher zu fühlen. Beide Kinder erreichten jedoch den entscheidenden Punkt, an dem der Wunsch nach einer Veränderung der Handlung entstand: »Ich möchte es jetzt **allein** versuchen.«

Innerhalb eines einzigen Verhaltensbereichs können eine Vielzahl an Faktoren als Kontrollparameter dienen und eine Änderung im menschlichen System bewirken. Im Laufe der Schulzeit eines Kindes können z. B. unterschiedliche Faktoren wie die Motivation für ein bestimmtes Thema, die Einstellungen der Mitschüler, die Anerkennung oder Ablehnung der Eltern, die Beziehung zum Lehrer, der intellektuelle Reifungsprozess oder Lernprozesse auf verschiedene Art und Weise zu Veränderungen des Lernverhaltens und der Lerngeschwindigkeit des Kindes führen.

Das Potential vieler Faktoren, als Kontrollparameter zu dienen und so neue verhaltensändernde Dynamiken zu schaffen, mag die Begründung für einige Grundzüge von Veränderungsprozessen liefern. Wir sind uns bewusst, dass nicht alle Veränderungen des menschlichen Verhaltens Gewinn bringend und linear verlaufen. Manchmal sind sie drastisch und stellen eine regelrechte Verwandlung dar. Einige Beispiele dafür sind Mutter/Vater werden, einen anderen Berufsweg einschlagen, wieder zur Schule gehen oder in den Ruhestand treten.

Beachte	

Bei drastischen Veränderungen wird mit dem Veränderungsprozess eine komplette Neuorganisation des Verhaltens ausgelöst, die dann eine Eigendynamik entwickelt.

❯ **Beispiel**
Stellen Sie sich einen Moment lang vor, was mit der Welt eines Kindes passiert, wenn die Kraft in seinen unteren Extremitäten derart zunimmt, dass es das eigene Gewicht auf einem Bein tragen kann: Eine derartige Veränderung einer Kontrollvariable bedeutet, dass

es zu diesem Zeitpunkt laufen lernt. Entscheidender ist jedoch, dass sich dem Kind eine ganz neue Welt eröffnet. Während der Fortbewegung ändern sich die visuellen Erfahrungen des Kindes, neue Gegenstände gelangen in seine Reichweite, es entwickelt ein Gefühl der persönlichen Freiheit, und die Eltern sind von dieser neuen Entwicklung begeistert.

Während des ganzen Lebens gehen Veränderungen häufig mit vergleichbaren Quantensprüngen und Reorganisationen einher, die durch relativ geradlinige Veränderungen in einem Bereich hervorgerufen werden.

Handelt es sich bei dem Kontrollparameter um eine temporäre Bedingung (z. B. Müdigkeit, eine zeitlich begrenzte Veränderung in der Umgebung), wiederholt sich der entsprechende Verhaltensaufbau vielleicht nicht und wirkt sich daher nur gering oder gar nicht auf die anhaltende Organisation des Systems aus. Ist die Veränderung eines Kontrollparameters jedoch dauerhaft, und wiederholt sich der neue Verhaltensaufbau, wird die Organisation des Systems schließlich einen neuen Zustand erreichen.

Beachte	

Mit der Zeit erwirbt das menschliche System neue Gesetzmäßigkeiten, und die Gesetze, die seine Organisation bis zu diesem Moment gesteuert haben, verlieren ihre Gültigkeit.

Das menschliche System kann zu keinem Zeitpunkt bestimmen, was in Zukunft alles passieren kann (von Bertalanffy 1968a, 1968b, 1969; Prigogine u. Stengers 1984). Die Organisation des menschlichen Systems spiegelt zu jedem Zeitpunkt den dynamischen Lebensprozess wider. Das System wird durch beständiges Verhalten und den Grad der Stabilität oder der Veränderung entweder aufrechterhalten oder neu organisiert. Im Laufe der Zeit entsteht meistens eine neue Ordnung, wodurch sich die Regeln und die Funktionsweise des Systems ändern (❏ Abb. 2.7).

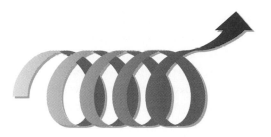

● **Abb. 2.7.** Im Laufe der Zeit eignet sich ein System neue Gesetzmäßigkeiten an und wird komplexer

Diese Art der Metamorphose (Verwandlung), durch die das System buchstäblich zu etwas anderem wird, als es vorher war, tritt in einer Reihe wohl bekannter entwicklungsspezifischer Veränderungen deutlich zutage. Dazu zählt z. B. das Erreichen des formalen Denkens im Rahmen der kognitiven Entwicklung. Ein anderes Beispiel ist das Eingehen einer Ehe. Im Laufe des Lebens finden viele weniger drastische Veränderungen statt, weil sich das menschliche System kontinuierlich neu organisiert. In allen Fällen ist jedoch die Entstehung einer neuen Ordnung der entscheidende Auslöser für die Veränderung.

2.4 Der Systemcharakter des Menschen und seines Betätigungsverhaltens

Dieses Kapitel begann mit Überlegungen zum Menschen als System und zu seinem Betätigungsverhalten als Systemprozess. Bisher haben wir drei wichtige Behauptungen aufgestellt:

- Menschliche Systeme sind dynamische Strukturen aus Materie und Geist.
- Betätigungsverhalten wird dynamisch aufgebaut.
- Menschliche Systeme organisieren sich selbst über ihr Betätigungsverhalten.

Ich werde nochmals kurz auf diese Behauptungen eingehen und dabei meine Sichtweise des menschlichen Betätigungsverhaltens näher erläutern.

Der Mensch als dynamische Struktur

Wenn wir einem anderen Menschen begegnen, haben wir einen lebendigen, atmenden und denkenden Organismus vor uns. Dieser menschliche Organismus besitzt eine bestimmte Form oder Struktur, die am deutlichsten in seinem Körper, aber auch in seinem Geist oder seiner Persönlichkeit zum Ausdruck kommt. Ohne dass wir es wollen, sind wir uns dieser Strukturen bewusst. Außerdem betont unser wissenschaftliches wie auch unser alltägliches Denken den **Struktur- charakter** aller Formen menschlichen Verhaltens. Die neuen wissenschaftlichen Überlegungen fordern uns nun dazu heraus, diese Strukturen auch als **organisierte Prozesse** zu sehen.

In Bezug auf das Selbstbild eines Menschen zeigen Gergen u. Gergen (1983) auf, dass die mechanistische Denkweise von einer »internen Struktur ausgeht, die auf eine mechanistische Weise von externen Inputs gesteuert wird... Demnach verfügt das Individuum im Allgemeinen über eine Struktur von stabil bleibenden Selbstbeschreibungen (Konzepte, Schemata, Prototypen) ...« (S. 255). Sie weisen darauf hin, dass man auch berücksichtigen müsse, wie das Individuum »aktiv sein Selbstverständnis konstruiert« (S. 255). Mit anderen Worten:

> **Beachte**
>
> Was wir brauchen, ist ein Verständnis der Beziehung von Struktur und Funktion des menschlichen Systems, das diese Beziehung nicht als statisch, sondern als **dynamisch strukturiert** auffasst.

Die Struktur des menschlichen Systems wird ständig erneuert. Ein gewisses Maß an Stabilität innerhalb dieser organisierten Struktur ist jedoch »für die kontinuierliche Identität eines Systems von größter Bedeutung« (Sameroff 1983, S. 267). Die Fähigkeit, sich durch die eigene Reorganisation ständig an umweltspezifische oder systemische Veränderungen anzupassen, ist

2

jedoch ebenso wichtig. Daher birgt die Tatsache, dass das menschliche System eher eine flexible Organisation als eine rigide Maschine ist, den Vorteil der Anpassungsfähigkeit.

> **Beachte**
>
> Wir müssen uns bewusst machen, dass das, was den Menschen ausmacht, sich nicht nur »unter der Haut« befindet, d. h., aus einer begrenzten Menge an physiologischen und intrapsychischen Vorgängen besteht. Vielmehr zählt dazu auch der **Austausch** zwischen dem menschlichen System, der physikalischen Welt und der soziokulturellen Umgebung.

Ohne diesen kontinuierlichen Austausch gäbe es wenig, was wir als wahrhaft menschlich bezeichnen könnten. Da die gegenwärtigen Strukturen durch vergangenes Verhalten hervorgebracht werden, ist das »Individuum« zudem zu jedem Zeitpunkt das Ergebnis der persönlichen Geschichte dieser Austauschprozesse.

Der dynamische Aufbau von Betätigungsverhalten

Betätigungsverhalten entsteht nicht durch irgendeine mechanische Arbeitsweise, sondern durch einen dynamischen Prozess. Darin interagieren interne biologische und psychologische Faktoren mit der physikalischen und der soziokulturellen Welt, um Verhalten aufzubauen.

> **Beachte**
>
> Durch Verhalten ruft das menschliche System einen dynamischen Prozess hervor: Der Aufbau des Prozesses entsteht aus den Beziehungen, die zwischen den einzelnen Elementen vorhanden sind.

Mit anderen Worten: Die Bestandteile müssen nur in der Lage sein, an einer neuen Ordnung

teilzunehmen. Die Anweisungen zur Art der Beteiligung werden durch den dynamischen Zustand erzeugt, der dann entsteht. Das, was entsteht, ist **neu** und lässt sich mit Hilfe der anfänglichen Bedingungen nicht vorhersagen. Das Neue ist auch nicht vollständig durch vorher bereits vorhandene Eigenschaften oder Anweisungen innerhalb des menschlichen Systems bedingt (Thelen 1989).

Folglich ist jegliches Verhalten eine Form der **Improvisation** unter den Bedingungen, die gerade entstehen. Wenn es darum geht, Verhalten zu erzeugen, ist das handelnde Individuum zudem nicht wichtiger als die Aufgabe, die zu erfüllen ist, oder die Umgebung, in der sie ausgeführt wird. Alle drei Elemente müssen dazu einen Beitrag leisten. Einfacher ausgedrückt, sind die Faktoren **wer**, **was** und **wo** beim Aufbau von Verhalten nicht voneinander zu trennen.

Der dynamische Aufbau des Verhaltens durchzieht jeden Aspekt dessen, wie Individuen alltäglichen Betätigungen nachgehen. Die unterschiedlichsten Faktoren – der kulturelle Wert der Tätigkeit, die erforderlichen Fertigkeiten, die verwendeten Hilfsmittel und Materialien, die Motive und Fähigkeiten einer Person, der Ablauf der Aufgabe – vereinigen sich im »Ballett« des normalen Betätigungsverhaltens. Diese unterschiedlichen Faktoren schließen sich zu einem dynamischen System zusammen, innerhalb dessen sich Verhalten aufbaut.

> **Beachte**
>
> Wenn wir handeln, nehmen wir an einem Entstehungsprozess teil. Wie alle anderen beteiligten Elemente sind auch wir nur ein Teil des Geschehens.

Tänzer bewegen sich nach dem Rhythmus der Musik. Das Kind zeigt und versteckt sich abwechselnd beim Guck-Guck-Spiel mit seinem Vater. Der Mechaniker bewegt ein Werkzeug je nachdem, welcher Zweck damit erfüllt werden soll und welcher Teil des Motors bearbeitet werden soll. Das Kind interagiert mit anderen und berücksichtigt dabei die Regeln und Aktionen des Spiels. Die Art und Weise, wie Personen ihr Verhalten aufbauen, um den Anforderungen des Raums, der Aufgabe, des Werkzeugs, des Rhythmus, des Spiels oder der Arbeit gerecht zu werden, veranschaulicht, wie geschickt sich das Selbst auf die Umgebung abstimmt, damit Verhalten entsteht.

Selbstorganisation durch Betätigungsverhalten

Betätigungsverhalten ist ein dynamischer Prozess, durch den wir die Organisation unseres Körpers und unseres Bewusstseins aufrechterhalten. Bei der Arbeit, beim Spiel und bei der Erfüllung alltäglicher Aufgaben zeigen wir nicht nur einfach ein bestimmtes Betätigungsverhalten. Wir organisieren bzw. regulieren uns selbst. Im Kontext bestimmter Betätigungen setzen wir unseren Körper und unser Bewusstsein ein und organisieren beides entsprechend. Durch Betätigungen erhalten wir unsere motorischen Fähigkeiten, unser Selbstbild und unsere soziale Identität. Durch Betätigungsverhalten erschaffen wir uns selbst.

Durch Gitarre spielen, Tippen oder Auto fahren verinnerlichen Menschen die Verhaltensformen eines Gitarristen, eines Sekretärs und eines Autofahrers.

> **Beachte**
>
> Betätigungsverhalten ist das Ausdrucksmittel des menschlichen Systems innerhalb der Möglichkeiten und Grenzen der Betätigung, die durchgeführt wird, und der Umwelt, in der dieser Betätigung nachgegangen wird. Wenn wir unser Verhalten verändern, formen wir uns selbst und schaffen uns die Möglichkeit, etwas Neues zu werden. Unser Verhalten formt uns anhand unserer neuen Betätigungen.

Wir werden nicht als Zimmerleute, Schriftsteller, Tänzer, Gärtner, Dichter, oder Sänger geboren. Wir könnten jedoch dazu werden, indem wir uns entsprechend verhalten. Unsere Formen folgen unseren Funktionen. Indem wir neuen Tätigkeiten nachgehen, rekonstruieren wir uns selbst.

2.5 Schlussfolgerung

Dieses Kapitel begann mit der Erläuterung theoretischer Annahmen zum Modell der menschlichen Betätigung. Anhand von Systemkonzepten habe ich versucht, eine Grundlage für eine bestimmte Sichtweise menschlicher Betätigung zu schaffen. In den folgenden Kapiteln versuchen wir wieder anhand von Systemkonzepten, eine Erklärung dafür zu finden, **wie** und **warum** Personen bestimmten Betätigungen nachgehen. Wir erweitern diese Grundlage um zusätzliche Konzepte, die uns menschliche Betätigung besser verstehen lassen. Im Anschluss daran ziehen wir ebenfalls Systemkonzepte heran, um **Beeinträchtigungen** innerhalb des menschlichen Systems zu erklären. Wir untersuchen, wie Krankheit, Trauma, umweltbedingter Stress und Lebensstile eine **Desorganisation** im System bewirken können. Abschließend beleuchten wir aus verschiedenen Blickwinkeln, welche Bedeutung die systemische Denkweise hat, wenn wir sie im Rahmen von Datenerhebung und Intervention anwenden.

2.6 Schlüsselbegriffe

Allgemeine Systemtheorie

- Das Universum ist ein gigantisches Ganzes, dessen Komponenten miteinander verknüpft sind und voneinander abhängen.
- Alle Phänomene sind Teil dieses übergeordneten Ganzen und teilen wichtige Merkmale.
- Viele Phänomene weisen ähnliche Eigenschaften auf.

2

Theorie der offenen Systeme

- Lebendige Phänomene sind dynamische, sich selbst organisierende Einheiten, die in einer ständigen Interaktion mit ihrer Umwelt stehen.

Theorie der dynamischen Systeme

- Fließt genügend Energie durch die Systeme, entstehen spontan gänzlich neue Organisationszustände.
- Das Verhalten der Komponenten eines dynamischen Systems lässt sich nicht durch ihre individuellen Eigenschaften voraussagen.

Mechanistische Metapher

- Phänomene weisen die Eigenschaften einer Maschine auf, die bestimmten Gesetzmäßigkeiten folgt.
  - Jedes Phänomen (z. B. ein Atom, eine Zelle, ein Gehirn) besteht aus Teilen.
  - Diese Teile stehen je nach Aufbau der Struktur in einer Interaktion miteinander, die bestimmten Gesetzmäßigkeiten unterworfen ist.
- Um ein Phänomen zu erklären, muss man seine Einzelteile kennen und wissen, wie sie sich zusammensetzen und interagieren.

Annahmen der reduktionistischen Wissenschaft

- Alle Phänomene können wie Maschinen erforscht und erklärt werden, indem man sie zerlegt und entdeckt, wie sie zusammengebaut sind.
- Man kann das zukünftige Verhalten eines Systems voraussagen, wenn man seinen Aufbau kennt.
- Die Gesetzmäßigkeiten, denen ein System unterworfen ist, ändern sich auch mit der Zeit nicht.

Grenzen der mechanistischen Denkweise und des Reduktionismus

- Obwohl die physikalische Welt unter bestimmten Umständen tatsächlich wie eine Maschine funktioniert, kann die mechanistische Metapher viele wichtige Eigenschaften der physikalischen Systeme nicht erklären.
- Das Wachstum lebender Systeme, ihre Entwicklung und Erfahrungen von Selbstbewusstsein, Emotionen und Kognition widerlegen den Reduktionismus.
- Die Gesetzmäßigkeiten, denen Systeme unterworfen sind, ändern sich über die Zeit.
- Die Aspekte der Welt, deren Verhalten sich am besten durch die mechanistische Denkweise erklären lässt, können am ehesten als Sonderfälle innerhalb einer komplexeren Welt verstanden werden.

Verhalten der menschlichen Systeme

- Das menschliche System, die zu erfüllende Aufgabe und die Umwelt tragen gleichermaßen zum Aufbau eines Verhaltens bei (loser Aufbau).
- Verhalten hat einen fließenden, improvisierenden Charakter und wird spontan im Handlungskontext organisiert.
- Das menschliche System muss nicht sämtliche Anweisungen, die für ein bestimmtes Verhalten notwendig sind, gespeichert haben, da auch die Aufgabe und die Umgebung Informationen liefern.

Selbstorganisation durch Verhalten

- Die physischen und mentalen Strukturen menschlicher Systeme sind die zeitlich begrenzten Manifestationen eines tieferen dynamischen Prozesses, der ihnen zugrunde liegt.
- Die Entstehung, die weitere Existenz und die Veränderung des menschlichen Systems hängen von den zugrunde liegenden Handlungen des Systems ab.
- Das menschliche System wird durch sein Verhalten getragen und geformt.
- Durch die Wiederholung seines Aufbaus verliert Verhalten den Charakter eines Prozesses und erhält zunehmend die Form einer Eigenschaft oder Struktur.

 Der Prozess, durch den eine Struktur aufrecht erhalten wird, hat die Tendenz, sich selbst zu erhalten, denn durch jedes Folgeverhalten erhöht sich die Wahrscheinlichkeit, dass das Verhalten wieder auftritt.

Kontrollparameter

 Ein Kontrollparameter ist eine Variable, die durch eine Veränderung ihres Werts dazu führt, dass sich ein neues Verhalten aufbaut.

 Er fungiert als Katalysator, indem er neue Bedingungen und Anweisungen für einen neuen Verhaltensaufbau schafft.

 Er leistet einen neuen Beitrag zur Gesamtkonfiguration der Elemente, indem er die Beziehung ändert, die zwischen diesen Elementen besteht.

Veränderungen innerhalb des menschlichen Systems

 Indem sich der Aufbau von neuem Verhalten wiederholt, stabilisieren sich neue Organisationsmuster im System.

 Verhaltensänderungen sind das Produkt von:
  – Änderungen in der internen Organisation des Systems und
  – neuen Bedingungen in der Umgebung.

 Auch wenn die Änderung des Kontrollparameters linear verläuft, müssen sich die Verhaltensänderungen nicht zwangsläufig auch linear entwickeln (d. h., eine geringfügige Veränderung eines Faktors, der als Kontrollparameter fungiert, kann zu großen Veränderungen im dynamischen Aufbau von Verhalten führen).

 Veränderungen sind manchmal drastisch und stellen dann eine Verwandlung dar, die zu einer völlig neuen Organisation führt.

 Während sich das menschliche System im Laufe der Zeit vorwärts bewegt, entstehen neue Gesetzmäßigkeiten.

2.7   Literatur

Allport GW (1968) The open system in personality theory. In: Buckley W (ed.), Modern systems research for the behavioral scientist. Aldine, Chicago

Bertalanffy L von (1968a) General system theory: A critical review. In: Buckley W (ed), Modern systems research for the behavioral scientist. Aldine, Chicago

Bertalanffy L von (1968b) General systems theory. George Braziller, New York

Bertalanffy L von (1969) General system theory and psychiatry. In: Arieti S (ed), American handbook of psychiatry. Basic Books, New York

Brent SB (1978) Motivation, steady-state, and structural development. Motivation and Emotion 2:299–332

Brody H (1973) The systems view of man: Implications for medicine, science and ethics. Perspectives in Biology and Medicine, Autumn, 71–92

Bruner J (1990) Acts of Meaning. Harvard University Press, Cambridge, MA

Fogel A, Thelen E (1987) Development of early expressive and communicative action: Reinterpreting the evidence from a dynamic systems perspective. Developmental Psychology 23:747–761

Gergen KJ, Gergen MM (1983) Narratives of the self. In: Sarbin TR, Scheibe KE (eds), Studies in social identity. Praeger, New York

Haken H (1987) Synergetics: An approach to self-organization. In: Yates FE (ed), Self-organizing systems: The emergence of order. Plenum, New York

Kamm K, Thelen E, Jensen J (1990) A dynamical systems approach to motor development. Physical Therapy 70:763–772

Kelso JAS, Tuller B (1984) A dynamical basis for action systems. In: Gazzaniga MS (ed), Handbook of cognitive neuroscience. Plenum, New York

Koestler A (1969) Beyond atomism and holism: The concept of the holon. In: Koestler A, Smithies JR (eds), Beyond reductionism. Beacon Press, Boston

Pepper SC (1942) World hypotheses. University of California Press, Berkeley

Prigogine I., Stengers I (1984) Order out of chaos. Bantam Books, New York

Sameroff AJ (1983) Developmental systems: Contexts and evolution. In: Mussen PH (ed), Handbook of child psychology. John Wiley & Sons, New York

Thelen E (1989) Self-organization in developmental processes: Can systems approaches work? In: Gunnar M, Thelen E (eds), Systems and development. The Minnesota symposia on child psychology (Vol. 22). Erlbaum, Hillsdale, NJ

Thelen E, Ulrich BD (1991) Hidden skills: A dynamic systems analysis of treadmill stepping during the first

2

year. Monographs of the Society for Research in Child Development 56 (1, Serial No. 223)

Turvey MT (1990) Coordination. American Psychologist 45:938–953

Weiss PS (1967) One plus one does not equal two. In: Quarton G, Melnechuk T, Schmitt F (eds), The neurosciences: A study program. Rockefeller University Press, New York

Wolf PH (1987) The development of behavioral states and expression of emotion in early infancy. University of Chicago Press, Chicago

Die interne Organisation des menschlichen Systems bei Betätigungsverhalten

Gary Kielhofner

3.1   Einleitung

In ▶ Kapitel 2 wurde das Konzept des Menschen als System vorgestellt und das Betätigungsverhalten als organisierter Prozess hervorgehoben. In diesem Zusammenhang haben wir Eigenschaften von Systemen beschrieben, die Menschen ebenso aufweisen wie andere organisierte Systeme. In diesem Kapitel soll nun auf der Grundlage der systemischen Sichtweise eine detailliertere Theorie entwickelt werden, mit deren Hilfe sich die Organisation des menschlichen Systems dann erklären lässt, wenn es um sein Betätigungsverhalten geht.

3.2   Das Handeln hat Vorrang

Wie in ▶ Kapitel 1 erwähnt, beinhaltet das Wort **Betätigungsverhalten** die Begriffe **Handeln, Aktivität** und **Tun**. Wodurch entsteht jedoch eine Handlung? Warum ist Handeln für das menschliche Leben so grundlegend? Systemtheoretiker versuchen, diese Fragen zu beantworten, indem sie betonen, dass **spontane Aktivität** die fundamentalste Eigenschaft lebender Systeme ist (Boulding 1968; von Bertalanffy 1968a, 1968b, 1969). Handeln in jeder beliebigen Form ist die Grundvoraussetzung für Leben. Bewegen wir uns auf der phylogenetischen Skala von einfacheren zu komplexeren Lebensformen, können wir erkennen, dass mit zunehmender Komplexität auch das grundlegende Bedürfnis zu handeln wächst und differenzierter wird. Beim Menschen ist dieses starke, alles durchdringende Bedürfnis nach Handlung sehr eng mit dem komplexen Nervensystem verbunden. Bertalanffy bemerkt z. B. (1969):

» Auch ohne externe Stimuli ist der Organismus kein passives, sondern ein intrinsisch aktives System. Die Reflextheorie geht von der Annahme aus, dass Verhalten primär eine Reaktion auf externe Stimuli ist. Neuere Forschungsergebnisse weisen jedoch immer deutlicher darauf hin, dass die autonome Aktivität des Nervensystems... der primäre Faktor ist (S. 709).«

Das bedeutet, dass Handlungen oder Aktivitäten von natürlichen Organismen vorprogrammiert sind und entsprechend von solchen Systemen spontan gezeigt werden (Weiss 1967; Boulding 1968; von Bertalanffy 1968a, 1968b, 1969).

> **Beachte**
>
> Wenn wir beim menschlichen System davon sprechen, dass Aktivität spontan entsteht, wollen wir damit sagen, dass der Mensch von Natur aus zum Handeln bestimmt ist.

In Theorien der Psychologie wird diese Veranlagung als Antrieb zu oder Wunsch nach geistiger und physischer Aktivität bezeichnet (Berlyne 1960; DeCharms 1968; Florey 1969; McClelland 1961; Reilly 1962; Shibutani 1968; Smith 1969; White 1959).

Eine zweite Beobachtung der in ▶ Kapitel 2 diskutierten Systemtheorien besagt, dass Handeln oder Verhalten bei menschlichen Systemen erforderlich ist, um ihre Organisation zu schaffen und aufrecht zu erhalten. Körperliche Tätigkeit ist notwendig, um die Muskelkraft zu erhalten, und wenn wir Gewicht tragen, verbessert sich dadurch die strukturelle Integrität der Knochen (Trombly 1989). Das Nervensystem muss sensorische Informationen verarbeiten, um sich selbst zu organisieren (Berlyne 1960; White 1959). Kognitive Prozesse werden durch die Interaktion mit der Umwelt entwickelt und aufrecht erhalten (Katz u. Ziv 1992).

> **Beachte**
>
> Ordnung oder Organisation innerhalb des gesamten menschlichen Systems entsteht durch das zugrunde liegende Handeln oder genauer, durch das Betätigungsverhalten des Systems.

Diese Beobachtung wirft eine weitere Frage auf: Wie sieht die Ordnung des menschlichen Systems aus, die durch Betätigungsverhalten entsteht und dieses gleichzeitig auch fördert? Das Betätigungsverhalten eines jeden Menschen ist der Ausdruck der universellen menschlichen Veranlagung zum Handeln. Dennoch ist das Verhalten jedes Menschen einzigartig. Diese Einzigartigkeit entsteht durch die interne **Organisation.**

Die interne Organisation ist auf dreierlei Art und Weise am Aufbau von Betätigungsverhalten beteiligt:

- Betätigungsverhalten entsteht aus den Auswahlmöglichkeiten, die sich aus den verschiedenen Motiven für Tätigkeiten ergeben.
- Betätigungsverhalten weist Regelmäßigkeit und Muster auf. Das bedeutet, dass Individuen eine erstaunliche Beständigkeit zeigen, wenn sie Tätigkeiten auswählen und ausführen.
- Betätigung ist ein Ausdruck der zugrunde liegenden Fähigkeiten. Wenn wir Betätigungsverhalten hervorbringen, greifen wir auf eine Vielzahl geistiger und körperlicher Fähigkeiten zurück.

Um zu erklären, wie ein bestimmtes Betätigungsverhalten ausgewählt wird, aus welchen Mustern es sich zusammensetzt und wie es ausgeführt wird, wird der Mensch hier als ein aus drei Subsystemen bestehendes System konzeptualisiert. Diese Subsysteme sind Volition, Habituation und Performanz.

> **Beachte**
>
> Ein Subsystem besteht aus organisierten, zueinander in Beziehung stehenden Mustern (z. B. Strukturen) und Prozessen, die einem gemeinsamen Zweck dienen.

- Das Subsystem **Volition** dient dazu, ein bestimmtes Betätigungsverhalten zu wählen.
- Das Subsystem **Habituation** zielt darauf ab, das Betätigungsverhalten in Muster oder Routinen zu strukturieren.
- Das Subsystem **Performanz** ermöglicht die erfolgreiche Durchführung von Betätigungen.

Wie wir später noch näher erläutern werden, stellen diese drei Subsysteme Kombinationen von Strukturen und Funktionen dar, die Teil eines integrierten Ganzen sind und gemeinsam mit Umweltfaktoren darauf hinarbeiten, dass das menschliche System Betätigungsverhalten aufbauen kann. Indem ich die komplexe Organisation des menschlichen Verhaltens begrifflich in mehrere Bestandteile zerlege, trenne ich künstlich, was beim Menschen von Natur aus miteinander verknüpft ist. Mit anderen Worten:

> **Beachte**
>
> Auch wenn von drei getrennten Subsystemen die Rede ist, darf man nicht vergessen, dass es sich dabei lediglich um drei verschiedene Aspekte der **Gesamtorganisation** des menschlichen Systems handelt.

Im Folgenden werde ich noch ausführlicher auf diese Subsysteme und ihre Organisation innerhalb des menschlichen Systems eingehen.

3.3 Auswahl von Betätigungen: das Subsystem Volition

Aktivitätswahl und Betätigungswahl

Menschen projizieren sich selbst in die Zukunft und treffen Entscheidungen, die sich auf ihr zukünftiges Leben beziehen. Es gibt eine große Auswahl an Betätigungen, mit denen wir Stunden, Tage und Wochen unseres Lebens füllen könnten. Innerhalb der nächsten Stunde werden sich die meisten Leser dazu entschließen, dieses Buch beiseite zu legen (dies ist ein Beispiel – kein Vorschlag!). Wenn der Leser diese Entscheidung nicht gerade deshalb getroffen hat, weil er einer bereits geplanten anderen Aktivität nachgehen muss, wird er jetzt entscheiden, was er als nächstes machen möchte, und wird während der nächsten Aktivität entscheiden, wann er diese Aktivität beendet und ob er etwas Neues beginnen will.

Diese Art der Entscheidungen, die täglich zu treffen sind, bezeichnen wir von nun an als **Aktivitätswahl**. Diese Wahl betrifft einzelne Tätigkeiten, denen man in einer begrenzten Zeitspanne (normalerweise Minuten oder Stunden) in der Zukunft nachgeht.

> **Beispiel**
>
> Weitere Beispiele für die Auswahl von Aktivitäten sind: mit einem Freund oder einer Freundin zu Mittag essen, ins Kino oder Einkaufen gehen, das Auto waschen, den Rasen mähen, spazieren gehen, einen Kuchen backen, Monopoly spielen und/oder Zeitung lesen.

Man spricht von einer Aktivitätswahl, wenn Aktivitäten durch eine bewusste Entscheidung über das »Ob« und/oder »Wann« ausgewählt werden. Diese Situationen können sich ergeben, wenn wir uns bewusst für oder gegen eine Aktivität entscheiden (z. B. wenn uns ein Freund zu einer bestimmten Aktivität einlädt, wenn wir unsere Freizeit vorausplanen, wenn wir uns entscheiden müssen, ob wir lieber eine bestimmte Aufgabe beenden und die Zeit statt dessen mit unserem Ehepartner oder unseren Kindern verbringen wollen). Eine Aktivitätswahl kann sich auch aus emotionalen Zuständen heraus ergeben (z. B. Müdigkeit, Ruhelosigkeit, Langeweile und Angst). Die Auswahl von Aktivitäten erfordert normalerweise nur eine momentane oder kurze Überlegung, und doch sind diese Entscheidungen sehr wichtig, da sie unser tatsächliches Tun in erheblichem Maße bestimmen.

> **Beachte**
>
> **Aktivitätswahl** lässt sich als eine kurzfristige, überlegte Entscheidung definieren, eine bestimmte Betätigung oder Aktivität zu verwenden, zu beginnen bzw. zu beenden.

Individuen treffen auch tiefer greifende oder weiter führende Entscheidungen über Betätigun-

gen. Dabei handelt es sich um Betätigungen, die ein längerfristiger oder permanenter Bestandteil des Lebens werden sollen. Die meisten Menschen, die dieses Buch lesen, haben sich z. B. zu einem bestimmten Zeitpunkt entschieden, Ergotherapeut/in zu werden. Diese Art Beschluss gehört zur Kategorie der Entscheidungen, die man als **Betätigungswahl** bezeichnet (Heard 1977; Matsutsuyu 1971). Solche Entscheidungen stehen für die persönliche Verpflichtung (commitment), eine Handlung zu beginnen bzw. eine Betätigungsaktivität über einen bestimmten Zeitraum regelmäßig durchzuführen.

> **Beispiel**
>
> Entscheidungen zur Betätigungswahl werden getroffen, wenn jemand die Verpflichtung eingeht, eine bestimmte Betätigungsrolle zu übernehmen, z. B. Student/in oder Mutter/Vater zu werden oder eine bestimmten Beruf zu ergreifen.

Darüber hinaus kann eine Betätigungswahl auch die Verpflichtung beinhalten, eine neue Aktivität zu einem **Teil unseres täglichen Lebens** zu machen und als solchen aufrechtzuerhalten.

> **Beispiel**
>
> Wer einem Fitnessclub beitritt und sich auch entscheidet, regelmäßig zu trainieren, oder wer sich entschließt, einem neuen Hobby nachzugehen, macht die neue Aktivität zum Bestandteil seines täglichen Lebens.

Schließlich kann eine Betätigungswahl auch das Engagement mit sich bringen, **persönliche Projekte** in Angriff zu nehmen*, die eine längere **Abfolge** von Aktivitäten erfordern.

---

* Das Konzept der persönlichen Projekte wurde von Little (1983) entwickelt. Er definierte sie als eine Reihe zielgerichteter und daher zueinander in Beziehung stehender Handlungen, die sich über einen bestimmten Zeitraum erstrecken. Die hier angesprochenen persönlichen Projekte entsprechen Littles Definition.

> **Beispiel**
> Während ich dieses Kapitel konzipiere, beschäftige ich mich mit meinem persönlichen Projekt, ein Buch zu schreiben. Weitere Beispiele für eine Betätigungswahl zu persönlichen Projekten sind die Entscheidungen, eine neue Sprache zu lernen, einen neuen Zaun zu bauen, ein Kleid zu nähen oder einen Fortbildungskurs zu belegen.

Eine Betätigungswahl ist üblicherweise das Ergebnis eines längeren Denkprozesses. Zu diesem Entscheidungsprozess kann gehören, dass man Informationen sammelt, nachdenkt, sich verschiedene Möglichkeiten vorstellt, verschiedene Alternativen abwägt usw. Durch das Abwägen der Auswirkungen und der Bedeutung eines Handlungsablaufs über einen bestimmten Zeitraum entsteht eine Verpflichtung. Ich spreche deshalb davon, dass Betätigungswahlen selbst auferlegte **Verpflichtungen** mit sich bringen, weil sie nicht auf einmal, sondern quasi in Serie ausgeführt werden. Uns ist nicht immer bewusst, dass das Ziel unserer Betätigungswahlen davon abhängig ist, ob wir das erforderliche Verhalten erfolgreich durchführen, ob wir die Anstrengung über einen Zeitraum hinweg aufrecht erhalten oder neue Verhaltensmuster etablieren können.

Beachte

Betätigungswahlen sind das Engagement bzw. die selbst auferlegte Verpflichtung, eine Betätigungsrolle bzw. eine neue Gewohnheit anzunehmen oder ein persönliches Projekt durchzuführen.

Die bewusste Entscheidung

Aktivitätswahlen und Betätigungswahlen haben gemeinsam einen sehr großen Einfluss darauf, durch welche Art von Betätigungsverhalten unser tägliches Leben geprägt wird. Diese Entscheidungen entstehen durch das Subsystem Volition.

Beachte

Der Begriff **Volition** beinhaltet die Begriffe **Willen** bzw. **bewusste Entscheidung**. Ich habe diesen Begriff gewählt, um zu betonen, dass Verhalten als bewusster Prozess abläuft und damit im Kontrast zu anderen Motivationskonzepten steht, bei denen die bewusste Entscheidung eher zweitrangig ist.

Bei psychoanalytischen und behavioristischen Ansätzen zur Motivation wird das Verhalten z. B. als Produkt eines zugrunde liegenden Triebes angesehen, der keiner bewussten Kontrolle unterliegt (DeCharms 1968; Florey 1969; Freud 1937/1960; White 1959). Diese Triebe entstehen durch bestimmte **vegetative Zustände** (z. B. Hunger und Sexualtrieb) und motivieren den Organismus dazu, Befriedigung zu suchen und zu erlangen. Das bedeutet, dass durch entsprechendes Verhalten die Spannung gelöst wird, die in Verbindung mit diesen Trieben entsteht. Ich möchte den Einfluss solcher Triebe auf das menschliche Verhalten nicht gänzlich bestreiten. Die Motivation muss jedoch als komplexes und mehrdimensionales Phänomen angesehen werden. Sie kann **beides** beinhalten, sowohl unbewusste Triebe als auch Verhaltensentscheidungen, die nicht allein durch das Konzept der unbewussten Triebe erklärt werden können. Und doch liegt meinem Modell die Annahme zugrunde, dass Betätigungsverhalten einen einzigartigen Verhaltensbereich darstellt, der sich in erster Linie aus Aktivitäts- oder Betätigungswahlen ergibt.

Beachte

Auch wenn das Betätigungsverhalten vielleicht noch von anderen Motiven beeinflusst oder beeinträchtigt wird, besteht die entscheidende Motivation für Betätigung doch

▼

darin, dem Bedürfnis zu handeln bewusst Ausdruck zu verleihen. Dem bewussten Ausdruck geht ein Denkprozess voraus.*

Dispositionen und Selbsterkenntnis

Bruner (1990) geht davon aus, dass sich »unsere Wünsche und unsere Handlungen durch symbolische Mittel ausdrücken« (S. 22). Er sagt damit, dass unser Bewusstsein das Medium für vergangene Erfahrungen und zukünftige Möglichkeiten ist, mit dessen Hilfe wir uns für unser Handeln entscheiden. Auf der Grundlage dieser Aussage möchte ich die These aufstellen, dass Entscheidungen für Betätigungsverhalten von **Dispositionen** und **Selbsterkenntnis** beeinflusst werden.

> **Beachte**
>
> **Dispositionen** sind emotionale und kognitive Einstellungen zu Betätigungen. Sie entstehen durch Erfahrungen und spiegeln gleichzeitig auch die Antizipation /Erwartung zukünftiger Erfahrungen wider.

So unterstützt die Erfahrung, Freude bei einer Tätigkeit zu empfinden, die Disposition, sich von dieser Tätigkeit angezogen zu fühlen. Der Reiz dieser Tätigkeit besteht zum Teil darin, dass das Vergnügen antizipiert wird. Jedes Mal, wenn wir uns für eine bestimmte Aktivität entscheiden, **antizipieren/erwarten** wir eine bestimmte Erfahrung oder ein bestimmtes Ergebnis. Die Wahl, am Samstagabend mit Freunden Karten spielen, für eine Prüfung zu lernen, spazieren zu gehen oder einen Freund anzurufen, treffen wir in Erwartung eines Ereignisses, an dem wir teilnehmen möchten, oder eines Ziels, das wir erreichen möchten.

Die Erfahrungen mit Betätigungen machen wir natürlich nicht nur, indem wir sie durchführen, sondern auch, indem wir darüber nachdenken und sie interpretieren. Der Prozess der Interpretation von Erfahrungen führt zu **Selbsterkenntnis** oder zum Bewusstsein, dass wir in der Welt aktiv teilnehmen und diese gestalten. Diese Selbsterkenntnis ermöglicht es uns, komplexe Vorstellungen von der Zukunft und von den damit zusammenhängenden Möglichkeiten zu entwickeln. Sie trägt somit zum reflektierten Entscheidungsprozess bei der Wahl von Tätigkeiten bei.

> **Beachte**
>
> **Volition** lässt sich definieren als ein System aus **Dispositionen** und **Selbsterkenntnis,** das Personen in die Lage versetzt und befähigt, Betätigungsverhalten zu erwarten, auszuwählen, zu erfahren und zu interpretieren.

Unsere persönliche Geschichte der Erfahrung und Interpretation von Betätigungsverhalten ergibt eine gewisse Struktur an Dispositionen und Selbsterkenntnis. Wie in ◘ Abb. 3.1 dargestellt, ermöglichen **Volitionsdispositionen** und **Selbsterkenntnis** den Prozess, innerhalb dessen Individuen eine bestimmte Aktivität oder ein

---

*   Laut früheren Thesen besteht das Motiv für Betätigungsverhalten in einem Drang nach Handeln. Dazu äußerte Nelson (1988), dass andere Motive (z. B. die Erwartung, finanziell belohnt zu werden) in den komplexen Motivationszusammenhang eindringen können, der z. B. die Berufswahl beeinflusst. In ähnlicher Weise stellen wir fest, dass einige Aufgaben des täglichen Lebens (z. B. die Zubereitung von Mahlzeiten) zum Teil dazu dient, grundlegende Bedürfnisse wie Hunger zu befriedigen. Vergleichbar haben Freizeitaktivitäten wie ein Rendezvous oder Diskobesuche auch eine sexuelle Komponente. Daher ist es unmöglich, alle Betätigungsaktivitäten einem einzelnen Motiv zuzuordnen. Es ist anerkannt, dass ein bestimmter Aspekt der Motivation allenfalls einen bestimmten Aspekt der Aktivität **dominiert.** Meine Argumentation wird durch diese Aussage gestützt. Mit anderen Worten: Der Wunsch nach Handlung oder Aktivität kommt durch das Betätigungsverhalten selbst zum Ausdruck, und das ist die **dominante** Energiequelle für Verhaltensweisen, die wir als Betätigungsverhaltensweisen bezeichnen würden.

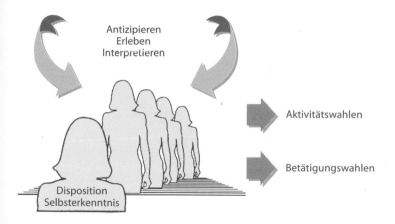

Antizipieren
Erleben
Interpretieren

Aktivitätswahlen

Betätigungswahlen

Disposition
Selbsterkenntnis

�’ **Abb. 3.1.** Subsystem Volition

bestimmtes Betätigungsverhalten wählen. Sie versetzen uns dazu in die Lage, unsere Handlungen zu antizipieren, zu erleben und zu interpretieren. In ► Kapitel 4 beschäftigen wir uns noch eingehender mit Dispositionen und Selbsterkenntnis.

3.4 Muster innerhalb von Betätigung: das Subsystem Habituation

Ein großer Teil unseres Betätigungsverhaltens findet im Rahmen unserer gewohnten Lebensweise statt, die wir als selbstverständlich erachten. Die meisten Menschen wiederholen z. B. fünfmal pro Woche morgens das gleiche Szenario: aufstehen, sich fertig machen und zur Arbeit oder Schule gehen. Solche routinemäßigen alltäglichen Handlungen laufen mit erstaunlicher Regelmäßigkeit ab, ohne dass es notwendig wird, darüber nachzudenken.

Zum Teil entsprechen diese automatischen Abläufe einem **zeitlichen Kreislauf**, innerhalb dessen man Dinge wiederholt, vertraute Wege beschreitet und bekannte Handlungssequenzen erlebt. Dieser **Zeitzyklus** ist durch den Rhythmus der Natur vorgegeben (z. B. Tag und Nacht und die Jahreszeiten) und wird durch soziale Konventionen ergänzt (Zeiteinteilung, die sich wiederholenden Muster der Woche). In diese Zeitkreisläufe drängen sich andere stabile Muster, die durch die **räumliche und soziale Umwelt** hervorgerufen werden. Die Beständigkeit unse-

rer physikalischen Umgebung fördert die Organisation von wiederkehrendem Verhalten. Auf ähnliche Weise ermöglichen auch soziale Bräuche und stabile soziale Muster die Entwicklung bestimmter Verhaltensmuster. Ein großer Teil des sozialen Lebens ist durch Vertrautes, durch die Wiederholung bestimmter Verhaltensmuster und durch Ereignisse, die früheren Ereignissen ähneln, gekennzeichnet (�’ Abb. 3.2).

(Betätigungs-)Lebensstil

Die Summe aller unserer typischen Betätigungsverhaltensweisen ergibt unseren **Lebensstil**. Auch wenn sich die Lebensstile verschiedener Individuen erheblich unterscheiden können, weist jede Person ein übergeordnetes Muster und einen Lebensrhythmus auf, die die individuelle Lebensweise ausmachen (Mitchell 1983). Lebensstile sind zum einen die einzigartige Erfindung ihrer »Besitzer« und zum anderen ein Spiegelbild der organisierten Lebensweise, die von den sozialen und kulturellen Gruppen vorgelebt wird, denen ein Mensch angehört. Wir sprechen häufig von Lebensstilen, die für ein bestimmtes Zeitalter typisch sind, z. B. der Lebensstil der Hippies in den 60er Jahren oder der Yuppielebensstil der 80er Jahre. Auch wenn der Begriff »Lebensstil« eher mit dem Erwachsenenalter in Verbindung gebracht wird, können wir auch bei Kindern und Jugendlichen von einem Lebensstil sprechen.

3

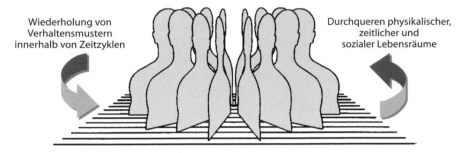

Wiederholung von
Verhaltensmustern
innerhalb von Zeitzyklen

Durchqueren physikalischer,
zeitlicher und
sozialer Lebensräume

◨ **Abb. 3.2.** Subsystem Habituation

Kinder und Jugendliche mit unterschiedlichem kulturellem und sozioökonomischem Hintergrund können ein vollkommen unterschiedliches Leben führen. Und auch die Lebensstile von Kindern mit berufstätigen Müttern, von Kindern Alleinerziehender, von Kindern aus Mischehen und von Kindern aus Großfamilien sind jeweils ganz anders.

> **Beachte**
>
> Der **Betätigungslebensstil** einer Person entspricht dem Gesamtmuster der Person und der Art und Weise, wie sie mit Tätigkeiten umgeht.

Der Betätigungslebensstil eines Menschen zeigt sich in seinem Tun innerhalb der sozialen Strukturen, denen er angehört (z. B. Familie, Schule, Arbeit und andere Gruppen), und in der zeitlichen Organisation seines Tages- oder Wochenablaufs. Lebensstile können auch frühere Entscheidungen für ein bestimmtes Betätigungsverhalten widerspiegeln, doch sie werden immer durch Kräfte aufrecht erhalten, die innerhalb des Lebensmusters für Routine und Stabilität sorgen.

Das Konzept der Gewohnheit

Sobald wir bestimmte Entscheidungen wiederholt treffen oder sie konsequent verfolgen, verliert sich interessanterweise die Notwendigkeit, vor diesen Entscheidungen zu überlegen.

> **Beachte**
>
> Wird ein Verhalten wiederholt gewählt, bleibt es letztlich selbständig bestehen.

Kerby (1991) bezeichnet diesen Prozess als ein Ablagern von früheren Entscheidungen und Verhaltensweisen, die sich mit der Zeit anhäufen und ein »vereintes und vereinendes Substrat von Gewohnheiten« ergeben (S. 20). Bruner (1973) spricht in ähnlicher Form von einem Prozess der Modularisierung, innerhalb dessen Verhaltensmuster aufgebaut werden. Wiederholte Handlungen dienen dazu, eine interne Struktur aufzubauen. Auf dieser Grundlage können sich dann Handlungen derselben Art in Zukunft semi-autonom entfalten (Koestler 1969).

Manchmal **verselbständigen** sich diese Verhaltenstendenzen, ohne dass wir es wollen.

❯ **Beispiel**
Obwohl wir uns bewusst sind, dass wir die Küche umgeräumt haben und das Müsli jetzt einen neuen Platz hat, gehen wir zu dem Regal, in dem es früher stand. Oder wir stellen fest, dass wir uns einem neuen Partner, Chef oder Mitarbeiter gegenüber genauso verhalten, wie wir es aus der Vergangenheit kennen – obwohl wir es anders beabsichtigt hatten.

Um das Subsystem zu bezeichnen, das für die Bildung dieser semi-autonomen Verhaltensmusters zuständig ist, verwenden wir den Begriff **Habituation**. In der Biologie und in der Verhaltensforschung versteht man unter Habituation die Anpassung des Organismus an bestimmte Bedingungen oder Stimuli in der Umwelt bis zu dem Grad, ab dem diese Faktoren keinen Einfluss mehr auf den Organismus haben (Tighe u. Leaton 1976). Menschen beispielsweise, die an einem Ort leben oder arbeiten, wo es ständig laut ist oder nach etwas Bestimmtem riecht, hören irgendwann auf, den Lärm oder Geruch zu bemerken. In der hier vorgestellten Theorie wird der Begriff »Habituation« allerdings ganz anders verwendet.*

Habituation und Umwelt

»Habituation« bezeichnet das Subsystem, das dem Menschen eine semi-autonome Interaktion mit seinen Umwelten ermöglicht. Vorausgesetzt, es herrschen die entsprechenden Umweltbedingungen, werden wir unser Verhalten derart **gestalten,** dass es dem Verhalten, das in der Vergangenheit gezeigt wurde, sehr stark ähnelt. Der Begriff Habituation bezeichnet Verhaltensmuster. Beispiele für Habituation sind folglich sowohl unsere **Muster,** nach denen wir täglich unsere Zeit einteilen, als auch unser jeweiliger **Stil,** der durch

---

* Das Konzept der Gewohnheit war Anfang des Jahrhunderts im Bereich der Psychologie von Bedeutung. Gewohnheit galt als Beweis dafür, dass Erfahrungen, die in der Umwelt gesammelt werden, im Nervensystem verschlüsselt werden. Man vertrat die Ansicht, dass erlernte Gewohnheitsreaktionen ähnlich wie Reflexe ablaufen. Die extremste Haltung vertat der Behaviorismus: Hier galten die konditionierten Gewohnheiten als die Bausteine, auf denen die individuellen Persönlichkeiten und ganze Gesellschaften aufgebaut sind. Dieses Konzept entspricht der in ▶ Kapitel 2 diskutierten mechanistischen Perspektive. Unsere Sichtweise der Habituation ist eine andere. Habituation ist unserer Ansicht nach eher eine allgemeine Disposition, sich unter Berücksichtigung der jeweiligen Umstände auf eine bestimmte Art zu verhalten. Sie kann daher nicht als ein »mechanisierter Ablauf verschlüsselter Handlungen« angesehen werden.

Kultur und Gesellschaft beeinflusst wird, und die **Art,** auf die wir Handlungen organisieren.

Beachte

Habituation lässt **Verhaltenswiederholungen** wahrscheinlicher werden. Das System wird nämlich immer wieder auf die gleiche Weise organisiert, wenn es darum geht, auf bestimmte Aufgabenstellungen oder die physikalische oder soziokulturelle Welt zu reagieren.

Folglich spiegelt die Habituation eines Menschen die physikalischen und soziokulturellen Eigenschaften der Umgebung wider, in denen er handelt. Die Struktur des Subsystems Habituation erlaubt es uns, innerhalb unserer verschiedenen Lebensräume (**habitats,** daher eignet sich der Begriff »Habituation«) automatisch zu funktionieren. Die Lebensräume oder Umgebungen, in denen Tätigkeiten ausgeführt werden, haben drei Dimensionen:

- die zeitbezogene,
- die physikalische und
- die soziale Umwelt.

Beachte

Das Subsystem Habituation ist so aufgebaut, dass es zeitliche Hinweise und Zeitrahmen, die sich wiederholen, erkennen und darauf reagieren kann.

❯ Beispiel

Die aufgehende Sonne oder unser Wecker können als tägliche Hinweise angesehen werden, die zusammen mit dem Subsystem Habituation eine Sequenz verschiedener Verhaltensweisen einleiten, die morgens innerhalb eines relativ festgelegten Zeitrahmens stattfinden. Jeden Morgen veranlasst mich mein Wecker zu einer Sequenz von mehr oder weniger festen Verhaltensweisen: duschen, rasieren, anziehen, frühstücken, verabschieden, zum Bahnhof fahren, mit dem Zug in die Stadt und mit einem Bus zu

3

meinem Büro fahren. All dies vollzieht sich mit erstaunlicher Beständigkeit in den ersten drei Stunden des Tages. Eine Änderung dieser Routine erfordert entweder einen expliziten Willensakt meinerseits oder den Eingriff der Natur (z. B. einen Schneesturm oder die Erkrankung eines der Kinder).

> **Beachte**
>
> Auch in der sozialen Welt ist unser Verhalten von Gewohnheiten geprägt. Wir zeigen eine konstante Identität und konstante Verhaltensweisen, je nachdem, in welchem sozialen Kontext unseres Lebens wir uns befinden.

Das Beispiel veranschaulicht, dass dieses gewohnte Verhalten auch die Interaktion mit einer physikalischen Welt aus Dusche, Rasierzeug, Kleidung, Auto, Zug und Bus erfordert. Obwohl es sich hier in erster Linie um einen individuellen Tagesablauf handelt, erfordert er dennoch einen Hintergrund aus sozialen Systemen, zu denen u. a. meine Familie und die Universität gehören, an der ich arbeite. Wenn ich mit der Arbeit beginne, wird mein Tagesablauf von einem formelleren Zeitplan und von den Beziehungen innerhalb der sozialen Welt meines Arbeitsplatzes bestimmt. Die Routine und die Aspekte meines Verhaltens, die sich wiederholt zeigen, beziehen sich insbesondere auf die zeitliche, physikalische und soziale Welt, die mich normalerweise umgibt.

Wie sehr ich mich daran gewöhnt habe, mich in diesen spezifischen Welten zu bewegen, wird deutlich, wenn ich reise, um einen Workshop zu leiten oder an einer Konferenz teilzunehmen. Bei solchen Gelegenheiten muss ich mir mein Tun sehr viel bewusster machen – wie ich mich im Hotelzimmer zurechtfinde, wohin ich mich wende, um Dinge zu erledigen, und mit wem ich es dabei zu tun habe. Um in dieser Situation meiner üblichen Morgenroutine zu folgen, brauche ich mehr Energie und ich muss mir mehr Gedanken als sonst machen. Einer der Vorteile der Habituation besteht also darin, dass sie Energie spart und ein freies Bewusstsein schafft, damit wir uns bei routinemäßigen Aufgaben auch mit anderen Dingen beschäftigen können.

Habituation manifestiert sich zudem in unseren zwischenmenschlichen Beziehungsmustern. Unsere Welt besteht aus Menschen und aus Gegenständen.

Ob wir uns als Kassierer im Supermarkt, als Elternteil, als Mitglied einer Band oder als Nachbar verhalten – stets zeigen wir automatische und wiederkehrende Verhaltensweisen.

> **Beachte**
>
> Das Subsystem Habituation ist eine interne Strukturierung von Informationen, die dem menschlichen System dazu verhilft, sich wiederholende Verhaltensmuster zu zeigen (s. ◻ Abb. 3.2).

Diese Verhaltensmuster werden den Eigenschaften der gewohnten Aufgaben und der zeitlichen, physikalischen und sozialen Umwelt angepasst. Sie spiegeln sich wider im täglichen Routineverhalten, im Stil oder der Art von Betätigungsdurchführung und in den Mustern, wie wir in die soziale Welt eingebunden sind.

3.5   Die Durchführung von Betätigungen: das Subsystem Performanz

Das dritte Problem, das uns betrifft, ist die Performanz täglicher Betätigungen.

> **Beachte**
>
> Unter Performanz verstehen wir die spontane Zusammenstellung der Handlungen, die für ein bestimmtes Betätigungsverhalten erforderlich sind.

Wie die Definition bereits verrät, müssen wir für die Durchführung bestimmter Tätigkeiten auf latente Fähigkeiten unseres Körpers und unseres Geistes zurückgreifen. Sowohl bei den einfachsten (z. B. die Schuhe zubinden oder eine Jacke zuknöpfen) als auch bei komplexeren Aufgaben (ein Haus bauen, ein Lied oder ein Gedicht schreiben, ein Flugzeug entwerfen) verfügen die Menschen über die erstaunliche Fähigkeit, den eigenen Körper einzusetzen, um die externe Welt so zu verändern, wie es ihren Vorstellungen und Wünschen entspricht.

> **Beachte**
>
> Performanz beinhaltet ein komplexes Wechselspiel zwischen skelettmuskulären, neurologischen, perzeptiven und kognitiven Phänomenen, die es zu koordinieren gilt.

Das **Performanz-Subsystem** bezieht sich auf die Organisation der genannten Komponenten.

Wir haben in ▶ Kapitel 2 darauf hingewiesen, dass am Aufbau einer geschickten Performanz stets viele verschiedene Faktoren innerhalb wie auch außerhalb des menschlichen Systems beteiligt sind.

> **Beachte**
>
> Das Performanz-Subsystem der Einheit von Geist-Gehirn-Körper ist keine Maschine, die Performanz verursacht. Es enthält auch
> ▼

> keine detaillierten Anweisungen zur Durchführung. Allerdings muss es so weit strukturiert sein, dass es den Aufbau kompetenten Betätigungsverhaltens ermöglichen kann.

Theorie und Praxis der Ergotherapie haben immer die Bedeutung der Komponenten, die einer kompetenten Handlung zugrunde liegen, anerkannt. Traditionell gelten der Geist (einschließlich perzeptiver und kognitiver Prozesse) und das Nerven- und skelettmuskuläre System als entscheidende Faktoren für die Betätigungsperformanz. Andere Körpersysteme wie das Herz-Kreislauf- und das Verdauungssystem werden als Energielieferanten betrachtet, die die neuromuskulären Vorgänge aufrecht erhalten.

> **Beachte**
>
> Das Subsystem Performanz bezieht sich auf die Organisation der körperlichen und geistigen Bestandteile, die gemeinsam die Fähigkeit zur Betätigungsperformanz ausmachen.

Es liefert die internen Faktoren, die zusammen mit der Aufgabe und der Umwelt dazu beitragen, dass fähige Performanz aufgebaut werden kann (◨ Abb. 3.3).

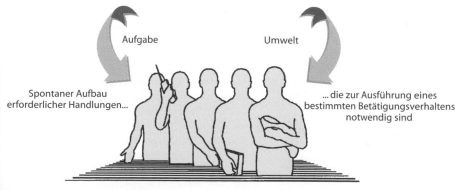

Aufgabe   Umwelt

Spontaner Aufbau erforderlicher Handlungen...   ...die zur Ausführung eines bestimmten Betätigungsverhaltens notwendig sind

◨ **Abb. 3.3.** Subsystem Performanz

3

3.6   Eine Heterarchie der Subsysteme

Ich habe die These aufgestellt, dass sich das menschliche System aus drei Subsystemen zusammensetzt (◘ Abb. 3.4). Jedes Subsystem besteht aus einer kohärenten Kombination von Strukturen und Prozessen, die wiederum innerhalb des größeren Systems organisiert sind.

Mit anderen Worten: Jedes Subsystem hat seine eigene interne Organisation, die innerhalb gewisser Grenzen die Funktionsweise bestimmt. Die Subsysteme sind miteinander verknüpft und bilden gemeinsam das übergeordnete Ganze des menschlichen Systems. Dieses übergeordnete Ganze übt seine Organisationsfunktionen aus, indem es die jeweils erforderlichen Beiträge der anderen teilnehmenden Subsysteme integriert.

Damit das menschliche System im Alltagsleben richtig funktioniert, müssen die drei internen Subsysteme zur Kooperation fähig sein. Sie müssen zu einer **Heterarchie*** verbunden sein, die alle zu der Handlung beitragen, die vom Individuum auszuführen ist.

> **Beachte**
>
> Das Konzept der Heterarchie betont, dass die Funktionen, die die drei Subsysteme bei allen Operationen des Gesamtsystems ausüben, zwar unterschiedlich sind, sich aber gegenseitig ergänzen. Zudem macht das Konzept deutlich, dass sich die funktionellen Beziehungen zwischen den drei Subsystemen im Laufe der Zeit ändern.

Wann und wie ein Subsystem zum Aufbau von Verhalten beiträgt, hängt von den äußeren Umständen und dem allgemeinen dynamischen Zustand des Gesamtsystems ab.

Erfordert eine Aufgabe oder eine Umweltbarriere die bewusste Lösung eines Problems, so dominiert möglicherweise das Subsystem Performanz, während im Hintergrund das Subsystem Habituation den Problemlösestil beeinflusst. Wird jedoch eine wichtige Betätigungswahl getroffen, so kann das Subsystem Volition die Aufmerksamkeit des Individuums stark dominieren. Folglich führt die Entscheidung zum Aufbau eines neuen Verhaltens, das von den alten Mustern abweicht. In anderen Fällen, in denen Entscheidungen über unser Handeln nicht hinreichend durch die Volition getroffen werden können, leitet uns die gewohnte Routine bei unseren Betätigungen.

> **Beachte**
>
> Verhalten entsteht manchmal durch Motivation (Subsystem Volition) und manchmal lediglich durch Gewohnheit (Subsystem Habituation). In einigen Fällen wird es jedoch einfach durch die gestellte Aufgabe erforderlich (Subsystem Performanz).

---

*   In der vorherigen (englischen) Ausgabe dieses Buches wurden die drei Subsysteme als eine **Hierarchie** dargestellt, an deren oberen Ende die Volition und an deren unteren Ende die Performanz angesiedelt war. Hierarchische Prinzipien spielten in älteren Veröffentlichungen über Systemtheorien stets eine wichtige Rolle, aktuelle Ansichten lehnen die Vorstellung von festen Hierarchien in jeder Art von Systemen jedoch ab. Obwohl sich funktionelle Hierarchien bilden können, wenn eine Komponente des Systems zu einem Kontrollparameter wird, sind solche Anordnungen weder permanent noch unbedingt notwendig. Das Konzept der **Heterarchie** geht davon aus, dass sich Systeme jeweils nach den Anforderungen der Situation richten, in der sie funktionieren müssen, und sich nicht an vorher bestimmte oder feste Strukturen halten.

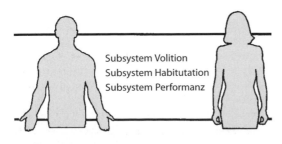

Subsystem Volition
Subsystem Habitutation
Subsystem Performanz

◘ **Abb. 3.4.** Das menschliche System

Obwohl zu einem bestimmten Zeitpunkt jeweils eines der Subsysteme dominieren (z. B. als Kontrollparameter dienen) kann, arbeiten die drei Subsysteme üblicherweise in Einklang miteinander und leisten gleichzeitig ihre Beiträge zum Aufbau von Verhalten.

> **Beispiel**

> Jemand duscht täglich und fährt regelmäßig zur Arbeit – Betätigungen, die durch Habituations- und Performanzsystem geleitet werden. Gleichzeitig kann die Person auch darüber nachdenken, ob sie später am Tag eine bestimmte Aktivität durchführen wird, oder sie kann ein langfristiges **Betätigungsziel** planen.

Viele Aspekte der alltäglichen Performanz weisen diese Mehrschichtigkeit auf, in der die simultanen Vorgänge der Subsysteme zum Ausdruck kommen. In den meisten Fällen werden wir feststellen, dass der Verhaltensaufbau durch das Zusammenspiel aller drei Subsysteme zustande kommt. Diese Sichtweise, die besagt, dass Verhalten durch simultane Beiträge der Subsysteme Volition, Habituation und Performanz beeinflusst wird, liefert eine ausgewogenere und ganzheitlichere Erklärung von Verhalten als andere Modelle, die den einen oder anderen Aspekt von Verhalten besonders betonen.*

Beachte	

Betätigungsverhalten ist stets ein komplexes Zusammenspiel zwischen unseren Motiven, Gewohnheiten, Fähigkeiten und Kontexten. Wenn man diese unterschiedlichen Faktoren nicht einbezieht, kann man Betätigungsverhalten nicht vollkommen verstehen.

3.7   Schlussfolgerung

Zu Beginn des Kapitels habe ich darauf hingewiesen, dass das Handeln für das menschliche System von fundamentaler Bedeutung ist. Handeln in Form von Betätigungsverhalten entsteht spontan aus dem System heraus. Darüber hinaus hilft das Betätigungsverhalten, die Organisation des menschlichen Systems zu entwickeln und aufrecht zu erhalten. Bei dem Versuch, die Beschaffenheit dieser Struktur aufzudecken, habe ich festgestellt, dass die Faktoren Motivation, Gewohnheit und Performanz des Betätigungsverhaltens von fundamentaler Bedeutung sind und daher mit Hilfe unserer Theorie erklärt werden müssen. Daran anschließend stellte ich die These auf, dass das menschliche System aus drei Subsystemen besteht:

- Das **Subsystem Volition** ist eine Struktur aus Dispositionen und Selbsterkenntnis, die die Betätigungs- und Aktivitätswahl, die Erfah-

---

* Dewey (1922) erkannte die ergänzende Rolle, die der Willen bzw. die Volition bei moralischem Verhalten einnimmt. Laut Dewey vernachlässigen etliche Diskussionen über Moral, bei denen der Schwerpunkt auf **Intentionalität** liegt, die Tatsache, dass viele Aspekte moralischen Fehlverhaltens beim Menschen damit zu tun haben, dass **Muster** für unmoralisches Verhalten bestehen und dass deshalb keine aktuellen Entscheidungen notwendig sind. Eine jüngere Studie von Camic (1986) weist darauf hin, dass die Sozialwissenschaften so sehr mit der Klärung der Begriffe »zielgerichtet, rational, freiwillig, entscheidungsgebunden« beschäftigt sind (S. 1040), dass sie völlig außer acht lassen, wie wichtig die **Gewohnheit** bei der Bildung beständiger Verhaltensmuster ist. Ähnliche Kritik könnte man bei vielen psychologischen Theorien über Verhalten anbringen. Hier werden die **Motive** für Verhalten teilweise so sehr in den Vordergrund gestellt, dass jedes Verhalten einem latenten oder unbewußten Motiv zugeschrieben wird, ohne dass die Frage geklärt wird, wie die Person das Verhalten hervorbringt. Andererseits könnte man auch die Ergotherapie für ihre Tendenz kritisieren, die **Performanz** zu sehr in den Vordergrund zu stellen und die Rolle der **Motive** bei **Betätigungsverhalten** zu vernachlässigen. Indem wir Betätigungsverhalten als Kombination aus Volition, Habituation und Performanz beschreiben, berücksichtigen wir in unserem Erklärungsversuch eine größere Bandbreite an Aspekten. Eine solche Sichtweise ist weniger eingeschränkt; so wird es zwar schwieriger, Erklärungen und Synthesen zu finden, gleichzeitig wird jedoch berücksichtigt, wie komplex Betätigungsverhalten ist.

rungen mit Betätigungen und die Interpretation dieser Erfahrungen beeinflusst.

▬ Das **Subsystem Habituation** hat die Funktion, die Informationen aus der wiederholten Ausführung bestimmter Handlungen zu ordnen, und spiegelt damit die Kontexte der Aufgabe und der Umwelt wider. Es steuert die Ausführung von Routineverhalten.

▬ Das **Subsystem Performanz,** die Einheit von Geist-Gehirn-Körper besteht aus den geistigen und körperlichen Bestandteilen, die Betätigungsperformanz ermöglichen.

Diese drei Subsysteme bilden zusammen einen Teil der Einheit des menschlichen Systems und beeinflussen gemeinsam alltägliches Betätigungsverhalten.

Mit dieser begrifflichen Fassung beginnen wir, die interne Struktur des menschlichen Systems zu erforschen. In den ▶ Kapiteln 4 bis 6 untersuchen wir die Organisation und Funktionsweise der einzelnen Subsysteme näher.

3.8   Schlüsselbegriffe

Handeln innerhalb des menschlichen Systems

▬ entsteht spontan aus einer Disposition zu handeln;

▬ erhält die Ordnung oder Organisation des menschlichen Systems aufrecht.

Das menschliche System besteht aus Subsystemen

▬ **Subsystem:** eine organisierte Kombination aus Mustern (Strukturen) und Prozessen, die miteinander in einer Beziehung stehen und die einen gemeinsamen Zweck verfolgen.

▬ Volition wählt Betätigungsverhalten.

▬ Habituation organisiert Betätigungsverhalten in Muster oder Routine.

▬ Performanz ermöglicht die Durchführung von Betätigungen.

Subsystem Volition

Das Subsystem Volition ist eine Struktur aus Dispositionen und Selbsterkenntnis, die Personen zur Antizipation (Erwartung), zur Wahl, zum Erleben und zur Interpretation von Betätigungsverhalten prädisponiert und befähigt.

▬ **Aktivitätswahl:** kurzfristige überlegte Entscheidung, Betätigungsaktivitäten zu beginnen und zu beenden.

▬ **Betätigungswahl:** bewusste Verpflichtung, eine Betätigungsrolle bzw. eine neue Gewohnheit anzunehmen oder ein persönliches Projekt in Angriff zu nehmen.

Subsystem Habituation

▬ Interne Struktur aus Informationen, die das menschliche System dazu befähigt, bestimmte Verhaltensmuster wiederholt zu zeigen.

Subsystem Performanz der Einheit von Geist-Gehirn und Körper

▬ Struktur aus körperlichen und geistigen Bestandteilen, die gemeinsam zur Betätigungsperformanz befähigen.

3.9   Literatur

Berlyne DE (1960) Conflict, arousal, and curiosity. McGraw-Hill, New York

Bertalanffy L von (1968a) General system theory: A critical review. In: Buckley W (ed), Modern systems research for the behavioral scientist. Aldine, Chicago

Bertalanffy L von (1968b) General systems theory. George Braziller, New York

Bertalanffy L von (1969) General system theory and psychiatry. In: Arieti S (ed), American handbook of psychiatry. Basic Books, New York

Boulding K (1968) General system theory: The skeleton of science. In: Buckley W (ed), Modern systems research for the behavioral scientist. Aldine, Chicago

Bruner J (1973) Organization of early skilled action. Child Development 44:1–11

Bruner J (1990) Acts of meaning. Harvard University Press, Cambridge, MA

Camic C (1986) The matter of habit. American Journal of Sociology 91:1039–1087

DeCharms RE (1968) Personal causation: The internal affective determinants of behaviors. Academic Press, New York

Dewey J (1922) Human nature and conduct. An introduction to social psychology. Henry Holt & Co, New York

Florey LL (1969) Intrinsic motivation: The dynamics of occupational therapy theory. American Journal of Occupational Therapy 23:319–322

Freud S (1960) The ego and the id (J. Riviere, Trans.). WW Norton, New York. (Original work published 1937)

Heard C (1977) Occupational role acquisition: A perspective on the chronically disabled. American Journal of Occupational Therapy 41:243–247

Katz N, Ziv N (1992) Cognitive organization: A Piagetian framework for occupational therapy in mental health. In: Katz N (ed), Cognitive rehabilitation: Models for intervention in occupational therapy. Butterworth-Heinemann, Stoneham, MA

Kerby AP (1991) Narrative and the self. Indiana University Press, Bloomington, IN

Koestler A (1969) Beyond atomism and holism: The concept of the holon. In: Koestler A, Smythies JR (eds), Beyond reductionism. Beacon Press, Boston

Little B (1983) Personal projects. A rationale and method for investigation. Environment and Behavior 15:273–309

Matsutsuyu J (1971) Occupational behavior: A perspective on work and play. American Journal of Occupational Therapy 25:291–294

McClelland D (1961) The achieving society. Free Press, New York

Mitchell A (1983) The nine American lifestyles. Macmillan, New York

Nelson D (1988) Occupation: Form and performance. American Journal of Occupational Therapy 34:777–788

Reilly M (1962) Occupational therapy can be one of the great ideas of 20th century medicine. American Journal of Occupational Therapy 16:1–9

Shibutani T (1968) A cybernetic approach to motivation. In: Buckley W (ed), Modern systems research for the behavioral scientist. Aldine, Chicago

Smith MB (1969) Social psychology and human values. Aldine, Chicago

Tighe TJ, Leaton RN (1976) Habituation: Perspectives form child development, animal behavior, and neurophysiology. John Wiley & Sons, New York

Trombly C (1989) Neurophysiological and developmental treatment approaches. In: Trombly C (ed), Occupational therapy for physical dysfunction (3rd ed.). Williams & Wilkins, Baltimore

Weiss PS (1967) One plus one does not equal two. In: Quarton G, Melnechuk T, Schmitt F (eds), The neurosciences: A study program. Rockefeller University Press, New York

White RW (1959) Excerpts from motivation reconsidered: The concept of competence. Psychological Review 66:126–134

Das Subsystem Volition

Gary Kielhofner, Lena Borell, Janice Burke, Christine Helfrich und Louise Nygård

4.1 Einleitung

In ▶ Kap. 3 wird das Subsystem **Volition** (volition subsystem) als eine Kombination von Dispositionen und Selbsterkenntnis definiert, die Individuen dazu befähigt, ihr Betätigungsverhalten zu antizipieren (gedanklich vorwegzunehmen), auszuwählen, zu erfahren und zu interpretieren. In ▶ Kap. 4 stellen wir nun ein detaillierteres Konzept des Subsystems Volition vor. Wie die Definition bereits verrät, verweist der Begriff **Volition** auf eine große Bandbreite an Gefühlen, Gedanken und Entscheidungen, die in Beziehung zu unserem Betätigungsverhalten stehen. Gemeinsam betrachtet bilden diese Elemente die Struktur der Motive für Betätigungen.

Merkmalstheorie

Unser Konzept der Volition kombiniert mehrere Sichtweisen, die entwickelt wurden, um Motivation besser zu verstehen. Die ursprüngliche Konzeption des Subsystems Volition (Kielhofner u. Burke 1980, 1985) basierte in erster Linie auf der **Merkmalstheorie (Traittheorie;** engl. Trait = Merkmal). Diese theoretische Sichtweise ist zwar sehr nützlich; hat aber, wie wir später sehen werden, deutliche Nachteile. Um Aspekte zu berücksichtigen, die in der Traittheorie fehlen, beziehen wir hier weitere Konzepte mit ein. So versuchen wir, umfassendere Erklärungen für Betätigungsmotive zu finden.

Das Konzept der Merkmalstheorie geht von stabilen Gedanken- und/oder Gefühlsmustern aus, die Individuen prädisponieren (in gewissem Sinne prägen), sich diesen entsprechend zu verhalten (Fein 1990; Hart 1992). Eine große Anzahl von Merkmalen wurde begrifflich erfasst und erforscht: Die Liste reicht von Zwangsverhalten über Angepasstheit bis hin zum Wettkampfgeist. Sagt man einer Person ein bestimmtes Merkmal wie z. B. ein niedriges Selbstwertgefühl nach, heißt das: Diese Person verhält sich tendenziell so, wie man es von jemandem erwartet, der sich

selbst für unzulänglich hält. Da man davon ausgeht, dass solche Denk- und Gefühlsmuster über lange Zeiträume relativ stabil bleiben, werden sie als **dauerhafte Merkmale** (»permanent traits«) bezeichnet. Sie gelten als latente Motive für Verhalten. Eine Person ist durch die Gedanken und Gefühle, aus denen sich diese Merkmale zusammensetzen, dazu prädisponiert, entsprechend zu handeln.

Die ursprüngliche Volitionstheorie beinhaltete die These, dass sich die folgenden drei Merkmalsbereiche auf die Betätigungsmotivation auswirken:
- Interessen (das, woran man Freude empfindet),
- Werte (das, was einem im Leben wichtig ist) und
- Selbstbild (personal causation) (das, wozu man sich fähig fühlt/was man sich zutraut).

Im Laufe der letzten zehn Jahre sind sich Verhaltensforscher immer stärker bewusst geworden, dass die Traittheorie an gewisse Grenzen stößt. Einige Forschungsergebnisse sprechen zwar dafür, dass sich Merkmale im Laufe des Lebens kaum verändern, aber andere Studien haben gezeigt, dass sich Verhalten nur sehr beschränkt anhand von Merkmalen vorhersagen oder erklären lässt (Fein 1990; Hart 1992). Selbst die besterforschten Eigenschaften vermögen die Variabilität menschlichen Verhaltens nur zu einem geringen Prozentsatz zu erklären.

Wir können uns das in der Praxis am Beispiel des häufig untersuchten Merkmals **der Interessen** verdeutlichen. Forschungsergebnisse zeigen, dass Interessen wie handwerkliche oder künstlerische Tätigkeiten ab der späten Jugend das ganze Erwachsenenalter hindurch relativ stabil bleiben (Hart 1992).

❯ **Beispiel**

Interessiert sich jemand sehr für handwerkliche oder künstlerische Tätigkeiten, ist es relativ wahrscheinlich, dass diese Person einen Beruf oder eine Laufbahn wählt, die diesen Interessen entspricht. Dennoch lässt sich nicht mit Bestimmtheit sagen, für welchen Beruf sich eine Person entscheiden wird, und man kann auch nicht erklären, warum manche Personen einen Beruf oder eine Laufbahn wählen, der bzw. die nicht mit ihren Interessen übereinstimmt.

> **Beachte**
>
> Merkmale können uns etwas über die Motive für Betätigung sagen, bieten jedoch keine umfassenden Erklärungen.

In einer Reihe von Studien, die auf dem Modell der menschlichen Betätigung basieren, wurde untersucht, welchen Einfluss Volitionsmerkmale (volitional traits) auf das Anpassungsverhalten bei Betätigungen haben (Barris et al. 1988; Barris et al. 1986; Ebb et al. 1989; Elliott u. Barris 1987; Gregory 1983; Lederer et al. 1985; Smith et al. 1986; Smyntek et al. 1985). Wie auch andere Forschungsprojekte im Bereich der Merkmalsforschung, zeigten diese Untersuchungen, dass sich mit Hilfe von Volitionsmerkmalen die Entscheidungen von Individuen besser erklären lassen und Personen mit Dysfunktionen besser von gesunden Personen unterschieden werden können. Die Forschungsergebnisse verdeutlichten auch, dass sich die Motive für Betätigung nicht ausschließlich mit Volitionsmerkmalen erklären lassen.

Alltagswissen

Ist man sich bewusst, dass Merkmale die Entscheidungen zu Betätigungen nur teilweise erklären können, muss man nach zusätzlichen Erklärungen suchen. An der Merkmalstheorie kann man kritisieren, dass die Suche nach zugrunde liegenden oder latenten Merkmalen in den Vordergrund gestellt wird und die bewussten alltäglichen Erfahrungen von Individuen mit Motiven für Handlungen unberücksichtigt bleiben. Eine Reihe von Autoren stellten die Behauptung auf,

dass **gerade** dieses Alltagswissen die Menschen motiviert und daher im Mittelpunkt der Motivationstheorie stehen sollte (Bruner 1990b; Gergen u. Gergen 1983, 1988; Markus 1983).

> **Beachte**
>
> Unter dem Begriff »**Alltagswissen**« werden die als selbstverständlich erachteten Sichtweisen verstanden, mit denen bzw. durch die jeder sich selbst und sein Leben betrachtet. Das Alltagswissen wird durch die jeweilige Kultur geprägt, der eine Person angehört. Mit anderen Worten: Unsere Kultur gibt uns die Art und Weise vor, wie wir die wichtigen und auch die unwichtigen Dinge im Alltag verstehen und empfinden. Dazu zählt auch das, was wir über uns selbst erfahren.

Daraus resultiert auch folgende These: Menschen verhalten sich so, wie es ihnen als Mitglied einer bestimmten Kultur mit all den damit verbundenen Erfahrungen sinnvoll erscheint. Dieses kulturell bedingte Alltagswissen lässt sich an einem einfachen Beispiel aus der schwedischen und aus der nordamerikanischen Kultur veranschaulichen.

> **Beispiel**
>
> In der nordamerikanischen Kultur stehen der Wettbewerb und die individuelle Selbstentfaltung im Vordergrund. Amerikaner geben ohne Umschweife zu, was sie gut können. Hat ein Amerikaner Schwierigkeiten zu erkennen, worin er gut ist, wird dies wahrscheinlich als ein Zeichen für ein mangelndes Selbstwertgefühl gedeutet. In Schweden herrscht dagegen eine kulturelle Tradition, in der die Kollektivität stärker im Vordergrund steht. Man erwartet von jedem, dass er sich als Einzelner nicht besonders hervorhebt. In der schwedischen Kultur gilt ein Mensch, der seine Fähigkeiten kritisch beurteilt, als jemand, der genau weiß, wo sein Platz ist. Entsprechend interpretieren Amerikaner und Schweden das Verhalten

4

anderer Personen und ihr eigenes vor dem Hintergrund ihres jeweiligen Alltagswissens. Einige von uns (Autoren) sind mit dem Gedanken groß geworden, dass wir etwas gut können und darauf stolz sein sollten, während andere von uns mit der Einstellung aufgewachsen sind, dass man das Wissen um die eigenen Fähigkeiten für sich behalten sollte.

Die durch das Alltagswissen geprägten Sichtweisen, die Personen über sich selbst, ihr Verhalten und die Kontexte, in denen sie handeln, haben, beeinflussen die Entscheidungen, die sie zu ihrer Handlungsweise treffen (Markus 1983). Die auf Alltagswissen basierende Selbsterkenntnis bezieht sich nicht nur darauf, wer man ist, sondern auch, zu wem man werden könnte (Markus u. Nurius 1986). Sie weist daher auch einen antizipatorischen Aspekt auf: **Selbsterkenntnis** bezieht sich u.a. auf das, was wir uns wünschen, wonach wir streben und was wir wertschätzen. Aus diesem Grunde gehen Theoretiker davon aus, dass Selbsterkenntnis eine besonders stark motivierende Wirkung hat (Markus u. Nurius 1986; Markus 1983). Wie Hart (1992) anmerkt, hat das, »was Menschen über sich selbst, ihre Ziele und ihr Streben denken, einen starken Einfluss auf ihren Lebensweg« (S. 18).

Folglich werden wir zusätzlich zum traditionellen Konzept der **Merkmale** auch neuere Vorstellungen berücksichtigen, bei denen davon ausgegangen wird, dass Motivation von kulturell bedingtem **Alltagswissen** beeinflusst wird. Genauer gesagt werden wir aufzeigen, dass die Struktur der Volition angeborene und erlernte Dispositionen beinhaltet, die Einfluss darauf nehmen, wie wir uns im Hinblick auf Handlungen entscheiden und wie wir unterschiedliche Betätigungen erleben (z. B. ob wir sie als unterhaltsam, bedrohlich oder wertvoll empfinden). Da diese **Dispositionen** offensichtlich über einen gewissen Zeitraum hinweg stabil bleiben, ähneln sie dem, was wir als Merkmale bezeichnet haben. Wir stellen zudem die These auf, dass unser Alltagswissen über uns selbst

als in der Welt handelnde Wesen, eng verwoben mit unseren Dispositionen, einen Einfluss darauf hat, wie wir Betätigungen antizipieren und auswählen und wie wir unsere Erfahrungen interpretieren.

4.2   Systemdynamik der Volition

In ▶ Kapitel 2 wird die These aufgestellt, dass **Struktur** und **Prozess** zwei Aspekte eines Systems sind, die miteinander in Beziehung stehen. Zudem wird festgestellt, dass Struktur ein dauerhafter Organisationszustand ist, der durch den Prozess oder die Tätigkeit des Systems hervorgebracht, aufrechterhalten und umgewandelt wird. In diesem Kapitel verwenden wir das Konzept **der Volitionsstruktur.**

> **Beachte** ▌
>
> Unter dem Begriff **Volitionsstruktur** verstehen wir ein stabiles Muster von Dispositionen und Selbsterkenntnis, das durch Erfahrungen entsteht und aufrecht erhalten wird (◻ Abb. 4.1).
>
> **Dispositionen** sind kognitive/emotionale, d. h. von Gedanken und Stimmungen abhängige, Einstellungen gegenüber Betätigungen, wie z. B. Gefühle der Freude, der Wertschätzung und der Kompetenz bei der Ausführung einer Betätigung. Wir gehen davon aus, dass Dispositionen sowohl eine rationale als auch eine emotionale Dimension haben.

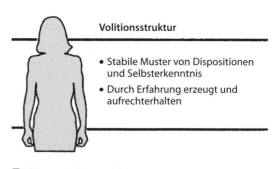

Volitionsstruktur

- Stabile Muster von Dispositionen und Selbsterkenntnis
- Durch Erfahrung erzeugt und aufrechterhalten

◻ **Abb. 4.1.** Volitionssstruktur

Wie Gergen u. Gergen (1988) bemerken, ist die Dichotomie von Rationalität und Emotionalität häufig künstlich und falsch. Unser Denken und unsere Gefühle werden zu einer einzigen Erfahrung verknüpft. Darüber hinaus verstärken und lenken sich Gedanken und Gefühle gegenseitig. Wir richten unsere Gedanken auf das, was uns am Herzen liegt, und unsere Gefühle entstehen durch das Verständnis der eigenen Person und der Welt, in der wir leben.

> **Beispiel**
> Führen Sie sich einmal vor Augen, wie wir Gedanken und Gefühle im täglichen Gespräch miteinander kombinieren. Fragen wir z. B. jemanden, was er über eine bestimmte Situation denkt, erwarten wir üblicherweise, dass die Person uns sowohl ihre Gedanken zur Situation mitteilt, als auch, was sie persönlich dazu empfindet. Ebenso verlassen wir uns häufig auf unser Gefühl, dass etwas nicht stimmt, um uns gedanklich mit der Frage auseinander setzen zu können, was entgegen unserer Vorstellung verläuft.

Auch wenn Gedanken und Gefühle eng miteinander verwoben sind – ihre Prozesse und Richtungen verlaufen nicht immer parallel zueinander. Wir könnten z. B. denken, dass wir ein bestimmtes Verhalten zeigen sollten, auf das wir jedoch keine Lust haben.

Beachte

Selbsterkenntnis ist unser auf Alltagswissen basierendes Bewusstsein, dass wir in der Welt handelnde Wesen sind. Es ist sozusagen unser Wissensspeicher, in dem z. B. Informationen über unsere Erfahrungen bei der Ausführung bestimmter Tätigkeiten und über die Qualität und den Wert unseres Tuns abgespeichert sind.

Wie die Volitionsdispositionen, weist auch die Selbsterkenntnis weder rein kognitive noch rein emotionale Aspekte auf. Sie vernetzt vielmehr unser Gedächtnis, unser Verständnis der Dinge, unsere rationalen Prozesse, Ängste, Hoffnungen und Bestrebungen. Unsere Dispositionen bilden gemeinsam mit unserer Selbsterkenntnis ein stabiles Muster von Motiven für Betätigung.

Beachte

Unter **Volitionsprozessen** versteht man die Prozesse, die beim Antizipieren (gedanklichen Vorwegnehmen), Wählen, Erleben und Interpretieren von Betätigungsverhalten tatsächlich ablaufen (Abb. 4.2).

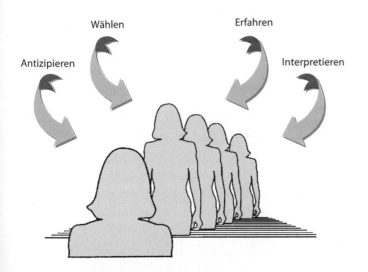

Wählen   Erfahren

Antizipieren   Interpretieren

 Abb. 4.2. Volitionsprozess: Reflexion über sich selbst während der Handlung und in der Zeit

> **Beispiel**
> Die Entscheidung spazieren zu gehen, die Freude bei einem Pokerspiel, das Nachdenken über eine Prüfungsnote und die Feststellung, dass man vielleicht nicht genug dafür gelernt hat, die Vorstellung einen bestimmten Beruf auszuüben – das alles sind Volitionsprozesse.

Bei jedem dieser Beispiele ist das Individuum in einen fortlaufenden Prozess eingebunden, innerhalb dessen Motive erlebt, erzeugt oder ausgedrückt werden. Rufen wir uns die in ▸ Kapitel 2 erläuterten Konzepte ins Gedächtnis, dann stellen wir fest, dass Volitionsprozesse den dynamischen Aufbau von Verhalten und Erfahrung umfassen. Die interne Organisation (d. h. die Struktur) der Volition, andere interne Faktoren des menschlichen Systems (z. B. physische Konstitution und Handlungsgewohnheiten) und der externe Handlungskontext arbeiten zusammen und tragen zu jedem Zeitpunkt zu unserer Motivation bei, die uns handeln, Erfahrungen machen und reflektieren lässt. Unsere Auswahl von Betätigungsverhalten wird damit nicht nur von Volitionsdispositionen und Selbsterkenntnis beeinflusst, sondern auch von den uns umgebenden äußeren Bedingungen.

4.3   Selbstbild, Werte und Interessen

Obwohl die Motive für Betätigungen bei jedem Menschen einzigartig sind und mit den laufenden persönlichen Erfahrungen in Zusammenhang stehen – ist eine Sichtweise der Volition erforderlich, die sich auf eine große Bandbreite individueller Betätigungswahlen übertragen lässt. Wir haben bereits auf einige Komponenten hingewiesen, die mit den Dispositionen und der Selbsterkenntnis einer Person in Zusammenhang stehen. Gemeinsam betrachtet kann man sich vorstellen, dass Volitionsdispositionen und Selbsterkenntnis aus drei Komponenten bestehen: aus **Selbstbild, Werten** und **Interessen.** Diese drei Komponenten beziehen sich auf das, was eine Person für wichtig erachtet, wie effektiv sie auf ihre Umwelt einwirkt und was sie als unterhaltsam und befriedigend empfindet. Selbstbild, Werte und Interessen stehen miteinander in Beziehung und bilden gemeinsam den auf Alltagswissen gründenden Gehalt unserer Gefühle, Gedanken und Entscheidungen zu unseren Betätigungen. Im Folgenden werden alle drei Komponenten einzeln betrachtet. Der Leser sollte sich jedoch immer wieder vergegenwärtigen, dass Selbstbild, Werte und Interessen Bestandteile eines **größeren Ganzen** sind, wo Aspekte wie Kompetenz, Vergnügen und Wertschätzung eng miteinander verwoben sind.

Selbstbild

Eine der ersten Entdeckungen im Leben eines Menschen ist der Zusammenhang zwischen persönlichen Absichten, Handlungen und den Konsequenzen, die sich daraus ergeben (Burke 1977; Bruner 1973; DeCharms 1968). Bereits in der frühen Entwicklung werden sich Individuen darüber bewusst, dass sie innerhalb ihrer Umwelt etwas bewirken können. Ist erst einmal eine Verbindung zwischen einer Absicht und den sich daraus ergebenden externen Konsequenzen hergestellt worden, kommen Individuen zu der persönlichen Erkenntnis, dass sie etwas verursachen oder bewirken können.

> **Beachte**
>
> Das »subjektive Wissen um die Möglichkeit, die Vorgänge in der Welt aktiv beeinflussen zu können« (S. 259), wird als **Selbstbild** (personal causation) bezeichnet (DeCharms 1968).

Dieses Wissen um das Selbst erweitert sich, wenn das Individuum immer mehr Verhaltensbereiche kennenlernt. Es spiegelt letztendlich die Summe dessen wider, zu dem wir unseres Wissens nach in der Lage sind und uns in der Lage fühlen.

Einige Autoren haben ähnliche Konzepte vorgestellt, die das Phänomen der Selbsterkenntnis hinsichtlich der persönlichen Fähigkeiten, Kapazitäten oder Kontrolle betreffen. Eines der am weitesten erforschten Konzepte ist das der individuellen Kontrollüberzeugung (perceived locus of control) oder das zur wahrgenommenen Kontrolle (perceived control) (Rotter 1960; Lefcourt 1981). Dieses Konzept bezieht sich auf die Frage, ob man der Überzeugung ist, dass man das, was man im Leben erreicht hat, durch das **eigene Handeln** (interne Kontrolle) erzielt hat, oder ob man glaubt, dass es sich durch die **Handlungen anderer** ergeben hat, auf Schicksal basiert, eine Glückssache ist oder anderen äußeren Kontrollinstanzen unterworfen ist.

In der Literatur zum Konzept der Kontrollüberzeugung wird im Allgemeinen davon ausgegangen, dass das Gefühl der **Kontrollfähigkeit** mit der Tendenz einer Person übereinstimmt,

— bestehende Möglichkeiten zu nutzen,
— Feedback dazu zu verwenden, um die Ausführung von Handlungen zu korrigieren, und
— Ergebnisse zu beeinflussen.

Im Gegensatz dazu wird die **Orientierung an äußeren Faktoren** mit Hilflosigkeit und Entfremdung gleichgesetzt (Burke 1977; DeCharms 1968; Goodman 1960).

Das ursprüngliche Konzept der Kontrollüberzeugung bezog sich auf ein übergeordnetes System von Überzeugungen, von dem man annahm, dass es das Verhalten stark beeinflusst. Neuere Veröffentlichungen gehen jedoch davon aus, dass sich die Kontrollüberzeugungen je nach Lebensbereich unterscheiden (Connel 1985; Lefcourt 1981). Dies bedeutet, dass wir in bestimmten Situationen die Kontrolle zu haben glauben und in anderen Situationen nicht.

Ein verwandtes Konzept ist das Konzept der individuell **wahrgenommenen Kompetenz** (perceived competence), das sich auf die Ansichten eines Individuums zu verschiedenen Fähigkeitsbereichen – z. B. sportliche und schulische Fähigkeiten, soziale Kompetenz – bezieht (Harter 1983, 1985; Harter u. Connel 1984). Im Gegensatz zum Konzept der Kontrollüberzeugung, bei dem im Mittelpunkt die (Selbst-) Erkenntnis steht, dass Konsequenzen beeinflussbar sind, steht beim Konzept der wahrgenommenen Kompetenz das Bewusstsein um spezifische Fähigkeiten im Vordergrund. Andere Autoren unterscheiden darüber hinaus zwischen der Wahrnehmung der eigenen speziellen Fähigkeiten oder Begabungen und der Überzeugung, dass sich die gewünschten Ergebnisse im Leben erreichen lassen (Skinner et al. 1988; Fiske u. Taylor 1985).

Auf der Grundlage der Konzepte und Argumente, die wir hier zusammengestellt haben, schlagen wir zum Selbstbild als Komponente der Volition folgende Definition vor:

> **Beachte**
>
> Das **Selbstbild** ist aus Dispositionen und Selbsterkenntnissen zusammengesetzt. Es trägt dazu bei, wie man die Fähigkeiten und die Wirksamkeit der eigenen Person bei Betätigungen einschätzt (◘ Abb. 4.3).

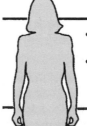

Selbstbild
Disposition und Selbsterkenntnis hinsichtlich der eigenen Fähigkeiten und der eigenen Wirksamkeit

- Wissen um die eigenen Fähigkeiten Bewusstsein der eigenen Fähigkeiten
- Gefühl der eigenen Wirksamkeit Wahrnehmung der Kontrolle über das eigene Verhalten und die erwünschten Ergebnisse

◘ **Abb. 4.3.** Selbstbild

Wie die Definition bereits andeutet, beinhaltet der Begriff **Selbstbild** zwei Aspekte, die miteinander in Beziehung stehen:
- das Wissen um die eigenen Fähigkeiten und
- das Gefühl der eigenen Wirksamkeit.*

4

Wissen um die eigenen Fähigkeiten

Beachte

Unter dem **Wissen um die eigenen Fähigkeiten** versteht man das Bewusstsein in Bezug auf vorhandene und potentielle Fähigkeiten.

---

* Die Aspekte des Selbstbildes wurden ursprünglich 1975 von Janice Burke im Rahmen ihrer Magisterarbeit und in ihrem 1977 veröffentlichten Fachartikel erörtert; 1980 wurden sie in das Modell integriert. Burke identifizierte vier Aspekte der Kontrollüberzeugung:
- interne vs. externe Ausrichtung auf die Umwelt,
- Glaube an die eigenen Fähigkeiten,
- Gefühl der eigenen Wirksamkeit,
- Erwartung eines Erfolgs/Scheiterns.

Mit dieser Spezifizierung wollte sie eine detailliertere Beschreibung des Selbstbildes bieten. Nachfolgende Literatur und Forschung wies jedoch darauf hin, dass das Selbstbild etwas sehr Individuelles ist und bei jedem Menschen eng mit seiner persönlichen Sichtweise der Welt verbunden ist. Daraus wird ersichtlich, dass die Menschen ihre Selbsterkenntnis nicht in die von der Theorie aufgestellten spezifischen Kategorien einteilen. Weitere Forschungsergebnisse (Muñoz et al. 1993) haben zudem gezeigt, dass erfahrene Therapeuten, die das Modell der menschlichen Betätigung anwendeten, die detaillierte Aufschlüsselung des Selbstbildes bei klinischen Denk- und Entscheidungsprozessen nicht hilfreich fanden. Sie tendierten vielmehr dazu, das allgemeine Konzept des Selbstbildes auf die Schwierigkeiten zuzuschneiden, auf die sie bei ihren Patientengruppen regelmäßig stießen. Daher umfasst die aktuelle Definition des Selbstbildes (wie die nachfolgenden Konzepte der Volition) eine geringere Anzahl von Aspekten. Damit wollen wir eine offenere Sichtweise des Konzepts erreichen und es Therapeuten ermöglichen, das Konstrukt bei ihren Patienten an deren Organisation von Selbsterkenntnis anzupassen. Das entspricht auch dem Ziel, das wir zu Anfang dieses Kapitels gesteckt hatten, nämlich eine Theorie zu entwickeln, die der Alltagspsychologie des täglichen Lebens eher entspricht.

Die Erfahrung lehrt uns, was wir gut können und was nicht. Wir betrachten uns selbst aus dem Blickwinkel unseres kulturell geprägten Alltagswissens und legen eine Art Wissensspeicher zu den uns eigenen Fähigkeiten an. Darüber hinaus kann sich die Sichtweise unserer Fähigkeiten im Laufe des Lebens aufgrund neuer Erfahrungen verändern. Manchmal stoßen wir durch Erfahrungen erfreulicherweise auf bislang verborgene Fähigkeiten. Ein anderes Mal zeigen uns die Erfahrungen, dass unsere Fähigkeiten nachlassen.

Die **Kultur** gibt uns vor, über welche Fähigkeiten wir verfügen sollten und warum diese Fähigkeiten eine wichtige Rolle spielen.

> **Beispiel**
> Ein Bewohner des Regenwaldes lernt, dass er über gute physische Fähigkeiten verfügen und den Dschungel kennen sollte; eine Physikerin hingegen lernt, dass sie über eine schnelle Auffassungsgabe und ein gutes Verständnis der komplexen Mathematik verfügen muss. Im Falle des Regenwaldbewohners spielen mangelnde mathematische Fähigkeiten und im Falle der Physikerin mangelnde Kenntnisse der Regenwälder keine Rolle.

Auf ähnliche Weise verändert sich im Laufe der menschlichen Entwicklung die **Bedeutung der eigenen Fähigkeiten.**

> **Beispiel**
> Für einen Zehnjährigen mag die Fähigkeit, Basketball zu spielen, ebenso wichtig sein wie schulische Leistungen. Nach der Hälfte seiner Schulzeit wird er wahrscheinlich seinen intellektuellen Fähigkeiten eine größere Bedeutung beimessen.

Beachte

Das Wissen um die eigenen Fähigkeiten ist nicht nur ein Katalog der persönlichen Fähigkeiten, sondern ein aktives Bewusstsein im Bezug auf die eigenen Fähigkeiten, die nötig sind, um das Leben, das man führt oder führen möchte, auch führen zu können.

Das Wissen um die eigenen Fähigkeiten erzeugt eine **Disposition** für verschiedene Tätigkeiten. Das heißt, entweder haben wir Vertrauen in unsere physischen, intellektuellen oder sozialen Fähigkeiten, oder wir sind uns unsicher. Und wir neigen dazu, Aufgaben in Angriff zu nehmen, die uns Gelegenheit bieten, diese Fähigkeiten zu nutzen; gleichzeitig versuchen wir oft, Aufgaben zu vermeiden, die unsere Fähigkeiten wahrscheinlich übersteigen. Die Existenz solcher Dispositionen erklärt, warum wir uns häufig bei dem Wunsch ertappen eine Aktivität durchzuführen, bei der wir davon ausgehen, dass wir sie bewältigen können. Sie erklärt auch, warum wir Aktivitäten zu vermeiden wünschen, zu denen wir uns nicht in der Lage fühlen. Murphy (1987) bestärkt den engen Zusammenhang zwischen dem **Bewusstsein**, zu welchen Dingen wir uns fähig fühlen und zu welchen nicht, und dem **Wunsch nach entsprechendem Handeln**. Er beschreibt im Folgenden, welche Auswirkungen der langsame Verlust seiner physischen Fähigkeiten hatte:

» Langsam gelähmt zu werden ist, als würde man in den Schoß der Mutter zurückkehren oder langsam sterben, was eigentlich das gleiche ist. Da alle körperlichen Stimuli, die zu Bewegungen anregen sollen, gedämpft sind und nahezu in Vergessenheit geraten, verliert man auch nach und nach den Willen, sich physisch zu betätigen. Diese wachsende Reglosigkeit des Körpers beeinflusst wie die Welt wahrgenommen wird. Ich bin zu einem Rezeptor für physische Dinge geworden, und ich muss kontinuierlich gegen die Tendenz dieser wachsenden Passivität nachzugeben, ankämpfen ... (S. 193).«

Unser Wissen um unsere Fähigkeiten bereitet uns darauf vor, Betätigungsverhalten in einer besonderen Art und Weise zu antizipieren, auszuwählen, zu erfahren und zu interpretieren. Halten wir uns für fähig und geschickt, sind wir bereit zu handeln und weitere Beweise für unsere Fähigkeiten zu finden. Halten wir uns für unfähig, fühlen wir uns zum Gegenteil getrieben.

Das Gefühl der eigenen Wirksamkeit

> **Beachte**
>
> Zum **Gefühl der eigenen Wirksamkeit** (sense of efficacy) gehören die Wahrnehmung, dass wir das eigene Verhalten (und die zugrunde liegenden Gedanken und Gefühle) kontrollieren können, und auch das Gefühl, dass wir die Kontrolle darüber haben, gewünschte Ziele zu erreichen.

Zu wissen, über welche **Fähigkeiten** man verfügt, und sich darüber klar zu werden, welche **Auswirkungen** diese Fähigkeiten auf unser Leben haben, sind zwei völlig unterschiedliche Dinge. Die Erfahrung lehrt uns nicht nur, wie fähig wir sind. Sie lehrt uns auch, wie wirkungsvoll wir unsere Fähigkeiten einsetzen und ob sich unsere Anstrengungen positiv oder negativ auf unser Leben auswirken. Dies lässt in uns ein Gefühl dafür entstehen, inwiefern wir in der Lage sind, das zu erreichen, was wir möchten.

Die Überzeugung, die eigenen Fähigkeiten einsetzen zu können, um den Verlauf von Ereignissen oder Umständen in der externen Welt zu beeinflussen, wirkt ebenfalls stark motivierend. Um wirkungsvoll in der Welt agieren zu können, muss man nicht nur über Fähigkeiten verfügen, sondern auch in der Lage sein, diese Fähigkeiten so zu kontrollieren und zu nutzen, dass man die gewünschten Ergebnisse erreicht.

Die Wahrnehmung der eigenen Wirksamkeit hängt in erster Linie von der Einschätzung der Selbstkontrolle ab.

> **Beachte**
>
> Um seine Fähigkeiten optimal einsetzen zu können, muss man in der Lage sein, seine Gefühle und Gedanken zu formen und zu beherrschen und Selbstdisziplin auszuüben.

Man kann nicht das Gefühl haben, etwas zu bewirken, wenn man gleichzeitig meint, über-

4

mächtigen Gefühlen oder unkontrollierbaren Gedanken ausgeliefert zu sein.

> **Beispiel**
>
> Mallinson (1994) berichtet von einer psychiatrischen Patientin, die eine begabte Cellistin ist. Obwohl sie sich ihrer musikalischen Fähigkeiten bewusst ist, hält sie sich gleichzeitig für unfähig, diese Fähigkeiten Erfolg bringend einzusetzen. Stattdessen sagt sie: »Meine Gedanken drehen sich wieder und wieder im Kreis und wiederholen sich, und ich kann nicht … einmal die einfachsten Dinge zu Ende bringen.« In diesem Fall schien ihr Wunsch, Berufsmusikerin zu sein, trotz ihrer bemerkenswerten musikalischen Begabung unerreichbar. Der Grund dafür war ihre Unfähigkeit, während des Übens Selbstkontrolle auszuüben.

Im Gegensatz dazu kann sich ein **intensives Gefühl der inneren Kontrolle** sehr stark auf die Anpassungsfähigkeit eines Menschen auswirken.

> **Beispiel**
>
> Karen, eine Frau mit einer Rückenmarksverletzung, berichtet sehr wortgewandt, wie ihr stark ausgeprägtes Gefühl der Selbstkontrolle sie dazu befähigte, die potentiell verheerenden Auswirkungen einer Tetraplegie zu verhindern:

> » Die Fähigkeit zu sagen, dass mein Bewusstsein die Dinge bestimmt und nicht das Umfeld oder das, was mit mir geschieht – das ist nicht ausschlaggebend. Das, was mein Tun und den Umgang mit Dingen bestimmt, befindet sich genau hier [sie zeigt auf ihren Kopf], und ich habe die Kontrolle darüber. Das ist im Grunde das Wichtigste. Weder irgendwelche Vorkommnisse noch das jeweilige räumliche Umfeld können einem Menschen etwas anhaben, solange er in der Lage ist zu sagen: »Mein Geist hat hier alles unter Kontrolle…« (Patsy u. Kielhofner 1989).«

Das Gefühl der eigenen Wirksamkeit kommt auch darin zum Ausdruck, ob man glaubt, dass die eigenen Anstrengungen für das Erreichen von Zielen mehr Gewicht haben als andere Faktoren. Manche Menschen sind der Meinung, dass auch noch so große Anstrengungen oder Fähigkeiten Ergebnisse nicht beeinflussen können, weil sie glauben, dass dies außerhalb der eigenen Kontrolle liegt.

> **Beispiel**
>
> Thelma, eine Frau mit einer psychischen Behinderung, spricht über ihre Ansichten zu einem möglichen Wiedereintritt in die Arbeitswelt und den Verzicht auf die Behindertenzulage, der damit verbunden wäre:

> » Mir würde es nichts ausmachen, wieder zur Schule zugehen, wenn es mich weiterbringen würde, aber ich weiß nicht… wenn ich (dann) überhaupt wieder eine Arbeitsstelle bekomme, müsste ich für sämtliche Kosten, die mit meiner (bezuschussten) Wohnung zusammenhängen, selbst aufkommen … Ich möchte nichts Falsches machen und dann mit nichts dastehen, wissen Sie … Ich könnte z. B. (eine Arbeit) bekommen und dann wieder krank werden oder einen Rückfall erleiden. Dann wäre ich wieder ausgeschlossen und müsste wieder versuchen, die Behindertenzulage zu bekommen. Und vielleicht bekomme ich dann noch weniger als jetzt (Helfrich et al. 1994, S. 316).«

Wenn die Aussichten auf einen Erfolg oder Misserfolg so sehr außerhalb der eigenen Kontrolle zu liegen scheinen – wenn die Krankheit oder die Launen eines Wohlfahrtssystems die eigenen Anstrengungen für ein besseres Leben zunichte machen – dann gibt es kein Gefühl der eigenen Wirksamkeit.

Das Gefühl der eigenen Wirksamkeit beeinflusst unsere Motivation zu bestimmten Betätigungsaktivitäten in erheblichem Maße. Wenn nichts dagegen spricht, sind wir bereit, Betätigungen nachzugehen, die Erfolg versprechen, und Betätigungen zu vermeiden, die zum Scheitern verurteilt sind. Ähnlich verhält es sich mit den Betätigungen, die wir wählen: Normalerweise überlegen wir uns, bis zu welchem Grad wir den Herausforderungen, die mit einem bestimmten Projekt oder einer Rolle verbunden sind, gerecht werden können.

Werte

Die Wahl von Betätigungen wird auch von unseren Werten, Überzeugungen und unserem Engagement beeinflusst. Fein (1990) ist der Ansicht, dass der Sinn von Werten im Grunde darin besteht, dass sie die **Wahl des Verhaltens** lenken:

» Bevor eine Person handeln kann, muss sie in der Lage sein, Entscheidungen zu treffen... Ihre Möglichkeiten müssen auf einige wenige beschränkt werden, zu denen sie in der Lage ist. Innere Maßstäbe helfen, die Anzahl der Alternativen einzuschränken. Dies ist im Grunde der Zweck von Werten. Sie stellen persönliche und/ oder kulturelle Kriterien, die der Entscheidungsfindung dienen (Fein 1990, S. 79).«

Ähnlich bemerkt Bruner (1990b) dass »sich Menschen nach gemeinsamen Bedeutungen und Werten richten« (S. 20). Er führt dies aus und betont, dass wir uns im Leben für die Einhaltung dieser Werte einsetzen, da wir der Überzeugung sind, »dass ein bestimmtes Lebensmodell Unterstützung verdient, auch wenn wir es schwierig finden, unser Leben danach auszurichten« (S. 22).

Von der frühesten Kindheit an interagieren Menschen mit einem kohärenten, d. h. zusammenhängenden kulturellen Umfeld, das bestimmte Werte verkörpert. Diese Werte bestimmen, was gut, richtig und wichtig ist und dienen als Prinzipien, nach denen Menschen ihr Verhalten richten (Grossack u. Gardner 1970; Kalish u. Collier 1981; Klavins 1972; Lee 1971; Smith 1969). Unabhängig davon, was Kulturen sonst noch darstellen mögen, sie sind auf jeden Fall »dramatische Dialoge«* über die Dinge, die den Angehörigen dieser Kultur wichtig sind (Bellah et al. 1985, S. 27). Folglich bestimmen Werte, was sich für ein Individuum zu tun lohnt, wie man dies erfolgreich durchführt und welche einfachen oder auch hohen Ziele unser Engagement verdienen.

> **Beachte**
>
> Die Werte eines jeden Menschen sind auf eine kohärente (zusammenhängende) Weltanschauung zurückzuführen, die durch die Kultur vermittelt wird. Sie kommen im Alltagswissen über diese Welt und in der Lebensart der Menschen, die in diesem kulturellen Umfeld leben, zum Ausdruck.

Bruner (1990b) bemerkt dazu:

» Werte kommen in einem Engagement für bestimmte »Lebensweisen« zum Ausdruck, und diese Lebensweisen formen in ihrer komplexen Interaktion eine Kultur. Unsere Werte entstehen weder spontan von einer Entscheidungssituation zur nächsten, noch sind sie das Produkt isolierter Menschen mit starkem inneren Antrieb und mit ausgeprägten Neurosen. Sie haben vielmehr einen gemeinschaftlichen und folgerichtigen Charakter in Bezug auf unsere Beziehungen zu einer Kulturgemeinschaft... Sie werden zu einem Teil der eigenen Identität eines Individuums und weisen ihm gleichzeitig einen Platz in einer Kultur zu (S. 29).«

Werte verpflichten dazu, dass man sich in kulturell bedeutsamer und anerkannter Weise verhält. Wenn man sie einhält, fühlt man sich daher zugehörig und bestätigt. Individuen nehmen Werte wahr, wenn sie einen bestimmten Handlungsablauf als richtig und andere Verhaltensweisen als unpassend oder weniger angebracht erachten (Lee 1971). Da Werte unseren grundlegenden Lebenseinstellungen entstammen, rufen sie auch starke Emotionen hervor. Wir fühlen sehr intensiv, wie das Leben und unser Verhalten sein sollten. Das bedeutet, dass Werte bindend sind und

---

* »Dramatisch« ist hier im Sinne von »zum Drama (als literarischer Gattung) gehörig« zu verstehen.

man ihnen nicht entgegen handeln kann, ohne sich zu schämen, sich schuldig zu fühlen und das Gefühl zu haben, gescheitert zu sein oder sich unangemessen verhalten zu haben. Darüber hinaus bestimmen Werte die Einstellung dazu, welche Bedeutung verschiedene Betätigungen haben. Deshalb beeinflussen sie auch das Selbstwertgefühl, das aus dem Erfolg bei Betätigungen resultiert. In einer Familie, in der schulische Leistungen als wichtig erachtet werden, schätzt sich ein Kind, das gut in der Schule ist, positiv ein.

> **Beachte**
>
> Wir definieren **Werte** als ein kohärentes Set, also als zusammenhängenden Satz, von Überzeugungen. Sie ordnen Betätigungen eine Bedeutung oder einen Maßstab zu und erzeugen eine starke Neigung, sich entsprechend zu verhalten (◘ Abb. 4.4).

Der Begriff der **Wichtigkeit** (significance) bezieht sich darauf, dass Werte Verhaltensweisen nicht nur eine Bedeutung verleihen, sondern ihnen auch einen Platz innerhalb der Welt zuweisen, die für uns bedeutungsvoll ist. Die Neigung, die durch Werte hervorgerufen wird, lässt sich als Gefühl der Verpflichtung verstehen, diese Werte im Verhalten fortwährend umzusetzen.*

Persönliche Überzeugungen

Wie bereits erwähnt, erwerben wir alle Überzeugungen, die der Welt Bedeutung und Kohärenz verleihen. Jeder Mensch entwickelt z. B. eine Reihe von Einstellungen zu den wichtigen Dingen im Leben. Diese Überzeugungen entstammen einer bestimmten kulturell definierten Welt und sind gleichzeitig Hinweise auf diese Welt. In heterogenen Kulturen wie der amerikanischen sind die Werte in Bündeln zusammengefasst, die einen kohärenten Lebensstil bilden (Mitchell 1983).

> **Beispiel**
>
> Der im Folgenden dargestellte amerikanische Lebensstil, der als Lebensstil der »Dazugehörigen« (belongers) bezeichnet wird, veranschaulicht, wie die eigenen Überzeugungen in eine kohärente Sichtweise des Lebens eingebettet sind:

>> Dazugehörige verkörpern das, was im Allgemeinen als die amerikanische Mittelschicht angesehen wird. »Dazugehörige« sind traditionsbewusst, konform, konservativ, »moralisch«, nicht experimentierfreudig und familienorientiert und sind deshalb mächtige Kräfte, wenn es darum geht, in einer Welt stetiger Veränderungen die Stabilität aufrecht zu erhalten. Als Gruppe ziehen »Dazugehörige« den Status quo, wenn nicht gar die Vergangenheit, vor. Altmodische Werte werden immer noch hochgehalten: Patriotismus, Heim und Familie und Sentimentalität. Es sind Menschen, die sich in erster Linie für gemeinschaftsbezogene Institutionen wie Familie und Kirche einsetzen und die Loyalität gegenüber der Nation, dem Beruf und alten Verbindungen üben (Mitchell 1983, S. 9).《

---

* In der ersten (englischen) Ausgabe dieses Buches haben wir vier Komponenten von Werten erörtert, die für das Betätigungsverhalten von Bedeutung sind: zeitliche Orientierung, Bedeutsamkeit von Aktivitäten, Betätigungsziele und persönliche Maßstäbe. Aus denselben Gründen wie beim Thema »Selbstbild« haben wir diese Komponenten auf zwei weiter gefasste Konzepte reduziert.

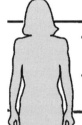

Werte
Ein kohärentes Set von Überzeugungen, die unseren Handlungsweisen Bedeutung oder Maßstäbe verleihen und eine starke Neigung erzeugen, sich dementsprechend zu verhalten

- Persönliche Überzeugungen
  Ausdruck der eigenen Sichtweise des Lebens und des Erstrebenswerten
- Pflichtgefühl
  Starke emotionale Disposition, den für richtig erachteten Weg zu gehen

◘ **Abb. 4.4.** Werte

Auf der Grundlage der persönlichen Überzeugungen misst man einer Vielzahl von Betätigungen eine Bedeutung bei und schätzt ihren Wert ein. Medium der eigenen Überzeugungen können eine Reihe von Leitthemen sein, die den gesunden Menschenverstand (common sense) strukturieren.

> **Beispiel**

Persönliche Überzeugungen können z. B. auf einer fundamentalen christlichen Sichtweise von Gut und Böse aufbauen, die bestimmt, was ein gutes Leben ist. Ein ganz anderes Set von Überzeugungen findet man bei einem auf der Straße lebenden Jugendlichen aus zerrütteten Familienverhältnissen, der einen Verhaltenskodex lernt, zu dem Solidarität gegenüber einer Gang, Revierhoheit, Überleben durch Aggression und andere im Allgemeinen unübliche Regeln zählen. Obwohl sich diese zwei Sets von Überzeugungen völlig unterscheiden, repräsentiert jede eine eigene Sichtweise der Welt. Darüber hinaus kommt bei beiden jeweils zum Ausdruck, was der betreffenden Person und den anderen Gruppenmitgliedern wichtig ist.

Beachte

Persönliche Überzeugungen basieren auf einer Lebenseinstellung und bestimmen, was wichtig ist.

Pflichtgefühl

Individuen haben nicht einfach nur Einstellungen zum Leben. Das Leben, so wie sie es sehen, liegt ihnen sehr am Herzen. Was jemand über das Leben denkt, wird durch starke **Gefühle** aufrecht erhalten.

Da Werte starke Gefühle hervorrufen (z. B. Gefühle der Wichtigkeit, Sicherheit, Wertschätzung, Zugehörigkeit und Zielgerichtetheit) erzeugen sie eine große Bereitschaft oder ein starkes Pflichtgefühl, sich entsprechend zu verhalten.

Somit üben Werte einen starken Zwang aus. Das Pflichtgefühl eines Menschen kann sich auch auf seine Überzeugungen beziehen, wie man seine Zeit verbringen sollte, welche Aspekte bei der Durchführung von Betätigungen wichtig sind, was unter einem angemessenen Bemühen oder einem angemessenen Ergebnis zu verstehen ist und welche Art Mensch man sein und werden sollte (Kluckhohn 1951; Hall 1959). Dieses Pflichtgefühl kann zudem in der Verpflichtung zum Ausdruck kommen, Betätigungen moralisch einwandfrei, hervorragend, effizient oder auf sonst eine Weise durchzuführen, die der Person aufgrund ihrer kohärenten Sichtweise des Lebens sinnvoll erscheint. Schließlich zeigt sich das Pflichtgefühl auch häufig in Form von Zielen, die das Verhalten aufrecht erhalten (Cottle 1971).

Beachte

Pflichtgefühl ist die **starke emotionale Neigung,** das eigene Verhalten danach zu richten, was als richtig erachtet wird.

Interessen

Beachte

Interessen entstehen, wenn man bei bestimmten Betätigungen Freude und Zufriedenheit erlebt (Matsutsuyu 1969).

Da eine Betätigung, die der einen Person Freude bereitet, von einer anderen Person als langweilig oder gar bedrohlich empfunden werden kann, sind Interessen im hohen Maße vom individuellen Geschmack abhängig. Das Interesse an einer bestimmten Tätigkeit beruht auf vielerlei **Ursachen.**

- Eine dieser Ursachen ist die **natürliche Neigung,** bei einer bestimmten Tätigkeit Freude zu empfinden. Manche Menschen begeistern sich z. B. für Schach, andere fasziniert das Pokern.

4

- Eine weitere Ursache sind die **Möglichkeiten,** die zur Verfügung stehen, um Erfahrungen mit Betätigungen zu machen.
- Ein dritter Faktor ist das Herausbilden eines bestimmten **Geschmacks**. Viele Interessen erfordern kulturelle Anleitungen, damit man eine Erfahrung zu würdigen lernt. Damit man z. B. bei der Meditation Freude empfinden kann, muss man zunächst lernen, wie man einen meditativen Zustand erreicht.

Die Erfahrung und die damit verbundene Erkenntnis, dass man bei einer bestimmten Betätigung Freude empfindet, erzeugt die Bereitschaft oder Erwartung, dass man bei dieser Betätigung auch in Zukunft Freude empfindet. Somit ist das Interesse an einer Aktivität gleichbedeutend mit der Erwartung einer positiven Erfahrung. Diese Erwartungshaltung gründet auf dem Reiz, der von der Aktivität ausgeht. Folglich empfinden wir unsere Interessen als Wunsch, an bestimmten Betätigungen teilzunehmen (Matsutsuyu 1969).

> **Beachte**
>
> Wir definieren Interessen als die Bereitschaft, Freude und Befriedigung bei Betätigungen zu empfinden, und als das Wissen um die Freude, die man bei diesen Betätigungen empfindet (◘ Abb. 4.5).

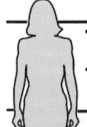

Interessen
Dispositionen, Freude und Zufriedenheit bei Betätigungen zu empfinden, und das Wissen um das eigene Vergnügen bei der Ausführung von Betätigungen

- Anziehungskraft
  Vorliebe für bestimmte Betätigungen oder Aspekte der Ausführung
- Präferenz
  Neigung, bestimmte Ausführungsarten zu genießen oder Aktivitäten anderen vorzuziehen

◘ Abb. 4.5. Interessen

Wie die Definition impliziert, muss bei Interessen* von den Betätigungen ein gewisser **Reiz** ausgehen. Dieser Reiz entsteht durch die Freude und die Zufriedenheit, die bei der Durchführung der Betätigungen empfunden werden. Ein zweiter Aspekt, den wir als »**Präferenz**« bezeichnen, ist das individuelle Bewusstsein im Bezug auf die Tätigkeiten und Merkmale des Betätigungsverhaltens, die uns Vergnügen bereiten.

Anziehungskraft

> **Beachte**
>
> Der Begriff »Anziehungskraft« bezeichnet die Neigung, an bestimmten Betätigungen oder Aspekten der Performanz Freude zu empfinden.

Das Gefühl der Freude kann durch viele Faktoren hervorgerufen werden. Dazu gehören positive Empfindungen, die mit der Ausübung von Fähigkeiten – z. B. dem Einsatz der Körperkräfte, der Verstandeskraft oder dem Einsatz von Fähigkeiten bei Wettkämpfen – einhergehen. Aus diesem Grunde ist das Interesse sehr eng mit dem Selbstbild verbunden. Tätigkeiten, bei denen wir einen bestimmten Grad an **Leistung** zeigen und unsere **Fertigkeiten einsetzen** können, bereiten uns mehr Freude als andere. Csikszentmihalyi (1990) beschreibt eine Form des äußersten Vergnügens bei bestimmten Tätigkeiten, die er als **Flow-Erlebnis** (flow) bezeichnet. Das Flow-Erlebnis beinhaltet die absolute

---

* Um die Ausrichtung auf Freude und Befriedigung bei Betätigungen zu verdeutlichen, wurden in vorangehenden Veröffentlichungen drei Dimensionen des Konstrukts Interessen verwendet: Diskrimination, Muster und Macht. Ähnlich wie beim Selbstbild und den Werten ist die vorliegende Beschreibung der Dimensionen des Konstrukts einfacher als die vorhergehende Version.

Hingabe bei einer Betätigung, die dann entsteht, wenn die Fähigkeiten einer Person optimal gefordert werden.

Andere Formen der Freude an der Performanz von Betätigungen können durch das **Vergnügen an Sinneserfahrungen** entstehen.

> **Beispiel**
>
> Wir haben vielleicht Gefallen daran, wie sich Werkzeuge in unserer Hand anfühlen oder wie das Essen duftet, das wir gekocht haben; auf einer Wanderung oder einer Fahrradtour empfinden wir visuelle Freude an der Landschaft, und bei Aktivitäten wie dem Skifahren können wir sogar vestibuläre Freude empfinden.

Das Interesse an bestimmten Tätigkeiten kann auch aus einer **ästhetischen Anziehung** oder aus **Anforderungen an den Intellekt** resultieren, die sich z. B. beim Malen oder beim Lesen eines Buchs stellen. Da bei vielen Betätigungen Ergebnisse oder Produkte entstehen, kann sich die Befriedigung auch aus dem ergeben, was wir vollbracht, geschaffen oder hergestellt haben. Manche Menschen finden z. B. ein bestimmtes Handwerk besonders befriedigend, weil ihnen das Produkt, das dabei entsteht, Freude bereitet oder nützlich ist. Freude kann auch durch **Gemeinschafts- oder Kameradschaftsgefühl** entstehen, das bei gemeinsamen Betätigungen mit anderen Menschen geweckt wird. Die Anziehungskraft bestimmter Tätigkeiten entsteht meistens durch das Zusammenspiel mehrerer der oben genannten Faktoren.

Präferenz

Kollektive Erfahrungen führen normalerweise zu dem Bewusstsein, dass man bei einigen Betätigungen ein Gefühl der Zufriedenheit und der Freude empfindet. Andere Betätigungen werden als langweilig oder bedrohlich empfunden oder wirken überhaupt nicht stimulierend. Aus solchen Erfahrungen bilden sich **Präferenzen** heraus.

Beachte

Unter einer Präferenz verstehen wir die Neigung eines Menschen, bestimmte Arten der Performanz oder bestimmte Aktivitäten anderer vorzuziehen.

Dieses Konzept beinhaltet die These, dass Personen nicht alle Betätigungen gleich erleben. Stattdessen ziehen sie bestimmte Betätigungen anderen vor. Eine Präferenz kommt häufig in einem Muster von aufeinander bezogenen Interessen zum Ausdruck wie z. B. sportliche Interessen oder kulturelle Interessen, einschließlich Theater und Kunst. Andererseits kann ein Mensch auch sehr unterschiedliche Präferenzen haben, die scheinbar nichts miteinander zu tun haben. Wenn man einige Betätigungen anderen vorzieht, bedeutet das, dass man die Möglichkeit hat, zwischen mehreren Betätigungen zu wählen. Die Vorliebe für bestimmte Aktivitäten macht es leichter zu entscheiden, was man gern machen möchte und, umgekehrt, worauf man gut und gern verzichten kann.

Zusammenfassung

Beachte

Selbstbild, Werte und Interessen bilden zusammen die Struktur des **Subsystems Volition.** Gemeinsam repräsentieren sie unsere relativ stabilen Dispositionen und unsere Selbsterkenntnis in Bezug auf unsere Fähigkeiten, unsere Wirksamkeit, die von uns empfundene Freude und unsere Werte. Die Volitionsstruktur bereitet uns darauf vor, Betätigungen auf eine bestimmte Weise zu antizipieren, auszuwählen, zu erleben und zu interpretieren.

Selbstbild, Werte und Interessen sind Elemente von Volitionsprozessen (volitional processes), die im Folgenden näher untersucht werden.

4.4   Volitionsprozesse

Wir haben bereits darauf hingewiesen, dass die Volitionsstruktur eine stabile Organisation aus Dispositionen und Selbsterkenntnis darstellt, auf die wir beim aktiven Entdecken der Welt zurückgreifen (◘ Abb. 4.6). Wir wollen in erster Linie erklären, wie Personen bestimmte Betätigungen auswählen. Der **Prozess des Auswählens** ist jedoch in einen Kreislauf aus

- Antizipation,
- Sammeln von Erfahrungen während der Betätigung und
- nachfolgender Evaluation oder Interpretation

eingebettet. Das bedeutet, dass wir aufgrund unserer Volitionsstruktur darauf ausgerichtet sind, der Welt Beachtung zu schenken und Handlungsmöglichkeiten zu antizipieren. Mit anderen Worten:

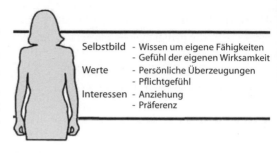

Selbstbild	- Wissen um eigene Fähigkeiten
	- Gefühl der eigenen Wirksamkeit
Werte	- Persönliche Überzeugungen
	- Pflichtgefühl
Interessen	- Anziehung
	- Präferenz

◘ **Abb. 4.6.** Das Subsystem Volition

> **Beachte**
>
> Die Anziehungskraft bestimmter Aktivitäten, unsere Einstellung gegenüber unseren Fähigkeiten und unsere Überzeugungen in Bezug auf die Performanz beeinflussen über alle Maßen, was wir in der Welt wahrnehmen und wonach wir suchen. Sie beeinflussen auch, was wir über ein mögliches Engagement für Betätigungen denken und fühlen werden.

> **Beispiel**
>
> Wir müssen einfach nur beobachten, wie das Interesse (oder das mangelnde Interesse) am Sport Personen dahingehend beeinflusst, ob sie sich Sportsendungen ansehen oder den Sportteil in der Zeitung lesen, ob sie bei Gesprächen über Sport die Ohren spitzen oder wissen, wann die nächsten Spiele stattfinden.

Wir neigen dazu, gewisse Dinge gedanklich zu vernachlässigen, für die wir keine Motivation spüren, und versierter zu sein, wenn etwas mit unserer Kompetenz, unseren Interessen und unseren Verpflichtungen übereinstimmt. Was für den einzelnen Menschen »draußen in der Welt vorgeht«, ist demnach sehr stark von seiner Volitionsstruktur abhängig.

Darüber hinaus beeinflussen die Volitionsdispositionen auch unser **Erleben von Betätigungsaktivitäten.** Im Laufe der Zeit beschäftigen wir uns mit einer Vielzahl von Betätigungen, die uns mehr oder weniger Freude bereiten, die wir mehr oder weniger wertschätzen und zu denen wir uns mehr oder weniger fähig fühlen. Aus vielerlei Gründen geraten wir immer wieder in Situationen, in denen wir das Engagement, das Vergnügen oder die Kompetenz anderer nicht teilen. Im Gegensatz dazu fühlen wir uns manchmal unfähig, skeptischen Personen zu erklären, wie wir eine Aufgabe bewältigen, warum sie uns Freude bereitet oder warum sie uns wichtig ist. Die Volition lässt uns Handlungen vollkommen unterschiedlich einschätzen.

Die Volition beeinflusst auch die **Interpretation unseres Verhaltens und unserer Erfahrungen.** So können unsere Werte einen enormen Einfluss auf die Bedeutung haben, die wir unserer Performanz beigemessen (Markus u. Nurius 1986).

> **Beispiel**
>
> Ein Oberstufenschüler, der nach dem Abitur studieren möchte, wird ein »befriedigend« anders interpretieren als jemand, der sich selbst in drei Monaten als Handwerker arbeiten sieht.

In ähnlicher Weise kann auch das Selbstbild die Beurteilung der Performanz beeinflussen.

❯ Beispiel

Jemand, der glaubt, seine Zeugnisnoten nicht beeinflussen zu können, wird wahrscheinlich gute Noten auf Glück und schlechte Noten auf die Willkür des Lehrers zurückführen.

Erfahrungen werden demnach durch einen Prozess der »Bedeutungsverleihung« gefiltert, der aus der spezifischen Struktur unserer Volition entsteht.

Beachte

Volition ist mehr als eine Summe aus Gefühlen und Gedanken über Kompetenz, Werte und Interessen. Sie ist eine Sichtweise, in der die Themen Selbstbild, Werte und Interessen wie selbstverständlich zusammenwirken und die Selbst- und Weltsicht bestimmen.

Die Volition liefert uns also einen kohärenten (zusammenhängenden) Bezugsrahmen für den Interpretationsprozess, in dessen Verlauf wir Erfahrungen eine Bedeutung beimessen.

Wir sollten uns in Erinnerung rufen, dass die Volitionsstruktur nicht nur eine Organisation aus Dispositionen und Selbsterkenntnis darstellt, die beeinflusst, wie Erfahrungen, Entscheidungen, Verhalten und Sinngebung zustande kommen – sie ist gleichzeitig auch das **Ergebnis** dieser Prozesse. Der Prozess von Auswählen, Ausführen und Interpretieren von Betätigungsverhalten ist ein fortwährender Kreislauf, der die Volitionsstruktur aufrecht erhält und umwandelt. Volitionsprozesse liefern neue Erfahrungen und Informationen, die die bestehenden Dispositionen und die bestehende Selbsterkenntnis verstärken, in Frage stellen und erweitern können. Die Volition befindet sich also stets »in Arbeit«.

Mitten in diesem fortlaufenden Prozess wählen Personen bestimmte Handlungen aus. Diese Entscheidungen bilden ihre alltäglichen Erfahrungen und beeinflussen gleichzeitig den Verlauf ihres Lebens. In ▶ Kapitel 3 wird darauf hingewiesen, dass zwei Arten der Auswahl getroffen werden:

- **Aktivitätswahl** bezieht sich auf die Betätigungsaktivitäten, für deren Ausführung wir uns im Verlauf des täglichen Lebens entscheiden.
- Unter **Betätigungswahl** verstehen wir weitreichende Entscheidungen, die das Engagement bzw. die Verpflichtung sich selbst gegenüber beinhalten, ein bestimmtes Verhalten über einen längeren Zeitraum aufrecht zu erhalten.

So nehmen wir z. B. neue Rollen an, bilden Gewohnheitsmuster und führen persönliche Projekte durch, für die wir uns über einen längeren Zeitraum engagieren.

Im Folgenden gehen wir auf diese zwei Arten der volitionalen Wahl näher ein.

Aktivitätswahl

Beachte

Der Begriff **Aktivitätswahl** bezieht sich auf das Beginnen und Beenden von relativ kurz andauernden Betätigungsaktivitäten in der mehr oder weniger nahen Zukunft.

Wie bereits erwähnt, ist die Aktivitätswahl Teil eines umfassenderen Prozesses. Meyer (1987) bemerkt in diesem Zusammenhang sehr treffend, dass das Bewusstsein unserer Fähigkeiten und unser Gefühl der eigenen Wirksamkeit

» ... unsere Erwartungen bezüglich Erfolg oder Misserfolg beeinflusst, **bevor** eine Aktivität ausgeführt wird. In Entscheidungssituationen wirken sich [diese Aspekte] zudem darauf aus, welcher Handlungsverlauf oder welcher Schwierigkeitsgrad bei einer Aufgabe gewählt wird. **Während** man eine Aufgabe durchführt, wird durch die Eigenwahrnehmung seiner

4

Fähigkeiten bestimmt, wie sehr man sich bemühen will und wie lange man die Anstrengungen aufrecht erhalten will. Auch die Gedanken und Gefühle während der Durchführungsphase werden dadurch beeinflusst. **Nachdem** ein Test beendet ist, haben die wahrgenommenen Fähigkeiten Einfluss auf unsere Beurteilungen und die Bewertung des Ergebnisses sowie auf die emotionalen Reaktionen auf das Ergebnis (Meyer 1987, S. 74).«

Beachte

Die Volition hat sowohl einen Einfluss darauf, welche Handlung wir wählen und wie wir sie erleben, als auch darauf, wie wir sie deuten.

Am dynamischen Prozess, in dessen Verlauf eine bestimmte Betätigungsaktivität ausgewählt wird, sind sowohl die einzelnen Komponenten der Volition als auch die äußeren Umstände in erheblichem Maße beteiligt. Bei Ergotherapieschülerinnen und -schülern, die dieses Buch lesen, enthält die Volitionsstruktur z. B. die Verpflichtung gegen sich selbst, die Ausbildung mit dem Ziel abzuschließen, eine bestimmte Laufbahn einzuschlagen. Während die Schülerinnen und Schüler das Betätigungsverhalten zeigen, das zur Erfüllung dieser Pflichten erforderlich ist (z. B. Hausarbeiten und Berichte schreiben und Prüfungen ablegen), entwickelt sich das jeweilige Selbstbild im Hinblick auf die übliche Sorge weiter, ob man über die erforderlichen Fähigkeiten und die notwendige Selbstdisziplin verfügt, um gute Noten zu bekommen.

❯ Beispiel

Steht man vor der Entscheidung, sich an einem Samstag Nachmittag auf eine Prüfung vorzubereiten oder sich statt dessen mit Freunden nett zu verabreden, so muss eine Aktivitätswahl getroffen werden. Soll man nun den Nachmittag mit Lernen verbringen

oder soll man sich mit Freunden treffen? Die endgültige Entscheidung entsteht durch eine Interaktion zwischen den Gefühlen der eigenen Wirksamkeit, der Anziehungskraft der Aktivitäten, den Wertmaßstäben für das Niveau der Performanz usw. Manche Menschen »fühlen« bei der Entscheidungsfindung einfach das Zusammenwirken all dieser Elemente. Andere müssen über die Konsequenzen ihrer Entscheidung nachdenken. Wie der Weg auch sein mag, die Elemente der Volition haben immer einen Einfluss auf die Entscheidung. Andere Faktoren wirken sich natürlich ebenfalls aus, wie z. B. die Überzeugungskraft der Freunde.

Nicht jede Aktivitätswahl fordert die Entscheidung zwischen zwei konkurrierenden Dispositionen. Einige Entscheidungen lassen sich sofort treffen. Wir überlegen und zögern nicht lange, wenn uns die Gelegenheit zu etwas geboten wird, das wir gerne tun, und wozu uns die nötige Zeit zur Verfügung steht. Auch unsere Wertvorstellungen können uns gewissermaßen eine Entscheidung diktieren. Das Beispiel oben veranschaulicht, dass die Wahl von Aktivitäten auch von einer übergeordneten Betätigungswahl beeinflusst werden kann, die wir zuvor getroffen haben. Eine Betätigungswahl ist das Engagement bzw. die selbst auferlegte Verpflichtung, über einen gewissen Zeitraum eine Reihe ganz bestimmter Aktivitäten zu wählen.

Beachte

Die Aktivitätswahl kann eine ganze Bandbreite an Aktivitäten betreffen, für die wir uns sofort entscheiden können. Eine Betätigungswahl hingegen gibt unserem Leben eine entscheidende Richtung und trägt schließlich zur Gestaltung unseres Lebensstils bei.

Deshalb möchten wir nun den Volitionsprozess bei der **Betätigungswahl** genauer betrachten.

Betätigungswahl

Wir haben bereits darauf hingewiesen, dass eine Wahl in den übergeordneten Prozess des Erlebens, Interpretierens und Antizipierens eingebettet ist.

> **Beachte**
>
> Die Aktivitätswahl bezieht sich auf die nahe Zukunft. Die Betätigungswahl hingegen stellt eine weitreichende Entscheidung dar: Sie wirkt sich auf den bisherigen und zukünftigen Verlauf unseres Lebens aus.

Für eine Betätigungswahl müssen viele Fragmente vergangener Erfahrungen, derzeitiger Umstände und zukünftiger Möglichkeiten zu einem kohärenten Ganzen integriert und zusammen gefügt werden (Schafer 1981; Taylor 1989). Darüber hinaus kann eine Betätigungswahl dafür entscheidend sein, wie wir uns weiter entwickeln (Kerby 1991).

Die Wahl einer Betätigung ist in ein sich entfaltendes Leben eingebettet. Sie spiegelt im Allgemeinen die Feinheiten der momentanen Umstände wider. Sie reflektiert Erinnerungen an vergangene Erfolge und Freuden, an früheres Vergnügen und Scheitern und an ehemalige Verluste. Zudem nimmt sie eine Vorstellung von der Zukunft vorweg.

Dieser Prozess, in dem das vergangene, das gegenwärtige und das zukünftige Selbst miteinander verknüpft werden, beinhaltet auch das **Verfassen einer persönlichen Geschichte** oder eines **Narrativs** (personal narrative) (Geertz 1986; Gergen u. Gergen 1988; Helfrich et al. 1994; Mattingly 1991; Mattingly u. Fleming 1993; Schafer 1981; Spence 1982; Taylor 1989). Aspekte aus unserem Leben zu erzählen bedeutet, dass wir unsere Erfahrungen in eine Geschichte verwandeln, auch wenn diese Geschichte nur für uns selbst ist. Geschichten können auch die Zukunft vorwegnehmen, wenn man das, was passiert ist, gedanklich bis zum Ende »weiterspinnt«. Die von uns erfundenen Lebensgeschichten enthalten und integrieren die Komponenten

- Selbstbild,
- Werte und
- Interessen.

Somit ist der Volitionsprozess, in dessen Verlauf wir Betätigungen auswählen, in die Erzählung einer Geschichte eingebettet, die sich langsam entfaltet – in eine Geschichte, durch die wir unserer Situation einen allgemeingültigen Sinn verleihen. Durch die Wahl einer bestimmten Betätigung entscheiden wir uns im Grunde für einen bestimmten Fortgang der Geschichte, in der wir uns selbst sehen. Eine volitionale Wahl (volitional choice) kündigt somit die nächsten Episoden in unserer Lebensgeschichte an.

Zur Veranschaulichung des Volitionsprozesses, durch den das persönliche Narrativ verfasst und Betätigungen gewählt werden, werden wir drei Geschichten vorstellen und anschließend besprechen. Jede dieser Volitionsgeschichten (volitional narratives) wurde uns von Personen erzählt, die von einer Behinderung betroffen sind. Die Erzählungen veranschaulichen also, wie Menschen spezielle Herausforderungen bewältigen können, indem sie ihrem Leben durch ihre Geschichte einen Sinn verleihen. Bei der Wiedergabe dieser Geschichten haben wir versucht, dem Originalton treu zu bleiben. Jede dieser Geschichten entstand aus mehreren Interviews. Wir haben die Interviewreihen auf eine überschaubare Länge gekürzt und dabei versucht, die wesentlichen Aussagen über die Art und Weise, wie jede dieser Personen ihrem Leben einen Sinn verleiht, heraus zu filtern. Die dritte Person (»Jon«), deren Geschichte wir hier erzählen, hat sich entschieden, die Endversion ihres Textes selbst zu verfassen. Auch wenn alle drei Personen fiktive Namen erhalten haben, haben sie ihre Geschichten tatsächlich selbst erzählt, und wir sind ihnen dankbar für ihre Bereitschaft, uns an einem großen Teil ihres Lebens teilhaben zu lassen.

4

> **Beispiel**

Tom

Vor zwölf Jahren schloss Tom* die High School mit Auszeichnung ab. Als Schüler war er Herausgeber der Schülerzeitung, Vorsitzender des Vereins »National Honor Society«, Vorsitzender des »Quill & Scroll Club« und Mitglied eines Debattierklubs. Er verbrachte seine Sommerferien damit, für eine stadtweite Schülerzeitung zu schreiben, und nahm an Fortbildungskursen für Fortgeschrittene im Bereich Journalismus teil. Das Studium an einer Privathochschule schloss er als Jahrgangsbester mit einem akademischen Grad im Fach Journalistik ab und absolvierte bei zwei städtischen Tageszeitungen erfolgreich zwei Praktika. Nachdem er 16 Monate als Stadtreporter bei einer Tageszeitung gearbeitet hatte, erhielt er eine ausgezeichnete Stelle als Journalist im Redakteurbüro bei einer großen Tageszeitung und deckte in dieser Funktion mehrere Bereiche ab.

Das ist nun schon sechs Jahre her. Tom ist jetzt seit fast einem Jahr arbeitslos und macht sich ständig Sorgen, dass er keine neue Stelle finden wird. Und er schämt sich sichtlich, dass er von einem Weg abgewichen ist, der eine brillante Karriere versprach. Er überlegt, was wohl sein früherer Professor dazu sagen würde, wenn er ihn wieder im Stellenvermittlungsbüro der Universität anträfe. Er zerbricht sich den Kopf darüber, wie er einige offensichtliche Lücken in seinem Lebenslauf erklären soll. Trotz dieser quälenden Ängste schleppt sich Tom zu einem Vorstellungsgespräch bei einem monatlich erscheinenden Magazin, das einen Herausgeber sucht. Das Niveau dieser Stelle liegt allerdings einige Stufen unter dem des Enthüllungsjournalismus, den Tom früher praktiziert hatte.

---

* Toms Geschichte wurde zuvor in einem anderen Format vorgestellt (Helfrich et al. 1994).

Anschließend macht Tom wie üblich Witze über das Vorstellungsgespräch. Alles lief gut. Er habe die Lücken im Lebenslauf einfach mit einer Lepraerkrankung und Gefängnisaufenthalten erklärt, witzelt er. Plötzlich wird er ernst. Denn anstatt ehrlich zu sein, hatte er gelogen. Er hatte nämlich gesagt, dass die Lücken in seinem Lebenslauf auf eine wiederkehrende Augenerkrankung zurück zu führen seien. Das war natürlich nicht gänzlich frei erfunden. Er hatte in der Vergangenheit tatsächlich einmal ein Augenproblem gehabt. Auf jeden Fall bekam Tom die Stelle! Er grübelt nach:

> Was ich nun tue, ist ungefähr eine Million Lichtjahre von dem entfernt, was ich eigentlich tun wollte. Ich hätte nie gedacht, dass ich mal etwas mit Branchenblättern zu tun haben würde. So nennen die sich. Als ich anfing, d. h., nein, als ich kurz vor dem Schulabschluss stand, habe ich gedacht, dass ich irgendwann einmal für die Chicago Tribune arbeiten würde. Als ich ungefähr die Hälfte meines Studiums hinter mich gebracht hatte, änderte ich meine Meinung und wollte lieber für eine mittelgroße Tageszeitung arbeiten. Mir wurde bewusst, dass ich wegen meiner Krankheit keine langfristigen Pläne machen konnte. Ich kann nicht sagen: Das ist jetzt der erste Schritt in meiner Karriere, in fünf Jahren will ich da oder dort sein, und in zehn Jahren bin ich dann Herausgeber der und der Zeitung. Menschen, die nie krank werden, machen solche Pläne. Aber jeder Plan, den ich gemacht habe, ist letztendlich durchkreuzt worden, und ich musste immer auf einen Notplan zurück greifen. Nach der ersten Episode wählte ich ein Motto, das ich übrigens aus einer Zeitung hatte, das lautete: »Im Leben zählt nur, was du aus Plan B machst«, okay? Jetzt bin ich bereits bei Plan F angelangt. Man muss ganz einfach ständig seine Ziele ändern. Man muss praktisch denken, versuchen, realistisch zu sein und sich auch mit weniger zufrieden geben, als man vorher

angestrebt hatte. Man lernt, nicht länger als für, sagen wir, einen Zeitraum von einem Jahr zu planen. Ich habe nie mehr als ein Jahr im Voraus geplant. Jetzt mache ich sowieso keine Pläne mehr. Meine Zukunft liegt im Nebel.«

Tom leidet an einer manisch-depressiven Störung. Die Lücken in seinem Lebenslauf und seine unerfüllten Hoffnungen zu seinem beruflichen Werdegang sind auf periodisch wiederkehrende Depressionen und Manien zurückzuführen, die meist mit einem stationären Krankenhausaufenthalt verbunden waren. Die Schwierigkeiten begannen nach seiner glanzvollen Schulzeit, als er sich ernsthaft dem Studium der Journalistik an der Universität zu widmen begann.

» Ich bekam plötzlich Angstzustände und machte mir ernsthafte Sorgen über das Studium und dachte, ich würde es nicht schaffen. Aber dafür gab es überhaupt keinen Grund, weil ich wirklich gut war – wie man an den Prüfungsergebnissen sehen kann. Doch nichts konnte mich davon überzeugen, dass ich nicht versagen würde. Ich konnte nicht ergründen, was eigentlich mit mir geschah. Ich bemühte mich, nach den Gründen zu suchen, konnte aber keine Antwort finden. Ich weinte sehr viel und ging schließlich nicht mehr in die Vorlesungen. Es war ein sehr trauriger Tag, als meine Mutter und ich alle meine Sachen aus meinem Zimmer im Studentenwohnheim holten und nach Hause brachten. Anfang Januar ging ich ins Krankenhaus, weil ich Wahnvorstellungen hatte und meine Depressionen schlimmer wurden. Dort war ich drei Monate, und das brachte meine akademische Laufbahn für eine Weile ziemlich durcheinander.«

Etwas angeschlagen, aber nicht gänzlich am Boden kehrte Tom an die Universität zurück. Er schloss das Studium mit der höchsten Auszeichnung ab. Er erhielt sogar eine Stelle bei einer großen städtischen Tageszeitung. Diese Stelle und auch andere Stellen im journalis-

tischen Bereich endeten jedoch in einer Verschlimmerung der manisch-depressiven Psychose. Tom wehrt sich jedoch auch weiterhin:

» Es ist furchtbar! Es ist, als ob eine kleine Ameise einen Berg hinauf krabbelt, sie jedes Mal, wenn sie oben ankommt, wieder hinunter geschubst wird und trotzdem den Berg immer wieder hinauf krabbelt. Aber sie braucht jedes Mal viel Zeit. Ich versuche nur, wieder auf irgendeinen Weg zu gelangen. Denn jedes Mal, wenn ich eine Arbeit gefunden habe, könnte ich sie genauso leicht wieder verlieren wie beim letzten Mal. Jedes Mal, wenn man eine Stelle verloren hat, wird es schwieriger, eine neue zu finden. Jedes Mal muss man erzählen, warum man die letzte Stelle verloren hat. Man versucht, eine positive Einstellung zu bewahren und zu denken, dass man schon eine neue Stelle finden und die nächste Krankheitsepisode überstehen wird oder dass man in der Lage sein wird, diese frühzeitig zu erkennen und abzufangen. So etwas lässt sich nicht voraussagen, wissen Sie, und deswegen lässt man es auch sein.«

Jedes Mal, wenn die Krankheit Toms Leben unterbricht, erfindet er wieder eine neue Lebensgeschichte. Trotz seiner Hoffnung rechnet er halbwegs mit weiteren Rückfällen. Tom überbrückt redegewandt die Diskrepanz zwischen seinen Jugendträumen von einer glänzenden Karriere als Journalist, seiner sehr viel weniger glanzvollen und weniger prestigeträchtigen Arbeit beim Branchenmagazin und der Art von Zukunft, die er erwartet.

» Man kommt u. a. zu der wichtigen Erkenntnis, dass man nicht vorwärts kommen muss – dass man am gleichen Platz bleiben kann, und dass es nicht so schrecklich ist, seinen Ehrgeiz in gewissem Maße aufzugeben. Man muss nicht den gleichen Ehrgeiz entwickeln wie seine Freunde. Es wird mir langsam klar, dass ich aufhören sollte, mich immer noch als Mitglied des gleichen Freundeskreises zu

4

betrachten, zu dem ich früher gehörte. Diese Gruppe bestand aus meinen Studienkollegen, die nun bei einer Zeitung oder irgendwelchen Verlagen die Karriereleiter nach oben klettern. Ich denke, dass es wirklich besser ist, mich nicht mehr mit ihnen zu vergleichen, denn das macht mich nur wütend, neidisch und feindselig. Mein derzeitiger Freundeskreis besteht aus anderen Menschen mit chronischen Krankheiten, die wie ich versuchen, ihr Bestes zu geben. Ich denke, man lernt, seine Erwartungen herunter zu schrauben. Das heißt, jedoch nicht, dass man aufhört, das Leben zu genießen. Es bedeutet nur, dass man Freude an anderen Dingen entwickeln muss.«

> **Beispiel**

Lisa

Gerade erhält die geschiedene Lisa, 54, die in ihrem eigenen Haus in der Nähe ihrer Eltern in einem Vorort von Stockholm wohnt, Besuch. Nachdem sie ihren Gast begrüßt hat, setzt sie sich, steht jedoch sofort wieder auf und fragt: »Möchten Sie ein belegtes Brötchen?« »Nein, danke«, antwortet der Gast. Dann holt sie ein paar Kekse und stellt sie auf den Tisch. Sie geht zum Kühlschrank, öffnet ihn, sieht hinein und spricht mit sich selbst über belegte Brötchen. Dann scheint sie sich beim Selbstgespräch zu ertappen und ist beschämt. Ihr Gast fragt laut nach, was sie denn gesagt habe, und Lisa antwortet: »Ich habe die Brötchen gesucht, aber ich muss sie bereits gegessen haben.« Lisa nimmt einige Scheiben dunkles Brot aus dem Kühlschrank und fragt sachlich: »Möchten Sie ein belegtes Brot?« Ihr Gast wiederholt: »Nein, danke.« Lisa kehrt an den Tisch zurück. Sie sieht sich um. Dann geht sie zum Spülbecken und sagt: »Was wollte ich hier eigentlich?«

Später, nach dem Mittagessen, wischt sie die Waschschüssel aus und sagt: »Ich frage mich, wo ich die hergeholt habe? Wo bewahre

ich sie wohl auf? Ich weiß es im Moment nicht.« Sie sieht unter das Spülbecken. Sie wendet sich und sieht sich genau um. Sie sagt: »Nein, ich denke, ich bewahre sie in der Waschküche auf.«

Gemäß ihrer typisch schwedischen praktischen Weltanschauung ist es für Lisa wichtig, aktiv und nützlich zu bleiben. Sie kündigt an: »Hat jemand noch Wäsche? Ich will gerade waschen.« Eine ihrer Lieblingsbeschäftigungen ist Bügeln. Sie bügelt langsam und scheint dabei absolut vertieft. Wenn jemand beobachtet, wie friedlich sie bügelt, erklärt Lisa, dass beim Bügeln »die Sachen schön werden... und ich mag saubere und gebügelte Blusen im Wandschrank... und außerdem fühlt man sich nützlich.« Lisa berichtet weiter, dass sie an guten Tagen abenteuerlustig wird und in die Stadt geht, um z. B. Eier zu kaufen. Für Lisa besteht der Sinn des Lebens in erster Linie darin, praktisch und nützlich zu sein. Sie hütet jedoch ein Geheimnis, das dies erschwert.

Im Herbst 1990 zeigte sich Lisas Demenz zum ersten Mal bei der Arbeit. Sie litt unter Depressionen, Gedächtnisverlust und Konzentrationsschwierigkeiten. Ihre Symptome wurden als Depression interpretiert, und sie begann, Antidepressiva zu nehmen, jedoch ohne Erfolg. Stattdessen nahmen ihre Schwierigkeiten zu, und sie wurde mit weniger anspruchsvollen Aufgaben betraut. Noch bevor es Winter wurde, konnte sie überhaupt nicht mehr arbeiten, weshalb sie ihre Stelle aufgeben musste und eine Behindertenzulage in Anspruch nahm. Noch vor Anbruch des Frühlings kam sie ins Krankenhaus.

Zu diesem Zeitpunkt litt Lisa unter schwerwiegenden Gedächtnisausfällen. Sie wusste z. B. nicht mehr, wie alt sie war. Lisa beschreibt ihren Zustand als »eine Art inneres Chaos«. Auch heute noch verschlimmert sich ihre Wahrnehmung. Man vermutet, dass Lisa an einer Degeneration des Frontalkortex leidet.

Lisa sagt ganz klar, dass sie ihre Krankheit nicht nach außen zeigen darf. Allerdings ist es fast nicht möglich, ihre Schwierigkeiten zu verschleiern. Sie fragt sich: »Vielleicht kann jeder sehen, wie verwirrt und verrückt ich bin« und wiederholt anschließend, wie schwer es ihr fällt, ihren Zustand zu verstecken. Auch Lisas Mutter, die ihr sehr nah steht, weiß nicht genau Bescheid. Lisa denkt laut darüber nach, was passieren könnte, wenn ihre Mutter ausführlich über ihre Demenz informiert wäre: »Vielleicht würden sie mir das Haus wegnehmen oder so etwas ähnliches und würden glauben, dass ich allein überhaupt nicht zurecht komme...« Und dann ist da noch die Sorge, was passieren würde, wenn die Mutter als Unterstützung wegfiele. »Ich mach' mir Sorgen darüber, dass sie eines Tages stirbt. Dann bin ich mit dem ganzen Durcheinander in meinem Kopf auf mich allein gestellt. Dann komme ich nicht mehr zurecht, und alles bricht zusammen.«

Die Vorstellung von dem Chaos, das bei einem Zusammenbruch ihres Lebens aus-zubrechen droht, verfolgt Lisa wie ein scho-nungsloser Feind. Sie löst bei Lisa die Angst aus, dass viele Dinge nicht richtig laufen und sie überfordern könnten. Und auf diese Art und Weise wird aus jeder Kleinigkeit ein ungeheuer großes Problem. »Ich bekomme viele Weihnachtskarten. Zunächst macht es mir Sorgen, Karten zu finden, die ich als Ant-wort zurück schicken kann, und dann muss ich sie schreiben. Anschließend brauche ich Briefmarken und muss das Haus verlassen, um sie zu besorgen. Und dann muss ich die Karten auch noch bei der Post aufgeben und so weiter...« Das ist die Art von Sorgen, die Lisa bei der Frage beschäftigen, ob sie den Herausforderungen gewachsen ist.

Lisa schwelgt gegenüber ihrem Gast in Erin-nerungen an die häufigen Busfahrten innerhalb Stockholms, die früher Teil ihres gewohnten Tagesablaufs waren. Heute steht sie solchen Unternehmungen meistens eher zögerlich gegenüber. Sie erzählt, wie sie sich vor einigen Wochen mit ihrer Tochter in einem großen Ein-kaufszentrum verabredet hatte. Als es an der Zeit war aufzubrechen, konnte sie sich nicht vorstellen, wie sie in die Stadt oder wieder nach Hause kommen sollte, weshalb sie Zuhause blieb. Heute sucht sie ihre Telefonbücher, um die Verkehrsbetriebe anzurufen und nach den Abfahrtszeiten zu fragen. Sie findet die Bücher im Putzschrank, starrt jedoch nur hilflos darauf und fragt sich offensichtlich, in welchem sie nachschauen soll. Schließlich seufzt sie: »Nein, heute fühle ich mich nicht wohl. Ich möchte das nicht tun.« Als müsste sie eine Erklärung abliefern, sagt Lisa daraufhin langsam und in feierlichem Ton zu ihrem Gast: »Ich bin nicht mehr so stark wie vorher. Ich bin schwach, und ich schaffe das nicht. Ich fühle mich so, als ob ich gleich zusammenbreche. Früher war ich stark, aber jetzt bin ich es nicht mehr.«

> **Beispiel**

Jon

Ich wurde 1951 im Südwesten von Chicago geboren. Meine Schwester ist älter als ich, und sie heiratete, als ich neun Jahre alt war. Mein Vater starb, als ich 16 Jahre alt war. Ich war ein durchschnittlicher Schüler und schaffte die High School nur sehr knapp. Ich schrieb mich an der örtlichen Universität ein, allerdings zur Zeit des Vietnamkriegs. In meinem ersten Jahr an der Universität wurde ich Soldat der Reserve bei der Luftwaffe. Den größten Teil des Jahres 1970 war ich in Texas im Einsatz und kehrte im darauf folgenden Frühling an die Universität zurück. Zu dem Zeitpunkt lernte ich ein Mädchen kennen, mit dem ich mich bereits nach wenigen Wochen verlobte.

Ich war an der Universität sehr aktiv als Herausgeber der Unizeitung und wurde in den Studentenkongress gewählt. Nach dem ersten Studienjahr wechselte ich an die »Uni-versity of Illinois« in Chicago und studierte im Hauptfach Buchhaltung. Nach meinem ersten Semester heiratete ich. Da ich die verlorene Zeit aufholen wollte, belegte ich sehr viele

4

Kurse. Trotzdem war ich immer noch kein guter Schüler. Das einzige, was mich während des gesamten Studiums aufrecht hielt, war die Erinnerung an meine Eltern, die mir bereits in meiner Kindheit eingeschärft hatten, dass ich auf jeden Fall studieren müsse: »Du wirst auf die Universität gehen, Du wirst auf die Universität gehen!« Ohne Universitätsabschluss hätte ich das Gefühl gehabt, persönlich versagt zu haben, und dieses Gefühl wäre für mich unerträglich gewesen. Es gab nichts, aber auch gar nichts, was wichtiger gewesen wäre.

Obwohl es nicht einfach war, schloss ich mein Studium ab und erhielt bei einem kleinen Steuerberaterunternehmen eine Stelle. Innerhalb eines Jahres wechselte ich zu einem der größten Wirtschaftsprüfungsunternehmen des Landes. Dort arbeitete ich vier Jahre. In der Zwischenzeit kaufte ich ein Haus, und mein erster Sohn wurde geboren. Ich verließ die Firma 1979 zur Geburt meines zweiten Sohnes und machte mich mit einem kleinen Buchhaltungs- und Steuerbüro für kleine Betriebe selbständig. Ich begann zudem, mich an der Lokalpolitik zu beteiligen, und wurde Ausschussmitglied der Stadtplanungskommission und Kurator der Schulen in meinem Bezirk.

Innerhalb eines Jahres kaufte ich ein kleines Steuerbüro, das ich zusätzlich zum Hauptbüro betrieb. Ich konnte alles aufrecht erhalten, aber die wirtschaftliche Situation verschlechterte sich. Ich hatte immer mehr Außenstände. Als sich mir die Gelegenheit bot, für eine größere Firma zu arbeiten, nahm ich das Angebot an.

Bis ich 30 Jahre alt war, konzentrierte ich mich auf meine berufliche Karriere. Die meiste Zeit verbrachte ich mit dem Aufbau meiner Firma. Ich war sehr gern Vater, aber ich stritt mich häufig mit meiner Frau. Wir stritten uns meist darüber, dass ich ständig arbeitete. Schließlich trennten wir uns. Ich nahm mir eine Wohnung und versuchte, mein Leben zu ordnen. Ich arbeitete und sah meine Söhne an den Wochenenden und dachte über meine Ehe und auch über meine beruf-

lichen Entscheidungen nach. Ich fühlte, dass von meiner eigenen Firma, der neuen Firma und auch von meiner Ehe Druck ausging. Das war alles andere als eine schöne Zeit.

Ich war gedanklich mit all diesen Dingen beschäftigt, als ich eines Tages auf dem Weg nach Hause einen Unfall hatte. Das war im Februar 1983. Ich stand an einer roten Ampel, als ein betrunkener Fahrer in das Heck meines Autos raste. Durch den Aufprall brach mein Sitz zusammen, und ich wurde mit dem Kopf voran auf den Rücksitz geschleudert. Ich erlitt einen Kompressionsbruch auf Höhe des fünften und sechsten Rückenmarkwirbels. Meine einzigen Erinnerungen an den Unfall umfassen eine Zeitspanne von etwa 30 Sekunden. Es war ungefähr 20 Uhr, ein klarer und kalter Abend. Ich lag im Auto auf dem Rücken und konnte den Himmel sehen, weil mein Dach weggeschnitten worden war. Ich spürte leichte Schneeflocken auf meinem Gesicht, und es war sehr kalt, obwohl sich alles andere sehr warm anfühlte. Ich hörte das Geräusch von Polizeifunk und sah die Spiegelungen von flackerndem Blaulicht. Ich hörte Stimmen, unter anderem auch meine eigene. Ich weiß jedoch nicht, was gesagt wurde, weil ich unter Schock stand.

Man erzählte mir, dass ich im Krankenhaus ständig dieselben Fragen wiederholte: »Was passiert jetzt?« und »Muss ich jetzt sterben?« Am nächsten Morgen ließ der Schock nach, und ich begann zu begreifen, was für einen Unfall und welche Art von Verletzung ich erlitten hatte. Niemand benutzte das Wort »Tetraplegie«. Ich denke, dass mir dieses Wort noch mehr Sorgen bereitet hätte. Sie sprachen von einem Bewegungs- und Funktionsverlust. Ich erinnere mich daran, dass ich hoffte, es würde sich nur um eine zeitweilige Lähmung handeln, ich begriff jedoch, dass sie auch dauerhaft sein könnte.

Nach nur sieben Tagen intensiver Akutbehandlung wurde ich in eine Rehabilitationsklinik verlegt. Ich stritt mich mit dem Personal über die Frage, warum man mich so früh verlegte, und ich sagte ihnen, dass ich noch nicht so weit wäre. Ich wollte mehr Zeit haben, um mich anpassen und die Geschehnisse besser verstehen zu können. Ich hatte auf die Verlegung jedoch keinen Einfluss, und dieser Mangel an Kontrollfähigkeit reichte bis in den Rehabilitationsprozess hinein.

Das Problem, mit dem ich während der Rehabilitation am meisten zu kämpfen hatte, bestand darin, dass ich als Patient zu wenig in den Entscheidungsprozess einbezogen wurde. Ich konnte keinen Halt finden, und diese Tatsache ließ meinen anfänglichen Aufenthalt sowohl für mich als auch für die Ärzte, Krankenschwestern und Therapeuten unvergesslich werden. Ich galt als Problempatient, da ich nicht aufhörte, Fragen zu stellen, bis ich eine befriedigende Antwort bekam.

Ich fragte bereits ziemlich früh, ob ich meine Hände jemals wieder normal benutzen könne. Ich dachte, wenn dies der Fall wäre, könnte ich meine Gitarre nehmen und den ganzen Tag darauf spielen. Ich hatte mir kurz vor dem Unfall eine neue Gitarre gekauft. Am Gitarrespielen gefällt mir am meisten, dass man eine Technik entwickeln muss, um beide Hände so zu koordinieren, dass ein Klang und ein Rhythmus entstehen. Der Arzt sagte, dass ich meine Hände wahrscheinlich im Laufe der Zeit wieder normal benutzen könnte, dass es jedoch bestimmt noch lange dauern würde. Während meiner Rehabilitation brachte mir einer der Therapeuten Broschüren über behindertengerechtes Gitarrenzubehör mit. Das betreffende Gerät befähigt den Benutzer, die Saiten einzeln auf die Gitarre zu ziehen und sie anschließend zu stimmen. Die Technik und der Stil des Gitarrespielens gingen in diesem Prozess jedoch verloren. Ich sagte dem Therapeuten, dass ich mich für diese Art des Gitarrenspielens nicht begeistern könne. Dennoch war es ein netter Versuch.

Ich wusste, dass es den Jon Smith, so wie er vor dem Unfall gewesen war, nicht mehr gab. Dieser Jon Smith war ganz anders,

zumindest physisch. Ich machte eine Bestandsaufnahme meiner verbliebenen Fähigkeiten, das waren namentlich mein Bewusstsein und ein gewisses Maß an Hartnäckigkeit, und ich entschied mich, darauf aufzubauen.

Ich beschloss, dass ich mir einen eigenen Zeitplan für den Rehabilitationsprozess erstellen musste. Ich war mir im Klaren: Über die Therapiestunden, in denen meine Fähigkeiten gefördert wurden, hinaus war die Rehabilitation auch zum Austesten und Aufdecken meiner Grenzen geeignet. Ich versuchte, mit der Vorstellung über den Verlauf meines Lebens außerhalb der Klinik klar zu kommen, wenn ich auf mich allein gestellt sein würde. Antworten auf eindeutige Fragen wie darauf, ob ich rund um die Uhr gepflegt werden müsse, erhielt ich dann über den Umweg versteckter Fragen, die das Personal eher auf der Grundlage von Vermutungen und Andeutungen als aufgrund logischer Schlussfolgerungen nur allzu bereitwillig beantwortete.

Als Beispiel sei hier angeführt, dass mir gesagt wurde, dass ich mich alle vier Stunden umdrehen müsste, um ein Wundliegen zu vermeiden. Zum damaligen Zeitpunkt war ich jedoch nicht fähig, mich selbst umzudrehen. Die Antwort des Personals lautete, dass ich nachts einen Pfleger für das Umdrehen haben müsste. Ich fragte: »Was passiert, wenn ich nicht gedreht werde?« Sie antworteten, dass ich alle vier Stunden gedreht werden müsste – sie hatten einen strikt einzuhaltenden Zeitplan. Ich schlug vor, es mit sechs Stunden zu versuchen und zu sehen, was passieren würde. »Niemand liegt sechs Stunden lang auf einer Seite«, antwortete man mir. Ich sagte dem zuständigen Arzt, den Krankenschwestern und den Therapeuten, dass ich nachts keinen Pfleger bräuchte, wenn ich es schaffte, sechs Stunden ohne Umdrehen auszuhalten. Sie stimmten schließlich meiner Logik zu, und wir wagten das Experiment, mich nicht zu drehen, wobei sorgfältig auf etwaige

4

Anzeichen eines Wundliegens geachtet wurde. Da es keine Anzeichen gab, stimmte der Arzt nach einigen Tagen einem Zeitplan ohne »nächtliches Umdrehen« zu. Die Zukunftsperspektive, nachts ständig einen Pfleger haben zu müssen, erübrigte sich.

Nach 8 Monaten Rehabilitation wurde ich entlassen und zog zu meiner Mutter. Wir hatten ein großes Wohnzimmer, das nach dem Tod meines Vaters an das Haus angebaut worden war. Ich hatte damals die ganzen Tischlerarbeiten in diesem Raum erledigt, in dem ich nun, 16 Jahre später, lebte. Irgendwie verbarg sich dahinter eine gehörige Portion Ironie, aber es bot sich mir auf diese Weise die Gelegenheit zu erfahren, wie es sein würde, wieder allein zu wohnen. Ich war in der Lage zu erkennen, welche Fähigkeiten ich entwickeln musste. Drei Monate später kehrte ich mit klar definierten Zielen in die Rehabilitation zurück: Ich wollte bestimmte Vorgehensweisen und Techniken verbessern und trotz meiner Behinderung etwas lernen.

Ich begann mich in vielerlei Hinsicht sicherer zu fühlen. Ich erreichte die Ziele, die ich mir selbst für die Rehabilitation gesetzt hatte. Nachdem ich fast ein Jahr in der Rehabilitation verbracht hatte, wurde ich im Mai 1984 aus dem Krankenhaus entlassen. Bereits wenige Tage danach kaufte ich einen Kleinbus mit Aufzug und Handsteuerung. Ich fuhr den ganzen Sommer damit herum. Das hatte eine therapeutische Wirkung. Ich begann, die Kinder mindestens einmal pro Woche mitzunehmen, und sie halfen mir sehr. Sie brachten mich dazu zu experimentieren und forderten mich auf, neue Dinge auszuprobieren. Sie brachten mich auch dazu, mich häufiger in der Öffentlichkeit zu bewegen. Heute denke ich mir nichts mehr dabei, aber es war ihre Idee, das erste Mal ins Kino zu gehen. Ich bin zum ersten Mal allein in ein Einkaufszentrum gegangen, weil mein Sohn mich gebeten hatte, etwas für ihn zu besorgen. Ich arbeitete sehr intensiv an unserer Beziehung.

Stets hatten meine Söhne absolute Priorität. Unsere Beziehung ist jetzt vermutlich besser, als sie es ohne den Unfall je gewesen wäre.

Es wurde mir auch bewusst, dass ich gar nicht so hilflos war, wie ich dachte. Und ich begann mich zu langweilen. Ungefähr zu diesem Zeitpunkt schlug mir jemand, den ich aus einem »Center for Independent Living« (Zentrum für selbständiges Leben) kannte, vor, mich bei diesem Zentrum als Finanzdirektor zu bewerben. Diese Zentren arbeiten mit Behinderten zusammen und unterstützen sie darin, ihre persönlichen Ziele im Sinne einer Unabhängigkeit zu erreichen. Die Arbeit in diesem Zentrum ermöglichte es mir, verschiedenen Arten von Akten- und Schreibtischkonstruktionen auszuprobieren und zu erkunden, womit ich mit meiner begrenzten Handfunktion am besten zurechtkam. Ich fand meinen Weg. Am wichtigsten war jedoch, dass ich in den Umgang mit Computern eingeführt wurde. Mit der Zeit war meine Arbeit am Computer wesentlich besser als vor dem Unfall.

Obwohl ich immer noch bei meiner Mutter lebte, sah ich mich nach einer eigenen Bleibe um. Ich entdeckte einen nahe gelegenen Wohnungskomplex und traf mich mit den Leuten der Baufirma, die gerade sechs Wohngebäude instand setzten. Wir sprachen davon, so viele Wohnungen wie möglich auch für Behinderte zugänglich zu machen. Sie wählten speziell einen Wohnungsblock aus, der keine Treppen erhalten sollte, und nahmen ein paar Änderungen vor. Ich bereitete mich gerade darauf vor, eine der Wohnungen zu beziehen, als mich einen Tag vor der Unterzeichnung des Mietvertrags der Vermieter anrief und sagte, dass ich nicht zu kommen brauchte. Er drückte sich bei seiner Begründung nur sehr vage aus und sagte mir, dass die Wohnung seiner Ansicht nach für mich ungeeignet sei und ich woanders bestimmt besser wohnen würde. Ich versuchte, mit ihm über die von ihm genannten Probleme zu sprechen. Mit der

Zeit wurde mir jedoch klar, dass ich aufgrund meiner Behinderung diskriminiert wurde.

Diskriminierung war eine neue Erfahrung für mich. Gerade rechtzeitig rief ich die »ACLU« (American Civil Liberties Union, Amerikanische Vereinigung zum Schutz der bürgerlichen Grundrechte) an, die mich an das »State Department of Humans Rights« (Büro für Menschenrechte innerhalb des US-Außenministeriums) verwies. Ich bekam Unterstützung von der »Northwestern University's Law School Legal Aid Clinic« (Büro für Rechtsberatung an der Nothwestern University) und legte Beschwerde ein. Der Prozess zog sich insgesamt über zwei Jahre hin. In der Zwischenzeit hatte ich eine andere Wohnung gefunden, aber ich führte den Prozess aus Prinzip weiter. Wir bereiteten uns gerade auf den Prozess vor, als uns der Wohneigentümer ein Angebot zur Beilegung der Streitigkeiten unterbreitete. Er erklärte sich mit einer gerichtlichen Anweisung zur Nicht-diskriminierung einverstanden, gab Anzeigen auf, in denen stand, dass das Gebäude auch Menschen mit physischen Behinderungen zur Verfügung stehe, und ich bekam den Anspruch auf die Wohnung zugesprochen und erhielt zudem eine finanzielle Entschädigung.

Allein zu leben war eine ganz neue Erfahrung für mich. Ich brauchte etwas Hilfe beim Einrichten der Wohnung. Als ich mich jedoch erst einmal zurecht gefunden hatte, fand ich sie sogar sehr bequem. Ich hatte das Gefühl, in meinem Leben Fortschritte zu machen. Gegen Ende desselben Jahres bewarb ich mich für das »Northwestern University's Graduate Management Program« (Graduiertenprogramm im Bereich Betriebs-wirtschaft an der Northwestern University) Ich wusste, dass ich meine Behinderung am besten durch zusätzliche Bildung ausgleichen konnte. Das Graduiertenprogramm war eine hervorragende Gelegenheit, Fähigkeiten zu entwickeln und trotz der Behinderung wettbewerbsfähig zu werden. Ich arbeitete

im Zentrum, besuchte halbtags die Uni und fühlte mich eigentlich sehr produktiv.

Im Laufe meines zweiten Jahres an der Universität erfuhr ich, dass der Staat für die Gründung neuer Zentren für selbständiges Wohnen weitere finanzielle Mittel bereitstellte. Ich gründete eine Gruppe für den Aufbau eines neuen Zentrums, dessen Leistungen Menschen mit Behinderungen aus den Vorstadtgebieten Chicagos zugute kommen sollten. Ich war der Vorsitzende des Organisationskomitees. Wir vertraten unsere Interessen im Parlament, machten Politik und kämpften gegen die Büro-kratie der Regierung für den Bau des neuen Zentrums. Manchmal waren wir frustriert, aber alles in allem war es doch eine interessante und lohnenswerte Erfahrung. Nach zwei Jahren Bemühungen sicherten wir uns erfolgreich eine staatliche Unterstützung für die Eröffnung des zweitgrößten Zentrums im mittleren Wes-ten. Als das Zentrum dann tatsächlich realisiert wurde, zog ich in Betracht, die Position des Verwaltungsdirektors zu übernehmen. Ich entschied jedoch, dass es für mich wichtig war, Entscheidungen hinsichtlich meiner berufli-chen Laufbahn trotz meiner Behinderung und nicht aufgrund meiner Behinderung zu treffen. Ich führte meine Arbeit für das Zentrum fort, allerdings nur ehrenamtlich als Vorsitzender des Vorstandes. In den sechs Jahren nach der Eröffnung des Zentrums wuchs das Personal auf 13 Mitarbeiter heran und verfügte über ein Budget von nahezu 700 000 US-Dollar.

Ich wechselte zu meiner derzeitigen Arbeitsstelle und wurde Leiter der Finanzabtei-lung einer schnell wachsenden Fürsorgestelle für Kinder. Ich konzentrierte mich weiterhin auf meine berufliche Entwicklung und machte einen weiteren Abschluss, die CPA-Prüfung (Certified Public Accountant = anerkannter Wirtschaftsprüfer). Zurückblickend habe ich meine Behinderung auf beruflicher Ebene vielleicht übertrieben stark kompensiert. Ich wollte mir beruflich so viel Wege wie möglich offen halten.

4

Der Unfall hat mein Leben eindeutig verändert. Jegliche Pläne, die ich für mein Leben geschmiedet hatte, wurden zunichte gemacht. Der Druck, dem ich mich zum Zeitpunkt des Unfalls ausgesetzt fühlte, wurde von mir genommen, und ich musste noch einmal von vorne beginnen. Ich habe seit jeher Pläne geschmiedet, aber alles, was ich für mein Leben geplant hatte, hatte seine Gültigkeit verloren. Auf welchem Weg ich mich auch immer befunden hatte, dort war ich nicht mehr.

Was ich mit meinem Leben machen und mit meiner Zeit anfangen würde, wie das Verhältnis zu meinen Kindern aussehen und mit wem ich mein Leben verbringen würde... auf all diese Fragen hatte ich keine Antwort. Einige dieser Fragen sind immer noch offen, aber ich wurde mir bewusst, dass ich beginnen musste, mir diese Fragen zu stellen. Ich traf Entscheidungen, weil das Leben weiter ging. Auch wenn ich viel von dem verloren hatte, was ich früher einmal war, war ich immer noch in der Lage, mich zu fragen, was ich mit dem Rest meines Lebens anfangen sollte.

Meiner Ansicht nach bin ich stärker und entschlossener als vor meiner Behinderung. Ich habe in gewisser Hinsicht das Gefühl, etwas geleistet zu haben; ich denke jedoch, dass ich noch viel an mir arbeiten muss. Ich habe mich sehr bemüht, die intensive Beziehung zu meinen Söhnen aufrecht zu erhalten. Ich hoffe, dass ich für die Lebensumstände anderer Menschen sensibler geworden bin. Vor dem Unfall hätte ich die Ereignisse in meinem Leben niemals so bewusst wahrgenommen.*

---

* Wir danken Lisa Richter, MS, OTR, die die Interviews mit Jon durchgeführt und uns anschließend die Protokolle zur Verfügung gestellt hat, aus denen wir die Endversion der Geschichte entwickelten. Ferner möchten wir Jon (der anonym bleiben möchte) unseren Dank dafür aussprechen, dass er sich die Zeit genommen hat, über seine Lebensgeschichte nachzudenken und sie schließlich für dieses Kapitel niederzuschreiben.

Die Geschichten von Tom, Lisa und Jon veranschaulichen, wie diese drei Menschen ihre Erfahrungen geordnet und ihnen einen Sinn verliehen haben. Zunächst sind ihr Wissen und ihre Gefühle in Hinblick auf ihr Leben durch Themen, Vorstellungen und Ansichten geprägt, die ihnen durch ihre jeweilige **Kultur** vermittelt werden. Tom und Jon zeigen z. B. den typischen beruflichen Ehrgeiz amerikanischer Männer, und sie bemühen sich, wie viele andere auch, den kulturellen Vorstellungen von beruflichem Erfolg gerecht zu werden. Lisa spiegelt die für die Schweden typische Vorstellung wider, dass man nützlich und praktisch zu sein hat. Wie die Männer, strebt auch Lisa nach den Idealen der westlichen Welt, d. h. nach Individualismus und Autonomie. Auch sie erhebt diese Ideale zum Leit- und Organisationsprinzip der kulturell beeinflussten Sichtweise dessen, wie ein Leben zu führen ist.

Es ist jedoch ebenso wichtig zu begreifen, dass jede der Geschichten auch einen **einzigartigen und persönlichen Lebensweg** widerspiegelt, mit unterschiedlichen Herausforderungen und Leistungen. Die Geschichten sind auch durch die individuellen Werte, das Selbstbild und die jeweiligen Interessen der einzelnen Personen geprägt. Jeder Mensch muss den eigenen Fähigkeiten und den Ergebnissen, die sich daraus ergeben, einen Sinn verleihen. Jeder versucht in den Aktivitäten, aus denen sein Leben besteht, Freude und Befriedigung zu finden. Und jeder wählt aus, was für ihn wichtig ist und was als Leitprinzip für das eigene Handeln dient. All diese Gesichtspunkte und Anliegen werden auf eine natürliche und allgemein verständliche Weise in die Lebensgeschichten integriert.

Darüber hinaus werden die jeweils getroffenen Betätigungswahlen am verständlichsten, wenn sie im **Zusammenhang mit der Lebensgeschichte** der betreffenden Person gesehen werden. Warum Lisa ihre Gewohnheit aufgab, mit dem Bus in die Stadt zu fahren, und warum Jon beschloss, einen akademischen Grad zu erwerben, diese Entscheidungen erscheinen erst im Zusammenhang mit der jeweiligen Lebensgeschichte sinnvoll. Herausgerissen aus den Lebensgeschichten wären sie viel schwerer zu erklären. Außerdem geht beim Versuch, die Motivation für diese Entscheidungen einfach mit Hilfe von Eigenschaften (traits) zu erklären (z. B. Tom interessiert sich für Journalismus, Lisa hat das Gefühl der eigenen Wirksamkeit verloren und Jon hat neue Werte für sich festgelegt), einiges verloren. Die im Allgemeinen eher sterilen Erklärungen, mit denen wir häufig konfrontiert werden, lassen sich also nicht einfach auf die Form der Geschichten übertragen.

Wir wenden uns nun der Frage zu, welcher Stellenwert **dem Selbstbild, den Werten und den Interessen** in diesen Geschichten jeweils zukommt. Tom ist bei Plan »F« angelangt, aber wie die kleine Ameise, die nie aufgibt, glaubt er immer noch an die Möglichkeit, sein Leben neu ordnen und wieder selbst in die Hände nehmen zu können. Folglich verfügt er immer noch über ein positives Gefühl der eigenen Wirksamkeit. Lisas Selbstbild ist im Begriff zusammen zu brechen. Sie befürchtet, für inkompetent gehalten zu werden und ebenso wie ihre Arbeit auch ihr Haus und ihre Freiheit zu verlieren. Ihre Sorge, nicht effizient zu sein, konzentriert sich auf das Begehen großer Fehler (z. B. sich zu verlaufen), die ihrer Ansicht nach ihre Welt zum Einstürzen bringen würden. Im Fall von Jon hat sich das ganze Leben radikal verändert. Er musste mit ansehen, wie es sowohl in beruflicher als auch in familiärer Hinsicht zu einem Stillstand kam. Zu einem Neubeginn gezwungen, zog er die Bilanz über die ihm verbliebenen Fähigkeiten. Da er ein hartnäckiger Planer und Kämpfer ist, konnte er sich schrittweise ein neues Leben errichten, auf das er stolz ist, das er zu kontrollieren glaubt und das ihm das Gefühl vermittelt, etwas zu leisten.

Bei Tom, Lisa und Jon ist das Selbstbild jeweils eng mit den anderen Elementen der Volition verbunden. Tom musste alles, was in seiner Lebensgeschichte wichtig war, um die Kontrolle zu behalten, ändern. Er hat gelernt, seinen Ehr-

geiz herabzusetzen, um eine neue Bezugsgruppe zu finden, und einer weniger anspruchsvollen beruflichen Tätigkeit nachzugehen. Da er seinen Ehrgeiz aufgegeben hat, verfügt er wieder über mehr Kontrolle in seinem Leben. Letzteres bedeutet, dass er die Krankheit besiegen kann und dass er erreichen kann, was er nun erreichen will. Auch wenn es sich nicht um die Erfolgsstory handelt, die er sich ursprünglich vorgestellt hatte, ist es dennoch eine Erfolgsstory. Lisa fühlt sich unfähig, ihr Leben zu kontrollieren, da gerade die Dinge, die ihr am meisten bedeuten (ihr Zuhause, ihre Unabhängigkeit und das Gefühl, nützlich zu sein), gefährdet scheinen. Jon ist erst wirklich in der Lage, sein Leben zu kontrollieren, als ihm alles, was er vorher als wichtig erachtet hatte, genommen wird und der frühere Jon Smith nicht länger existiert. Als er neu festlegt, was für ihn von Bedeutung ist, empfindet er wieder das Gefühl der eigenen Wirksamkeit.

Das **Gefühl der eigenen Wirksamkeit** basiert teilweise auf der Tatsache, dass die drei Menschen auch weiterhin Freude am Leben empfinden. Obwohl er seinen Ehrgeiz reduziert und seine Meinung über die wichtigen Dinge im Leben ändert, ist Tom auch weiterhin im Journalismus tätig, ein Bereich, der ihn schon seit jeher enorm fasziniert hat. Jon bereitet das Gitarrespielen keine Freude mehr, da der Verlust seiner Fähigkeiten es seiner Ansicht nach unmöglich macht, die Gitarre so zu spielen, wie sie in seinen Augen gespielt werden sollte. Auf der Suche nach Zufriedenheit wendet er sich neuen Dingen zu. Lisa empfindet das Bügeln als einen kleinen ermutigenden Trost inmitten ihrer Ängste. Für eine Weile sind die Hemden und (wie wir vermuten) auch ihr Leben selbst »schön«.

Tom versteht es meisterlich, ein Gefühl für die wichtigen Dinge zu entwickeln, sich ein Gefühl der Kontrolle und Freude zu bewahren und gleichzeitig die verheerenden Auswirkungen, die seine ernste Krankheit hätte haben können, zu begrenzen. Anstatt auf eine erfolgreiche Karriere konzentriert Tom nun seinen Antrieb auf einen

Sieg über den Krankheitsprozess. Das, was er erreicht, ist ein lebenswertes Leben trotz Krankheit. Anstatt als Enthüllungsjournalist arbeitet er nun als Reporter für ein Branchenblatt. Lisas Lebensgeschichte ist eine Geschichte von Überraschungen und Verlusten. Aus Angst vor dem Chaos in ihrem Inneren und der Perspektive, das Wenige zu verlieren, was sie besitzt, versteckt sie sich und hütet ihr schreckliches Geheimnis. Der Jon von früher ist verschwunden, und ein neuer Jon ist an seine Stelle getreten. Aus den Trümmern eines Lebens, das in mancherlei Hinsicht falsch gelaufen war, erschafft er sich selbst neu. Seine Lebensgeschichte ist wirklich die eines »Selfmade-man«.

Die drei Lebensgeschichten sollen deutlich machen, dass die Konzepte der Volition für etwas Lebendiges und Dynamisches stehen. Konzepte dienen der Kategorisierung und dem Verständnis von Menschen. Sie beziehen sich jedoch immer auf etwas, das Menschen, die ihrem Leben einen Sinn zu verleihen suchen, wissen, fühlen und aktiv schaffen.

> **Beachte**
>
> Wie die Geschichten zeigen, haben die Konzepte der Volition ohne die Erfahrungen der Menschen keine Bedeutung. Wir müssen die Lebensgeschichten der Menschen kennen, um ihre Volition und deren Einfluss auf die Wahl von Betätigungen tatsächlich zu ergründen.

Diese Personen verstehen sich auch selbst und wählen über ihre Geschichten bestimmte Handlungen aus. Die Geschichte ermöglicht es ihnen, ihren Erfahrungen einen Sinn zu verleihen und Entscheidungen zu treffen. Denn jede der Geschichten bietet eine Art einzigartigen Rahmen für die Hoffnungen, Handlungen und Erfahrungen dieser Menschen. Gergen u. Gergen (1988) bezeichnen diesen Rahmen als die **Vorstruktur** (forestructure) **der Narrative**, ein Set von Konventionen über die Zusammensetzung

von Geschichten. Diese Vorstruktur bestimmt unsere Art zu denken und zu sprechen, wenn wir Geschichten einsetzen oder erzählen.

> **Beachte**
>
> Wenn Menschen über den Volitionsprozess ihren Erfahrungen einen Sinn verleihen und Betätigungen auswählen, stützen sie sich auf den **Modus des Erzählens**. Dieser birgt eine kulturell geprägte Form, wie man Erfahrungen eine Bedeutung verleiht und die Zukunft antizipiert.

Geschichten verleihen unserem Leben auch eine Dramatik, die unser Leben verständlich und gleichzeitig anrührend werden lässt (Bruner 1990b; Gergen u. Gergen 1983). Diese dramatische Dimension (die z. B. auf der Angst beruht, dass sich das Leben verschlechtern könnte, oder in der Hoffnung begründet ist, dass das Leben besser werden könnte) verleiht den Geschichten die Macht, das Engagement im Zuge einer Betätigungswahl energischer anzugehen oder aufrecht zu erhalten. Sie geben uns außerdem die Macht, uns zu überwinden und Entscheidungen zu treffen. Schließlich liefern uns Geschichten Hinweise darüber, wonach wir im Leben streben.

4.5   Schlussfolgerung

Mit folgender These haben wir versucht zu begründen, weshalb Menschen zu bestimmten Betätigungen motiviert sind: Wir werden mit einem Bedürfnis zu handeln geboren. Unser Betätigungsverhalten beginnt mit unserem Interesse für bestimmte Gegenstände und Menschen und mit unserem endlosen Bemühen, mit diesen in Interaktion zu treten. Im Laufe unseres Lebens lernen wir etwas über unser Verhalten: wie es sich anfühlt, wie es unsere Umgebung beeinflusst und was andere darüber denken. Wir lernen, unseren Handlungen und der Welt, in der wir handeln, eine Bedeutung zu verleihen.

Folglich erwerben wir ein Alltagswissen über uns selbst, das unsere Kultur und unsere einzigartigen Erfahrungen spiegelt.

Über diesen fortschreitenden Prozess, in dessen Verlauf wir mit der dinglichen und der menschlichen Welt in Berührung kommen, schaffen und erhalten wir unsere Volitionsstruktur, ein Set von Dispositionen in Bezug auf unsere Handlungen in der Welt und ein Alltagswissen über unser Selbst als handelnde Person in dieser Welt. Entscheidend ist, dass die externe Welt, so wie wir sie sehen, immer in unseren Volitionsdispositionen und in unserer Selbsterkenntnis inbegriffen ist, da unsere Volition stets mit dem Sein und mit dem Handeln in der Welt verbunden ist.

Volitionsdispositionen und Selbsterkenntnis nehmen eine bestimmte Form an.

- Da Menschen mit ihrer Umgebung interagieren, erzeugen sie ein Bild von ihrer eigenen Wirksamkeit. Dies ist die Sicht des Selbst als ursächlich handelnde Person, d. h. das **Selbstbild.**
- Die Menschen erwerben zudem eine kohärente Weltsicht und eine Lebensart, die sie zu einem entsprechenden Verhalten zwingt. Wir bezeichnen dieses Gefühl der Kohärenz und Verpflichtung als **Werte.**
- Schließlich lernen Menschen etwas über die Freude und Befriedigung, die sie bei Betätigungen potentiell empfinden können. Wir bezeichnen das »Sich-Angezogen-Fühlen« von bestimmten Betätigungen und die Entwicklung entsprechender Vorlieben als **Interessen.**
- Durch das fortwährende Sammeln von Erfahrungen werden Selbsterkenntnis und Dispositionen aufrecht erhalten und reorganisiert. Sie kommen individuell im Selbstbild, in Werten und Interessen zum Ausdruck. Diese Organisation der Selbstkenntnis bezeichnen wir als **Volitionsstruktur.**

Die Organisation der Volitionsstruktur ist niemals abgeschlossen. Die Volitionsstruktur ist vielmehr das sich stetig wandelnde Produkt aus aufeinander folgenden Verhaltensepisoden in der Welt und aus den Erfahrungen, die durch dieses Verhalten entstehen. Jedes Mal, wenn wir uns für ein bestimmtes Betätigungsverhalten entscheiden und Erfahrungen damit sammeln, verändern wir unsere Volitionsstruktur.

Die Organisation der Volitionsstruktur beeinflusst zu jedem Zeitpunkt unseres Lebens den Volitionsprozess. Das heißt, wir erhalten unsere Energie aufgrund eines Handlungsbedürfnisses, das jedoch lediglich eine Grundlage für unser Handeln darstellt – eine Grundlage, die sich während der Entwicklung der Volitionsdispositionen und der Selbsterkenntnis wandelt. Das, was wir als interessant und wichtig wahrnehmen und wozu wir uns fähig halten, beeinflusst unsere Betätigungswahlen und die Art und Weise, wie wir unsere Erfahrungen mit unserem Betätigungsverhalten interpretieren. So entstehen Selbstbild, Interessen und Werte durch das Bedürfnis zu handeln und beeinflussen die Wahl unseres Betätigungsverhaltens.

Darüber hinaus ist die Volition ein Subsystem, das sich selbst organisiert. Die Wahl von Handlungsweisen wird auch durch Erfahrungen aus der Vergangenheit beeinflusst. Durch eine derartige Wahl entstehen wiederum neue Erfahrungen, die zu einer Reorganisation der Volition führen. Somit erschafft das sich selbst organisierende Subsystem Volition das Selbstbild, die Werte und die Interessen und wandelt diese auch immer wieder ab.

Wir führen an dieser Stelle ein weiteres wichtiges Argument an: Die **Volition** repräsentiert die **Bedeutung,** die wir uns selbst als Menschen beimessen, die in der Welt agieren. Bruner zufolge

» besteht die Hauptaktivität aller Menschen darin, aus ihren Begegnungen mit der Welt Bedeutung zu ziehen. Entscheidend ist jedoch, dass sich dieser Prozess der Bedeutungsfindung auf unser Tun, unseren Glauben und sogar auf unser Empfinden auswirkt (Bruner 1990a, S. 345). **«**

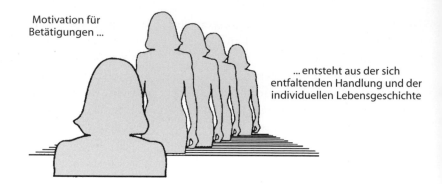

Motivation für
Betätigungen ...

... entsteht aus der sich
entfaltenden Handlung und der
individuellen Lebensgeschichte

■ Abb. 4.7. Sinnverleihung und Betätigungswahl durch die Volition

4

Es ist diese volitionale Bedeutung, die uns zur Wahl eines bestimmten Betätigungsverhaltens motiviert. Bei Motiven handelt es sich nicht um etwas, das unterschwellig vorhanden ist und bei einer Handlung plötzlich in Erscheinung tritt. Sie entstehen vielmehr während und aufgrund einer sich entfaltenden Handlung und unserer sich entfaltenden Lebensgeschichte (■ Abb. 4.7).

4.6   Schlüsselbegriffe

Das Subsystem Volition

- ein System von Dispositionen und Selbsterkenntnis, das Personen befähigt, Betätigungsverhalten zu antizipieren, auszuwählen, zu erleben und zu deuten.

Volitionsstruktur

- ein stabiles Muster aus Dispositionen und Selbsterkenntnis, das durch Erfahrungen entsteht und aufrechterhalten wird.
- **Dispositionen:** kognitive/emotionale Ausrichtung auf Betätigungen.
- **Selbsterkenntnis:** auf Alltagswissen basierendes Bewusstsein des eigenen Selbst als in der Welt handelnde Person.
- Volitionsdispositionen und Selbsterkenntnis können als Summe der folgenden drei Bereiche gedacht werden: Werte, Selbstbild und Interessen.

Selbstbild

- Kombination von Dispositionen und Selbstkenntnis in Bezug auf die eigenen Fähigkeiten und die eigene Wirksamkeit bei bestimmten Tätigkeiten; umfasst das Wissen um die eigenen Fähigkeiten und das Gefühl der eigenen Wirksamkeit.
- **Gefühl der eigenen Wirksamkeit:** die Wahrnehmung der Kontrolle über das eigene Verhalten (und die zugrunde liegenden Gedanken und Emotionen) und ein Gefühl der Kontrolle darüber, dass mit dem Verhalten die angestrebten Ergebnisse erreicht werden.

Werte

- eine kohärentes Set von Überzeugungen, die unseren Handlungsweisen Bedeutung oder Maßstäbe verleihen und eine starke Neigung erzeugen, sich entsprechend zu verhalten; umfasst persönliche Überzeugungen und Pflichtgefühl.
- **Persönliche Überzeugungen:** eine auf Alltagswissen basierende Sammlung von Ansichten über die wichtigen Dinge im Leben.
- **Pflichtgefühl:** starke emotionale Dispositionen, den für richtig erachteten Weg zu gehen.

Interessen

- Dispositionen, bei Tätigkeiten Freude und Zufriedenheit zu empfinden, und die Selbstkenntnis in Bezug auf die Freude an den

Betätigungen; umfasst Anziehungskraft und Präferenzen.
- **Anziehungskraft:** die Tendenz, an bestimmten Betätigungen oder Aspekten der Performanz Freude zu haben.
- **Präferenzen:** die Tendenz, an einer bestimmten Art der Performanz oder an einer bestimmten Aktivität mehr Freude zu haben als an anderen.

Volitionsprozess
- tatsächliche Abläufe und Vorgehensweisen in Bezug auf Antizipation, Erleben, Wahl und Interpretation von Betätigungsverhalten.

Aufmerksamkeit
- bestimmten Aspekten der Welt Aufmerksamkeit schenken;
- Handlungsmöglichkeiten antizipieren;
- auf Möglichkeiten zu Betätigungen reagieren.

Erfahren
- Freude an bestimmten Tätigkeiten haben und sie als bedeutsam empfinden;
- sich zu bestimmten Tätigkeiten mehr oder minder fähig fühlen.

Auswählen
- **Aktivitätswahl:** Betätigungsaktivitäten im Alltagsleben auswählen.
- **Betätigungswahl:** Entscheidungen, die die Verpflichtung bzw. das Engagement beinhalten, ein bestimmtes Verhalten über einen bestimmten Zeitraum aufrecht zu erhalten.

Interpretieren
- Erlebnissen und Verhalten eine volitionale Bedeutung beimessen

#
- Über Geschichten (Narrative) verstehen und entscheiden sich Personen für ein bestimmtes Handeln.
- Unsere Lebensgeschichten befähigen uns, Erfahrungen eine Bedeutung zu verleihen und Entscheidungen zu treffen. Denn jede Geschichte bietet eine Art einzigartigen Rahmen für die Hoffnungen, Handlungen und Erfahrungen eines bestimmten Menschen.
- Wenn Menschen über den Volitionsprozess ihren Erfahrungen einen Sinn verleihen und Betätigungen auswählen, stützen sie sich auf den Modus des Erzählens. Dieser birgt eine kulturell geprägte Form, Erfahrungen eine Bedeutung zu verleihen und die Zukunft zu antizipieren.
- Geschichten verleihen unserem Leben auch eine Dramatik, die unser Leben verständlich und gleichzeitig anrührend werden lässt.

4.7   Literatur

Barris R, Dickie V, Baron K (1988) A comparison of psychiatric patients and normal subjects based on the model of human occupation. Occupational Therapy Journal of Research 8:3–37. (R) Commentary by Mann W, Klyczek J, in same issue. Response to Commentary by Barris R, Dickie V, in same issue
Barris R, Kielhofner G, Burch R M, Gelinas I, Klement M, Schultz B (1986) Occupational function and dysfunction in three groups of adolescents. Occupational Therapy Journal of Research 6:301–317
Bellah R, Madsen R, Sullivan W, Swidler A, Tipton S (1985) Habits of the heart. University of California Press, Berkeley, CA
Bruner J (1973) Organization of early skilled action. Child Development 44:1–11
Bruner J (1990a) Culture and human development: A new look. Human Development 33:344–355
Bruner J (1990b) Acts of Meaning. Harvard University Press, Cambridge, MA
Burke JP (1977) A clinical perspective on motivation: Pawn versus origin. American Journal of Occupational Therapy 31:254–258
Connel JP (1985) A new multidimensional measure of children's perceptions of control. Child Development 56:1018–1041
Cottle TJ (1971) Time's children: Impressions of youth. Little, Brown & Co, Boston
Csikszentmihalyi M (1990) Flow: The psychology of optimal experience. Harper & Row, New York
DeCharms RE (1968) Personal causation: The internal affective determinants of behaviors. Academic Press, New York

4

Ebb EW, Coster W, Duncombe L (1989) Comparison of normal and psychosocially dysfunctional male adolescents. Occupational Therapy in Mental Health 9(2):53–74

Elliott M, Barris R (1987) Occupational role performance and life satisfaction in elderly persons. Occupational Therapy Journal of Research 7:215–224

Fein ML (1990) Role change: A resocialization perspective. Praeger, New York

Fiske S, Taylor SE (1985) Social cognition. Random House, New York

Geertz C (1986) Making experiences, authoring selves. In: Turner V, Bruner E (eds), The anthropology of experience, (pp. 373–380). University of Illinois Press, Urbana, IL

Gergen KJ, Gergen MM (1983) Narratives of the self. In: Sarbin TR, Scheibe KE (eds), Studies in social identity. Praeger, New York

Gergen KJ, Gergen MM (1988) Narrative and the self as relationship. In: Berkowitz L (ed), Advances in experimental social psychology, (pp. 17–56). Academic Press, San Diego

Goodman P (1960) Growing up absurd. Vintage Books, New York

Gregory M (1983) Occupational behavior and life satisfaction among retirees. American Journal of Occupational Therapy 37:548–553

Grossack M, Gardner H (1970) Man and men: Social psychology as social science. International Textbook Co, Scranton, PA

Hall ET (1959) The silent language. Fawcett Publications, Greenwich, CT

Hart DA (1992) Becoming men: The development of aspirations, values and adaptational styles. Plenum, New York

Harter S (1983). The development of the self-system. In: Hetherington M (ed), Handbook of child psychology: Social and personality development (Vol. 4). John Wiley & Sons, New York

Harter S (1985) Competence as a dimension of self-evaluation: Toward a comprehensive model of self-worth. In: Leahy RL (ed), The development of the self. Academic Press, Orlando, FL

Harter S, Connel JP (1984) A model of relationships among children's academic achievement and self-perceptions of competence, control, and motivation. In: Nicholls J (ed), The development of achievement motivation. JAI, Greenwich, CT

Helfrich C, Kielhofner G (1994) Volitional narratives and the meaning of therapy. American Journal of Occupational Therapy 48:318–326

Helfrich C, Kielhofner G, Mattingly C (1994) Volition as narrative: Understanding motivation in chronic illness. American Journal of Occupational Therapy 48:311–317

Kalish RA, Collier KW (1981) Exploring human values. Brooks/Cole, Monterey, CA

Kerby AP (1991) Narrative and the self. University Press, Bloomington, IN: Indiana

Kielhofner G, Burke J (1980) A model of human occupation, part one. Conceptual framework and content. American Journal of Occupational Therapy 34:572–581

Kielhofner G, Burke J (1985) Components and determinants of occupation. In: Kielhofner G (ed), A model of human occupation: Theory and application. Williams & Wilkins, Baltimore

Klavins R (1972) Work-play behavior: Cultural influences. American Journal of Occupational Therapy 26:176–179

Kluckholn C (1951) Values and value orientations in the theory of action: An exploration in definition and classification. In: Parsons T, Shils E (eds), Toward a general theory of action. Harvard University Press, Cambridge, MA

Lee D (1971) Culture and the experience of value. In: Maslow AH (ed), Neural knowledge in human values. Henry Regnery, Chicago

Lefcourt H (1981) Research with the locus of control construct, Vol 1: Assessment and methods. Academic Press, New York

Lederer J, Kielhofner G, Watts J (1985) Values, personal causation and skills of delinquents and non-delinquents. Occupational Therapy in Mental Health 5(2):59–77

Mallinson T (1994) Narrative analysis of the occupational performance history interview. Unpublished master's thesis, University of Illinois at Chicago

Markus H (1983) Self knowledge: An expanded view. Journal of Personality 57:543–562

Markus H, Nurius P (1986) Possible selves. American Psychologist, 41:954–969

Matsutsuyu J (1969) The interest checklist. American Journal of Occupational Therapy 23:323–328

Mattingly C (1991) The narrative nature of clinical reasoning. American Journal of Occupational Therapy 45:998–1005

Mattingly C, Fleming M (1993) Clinical reasoning. Forms of inquiry in a therapeutic practice. FA Davis, Philadelphia

Meyer WU (1987) Perceived ability and achievement-related behavior. In: Halisch F, Kuhl J (eds), Motivation, intention and volition. Springer, Berlin

Mitchell A (1983) The nine American lifestyles. Macmillan, New York

Mufioz J, Lawlor M, Kielhofner G (1993) Use of the model of human occupation: A survey of therapists in psychiatric practice. Occupational Therapy Journal of Research 13(2):117–139

Muñoz J, Lawlor M, Kielhofner G (1993) Use of the model of human occupation: A survey of therapists in psychiatric practice. Occupational Therapy Journal of Research, 13(2):117–139

Murphy R (1987) The body silent. WW Norton, New York

Patsy D, Kielhofner G (1989) An exploratory study of psychosocial adaptation to spinal cord injury. Unpublished manuscript

Rotter JB (1960) Generalized expectancies for internal versus external control of reinforcement. Psychological Monographs: General Applications 80:1–28

Schafer R (1981) Narration in the psychoanalytic dialogue. In: Mitchell WJT (ed), On narrative (pp. 25–49). University of Chicago Press, Chicago

Skinner EA, Chapman M, Baltes PB (1988) Control, means-end, and agency beliefs: A new conceptualization and its measurement during childhood. Journal of Personality and Social Psychology 54:117–133

Smith MB (1969) Social psychology and human values. Aldine, Chicago

Smith N, Kielhofner G, Watts J (1986) The relationship between volition, activity pattern and life satisfaction in the elderly. American Journal of Occupational Therapy 40:278–283

Smyntek L, Barris R, Kielhofner G (1985) The model of human occupation applied to psychosocially functional and dysfunctional adolescents. Occupational Therapy in Mental Health 5(1):21–40

Spence DP (1982) Narrative truth and historical truth: Meaning and interpretation in psychoanalysis. WW Norton, New York, NY

Taylor C (1989) Sources of the self: The making of the modern identity. Harvard University Press, Cambridge, MA

White M (1989) The externalizing of the problem and the re-authoring of lives and relationships. In: White M (ed), Selected Papers. Dulwich Centre Publications, Adelaide, Australia. (Reprinted from Dulwich Centre Newsletter – Summer 1989)

Das Subsystem Habituation (Habituation Subsystem)

Gary Kielhofner

5.1 Einleitung

Die Frage, der sich dieses Kapitel widmet, lässt sich mit folgenden Worten treffend zusammenfassen:

>> Warum wiederholen Menschen sich so häufig? Warum verbringen sie Weihnachten oder Geburtstage alljährlich immer wieder auf ähnliche Weise? Und warum tun sie im Verlauf ihres Alltags – bestehend aus aufstehen, sich waschen, sich anziehen, frühstücken, Zeitung lesen, die Post öffnen, zur Garage oder zum Bahnhof gehen, mit Kollegen sprechen, mit denselben Menschen telefonieren – fast immer dasselbe wie an den Tagen zuvor? Warum schreiben sie Briefe, die fast genauso klingen wie die Briefe, die sie vorher schon geschrieben haben, und warum halten sie sich selbst immer wieder mit leichtem Bedauern davon ab, in die Kneipe zu gehen? (Young 1988, S. 75)《

Im Großen und Ganzen zeichnet sich das Betätigungsverhalten, das wir im Alltag zeigen, durch Wiederholung (Redundanz) aus. Wir gebrauchen redundante Muster der Zeitnutzung. Wir interagieren immer wieder auf sehr ähnliche Art und Weise mit anderen Menschen. Wir führen eine ganze Reihe von Aufgaben immer wieder ähnlich durch. Dieses Kapitel ist eben diesen bekannten, routineartigen und automatischen Aspekten des alltäglichen Betätigungsverhaltens gewidmet.

Da wir solche Verhaltensweisen nicht absichtlich wählen – und manchmal auch lieber ein anderes Verhalten zeigen würden als das, zu dem wir tendieren – müssen für das Auftreten eines Verhaltens außer der Motivation auch noch andere Faktoren eine Rolle spielen. Obwohl sich derartige Verhaltensweisen durch ihre Ähnlichkeit mit vorausgegangenen auszeichnen, sind sie doch niemals absolut gleich. Wie in ▶ Kapitel 2 erwähnt, reicht es folglich nicht aus, Verhalten auf verinnerlichte Anweisungen, die es einfach auslösen, zurückzuführen.

Wie sind solche automatischen Verhaltensweisen also möglich? Was ermöglicht den Menschen, sich in der räumlichen, zeitlichen und sozialen Welt effizient zu bewegen, ohne dass ihnen ihre Wahrnehmung bewusst und absichtlich Informationen zu Handlungen liefert – aber gleichzeitig mit genügend Flexibilität, um gewohnte Verhaltensweisen auch unter den verschiedensten Umständen zeigen zu können?

Das Phänomen, dass Menschen gewohnte Verhaltensmuster wiederholen, wird in diesem Kapitel mit dem Konzept des Subsystems Habituation erklärt. Ich werde die These aufstellen, dass Menschen mit Hilfe der Habituation Wege finden, sich ihren räumlichen, zeitlichen und soziokulturellen Umfeldern gewahr zu werden, und dass sie mit diesen Umwelten kooperieren, um wirkungsvoll und automatisch ein routinemäßiges Verhalten aufbauen zu können.

Wie dies auch bei allen anderen Strukturen der Fall ist, wird die interne Organisation, die für gewohnte Verhaltensmuster erforderlich ist, durch fortwährende Handlungen geschaffen und verändert. Die Habituation erlaubt es den Menschen, aus mehreren möglichen Verhaltensweisen die Kombination auszuwählen, die eine **bestimmte** Durchführungsart darstellt. Folglich wird über Gewohnheitsmuster aus allen möglichen Verhaltenskombinationen eine bestimmte Vorauswahl an Verhaltensweisen getroffen. Dabei ist zu beachten, dass in diesem Zusammenhang lediglich die **Art der Ausführung,** nicht aber spezifische Handlungen ausgewählt werden.

> **Beachte**
>
> Das Subsystem Habituation trägt dazu bei, dass sich **Verhaltensweisen** über einen Zeitraum hinweg ähneln.

Indem sie ermöglicht, dass bestimmte Handlungen immer wieder auf die selbe Art und Weise ausgeführt werden, ruft die Habituationsstruktur Verhaltensweisen hervor, die ihre aktuelle Organisation aufrecht erhalten (◨ Abb. 5.1). Habituation erhält sich somit durch ihre Redundanz aufrecht.

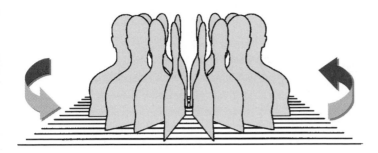

■ **Abb. 5.1.** Durch Habituation werden eben jene Verhaltensweisen hervorgebracht, durch die ihre derzeitige Organisation aufrechterhalten wird

Wie ich bereits angemerkt habe, entsteht gewohntes Verhalten nicht mechanisch aufgrund verinnerlichter Anweisungen. Die Habituation basiert vielmehr auf einem Netzwerk von organisierten »Einschätzungstendenzen«. Diese befähigen den Menschen dazu, in sich ähnelnden Situationen auch ähnliche Verhaltensweisen zu zeigen (oder dynamisch aufzubauen), ohne dass dies ein Nachdenken oder besondere Aufmerksamkeit (für die habitualisierten Verhaltensmerkmale) erfordert.

Damit gewohnte Verhaltensweisen hervorgebracht werden können, ist Redundanz auch in der externen Umwelt notwendig. Die Menschen befinden sich kontinuierlich in mehr oder weniger denselben Situationen. Die **räumliche Umwelt** verändert sich im Grunde kaum. Immer wiederkehrende Muster wie Tag und Nacht, Arbeitswoche und Wochenende bieten eine redundante **zeitliche Struktur,** innerhalb derer sich unsere Routinen entfalten. Ähnlich weist auch die uns umgebende **soziale Ordnung** eine ausreichende Regelmäßigkeit auf, die es uns erlaubt, meistens bekannte Situationen zu erleben, für die uns verschiedene Reaktionsarten zur Verfügung stehen.

> **Beachte**
>
> Aufgrund der Stabilität und Redundanz unserer Umwelten befinden wir uns meistens in vertrauten Situationen, die kein bewusstes Kalkulieren unserer Schritte erfordern.

Wie Young (1988) bemerkt, werden gewohnte Verhaltensweisen »erzeugt und durch Wiederholung gefestigt« (S. 79). Zu dieser Wiederholung kommt es sowohl in unseren Umwelten als auch in unserem Verhalten.

Zur Erklärung der Habituation werde ich mich zweier Konzepte bedienen. Dabei handelt es sich um:

- Gewohnheiten und
- Rollen.

Gewohnheiten und Rollen bilden gemeinsam die Muster, mit deren Hilfe wir uns im Allgemeinen durch die Tage, Wochen, Jahreszeiten, in unserem Zuhause, in unserem Wohnviertel, in den Städten, in unseren Familien, Arbeitsumfeldern und anderen sozialen Gemeinschaften bewegen. In jedem dieser zeitlichen, räumlichen und sozialen Kontexte führen wir eine große Bandbreite an Tätigkeiten aus. Gewohnheiten und Rollen verleihen diesen Betätigungen Regelmäßigkeit, Charakter und Ordnung.

5.2 Gewohnheiten

Bereits in der frühesten ergotherapeutischen Literatur setzte man sich mit Gewohnheiten und deren Bedeutung für ein gesundes Betätigungsverhalten auseinander. Autoren, die im Bereich der Ergotherapie Pionierarbeit geleistet haben, wiesen darauf hin, dass Gewohnheiten organisierende und regulierende Mechanismen sind, die für einen wirkungsvollen Ablauf des Alltagslebens gut strukturiert sein müssen (Meyer 1922; Kidner 1924; Slagle 1922). Frühe Autoren gingen von der Annahme aus, dass Gewohnheiten Verhalten für einen effizienten Einsatz innerhalb der Umwelt reflektieren und somit auch organisieren. Sie erkannten zudem, dass Gewohnheiten nur durch tatsächliches Handeln geschaffen werden können und bei unregelmäßiger Durchführung genauso verkümmern wie zu selten eingesetzte Muskeln. Wie wir sehen werden, scheinen diese grundlegenden Vorstellungen von Gewohnheiten immer noch Gültigkeit zu besitzen.

Obwohl Gewohnheit zum Alltagsbegriff geworden ist (so sprechen wir z. B. häufig von guten und schlechten Gewohnheiten), sind sie erstaunlich komplexe Phänomene. Dazu kommt, dass man über Gewohnheiten noch nicht sehr viel weiß. Wie Camic (1986) bemerkt, werden sie in den derzeitigen Theorien über das menschliche Verhalten unverdientermaßen vernachlässigt. Einige Wissenschaftler haben allerdings theoretische Konzepte entwickelt, aus denen wir unsere Theorie abgeleitet haben.

Young beschreibt (1988) eine der charakteristischen Eigenschaften von Gewohnheiten: Sie laufen eher automatisch als bewusst ab. Wörtlich heißt es hier:

> » Wenn ich mitten in einer Tätigkeit stecke, habe ich manchmal nur den vagen Eindruck, dass mein Bewusstsein arbeitet, während ich nicht hinsehe. Es ist, als ob ich meine Handlungen gar nicht selbst ausführe. Wer musste nicht schon gelegentlich nachprüfen, ob die Zahnbürste nass ist, um sicherzustellen, dass man sich die Zähne bereits geputzt hat? (S. 81)«

Youngs Idee des vagen Bewusstseins beschreibt sehr treffend unsere Erfahrung mit Gewohnheiten.

Beachte

Gewohntes Verhalten läuft nicht gänzlich unbewusst ab. Eine gewohnte Performanz neigt vielmehr dazu, in der bewussten Wahrnehmung aufzutauchen und wieder zu verschwinden.

Oft hängt es von den jeweiligen Umständen ab, wie bewusst das gewohnte Verhalten ist.

❯ Beispiel

Gerät man auf eine vereiste Straße, wird zu spät wach oder ist ein Vorgesetzter anwesend, kontrolliert man sein Verhalten möglicherweise bewusster, als man es unter anderen Umständen täte. Allerdings kann es auch vorkommen, dass das Bewusstsein bei gewohnten Verhaltensaspekten gänzlich verdrängt wird, wenn wir z. B. gedanklich mit einer bevorstehenden Situation oder Unterhaltung beschäftigt sind.

Sind wir uns unseres gewohnten Verhaltens bewusst, ist dies eine andere Art des Bewusstseins, als wenn wir mit einer neuen Situation konfrontiert werden und überlegt handeln müssen. Wenn wir gewohnten Routinen nachgehen, scheint das Bewusstsein parallel zu unseren Gewohnheiten zu fließen und mit ihnen zusammenzuarbeiten. Das gewohnte Verhalten scheint sich an den Grenzen unseres Bewusstseins entlang zu bewegen.

Beachte

Wenn es die Umstände erfordern, kooperieren die Gewohnheiten mit dem Bewusstsein. Ansonsten erlauben sie uns die Konzentration auf andere Dinge.

Camic (1986) beschreibt Gewohnheiten als »eine sich mehr oder weniger selbst auslösende Disposition oder Tendenz, auf eine zuvor angenommene oder erworbene Art zu handeln« (S. 1044). Auch Dewey (1922) ging schon von der Vorstellung aus, dass gewohntes Verhalten von einer latenten, durch Erfahrungen erworbenen Disposition beeinflusst wird. Entsprechend definierte er Gewohnheiten als Aktivität,

> » die durch vorherige Aktivität beeinflusst und in diesem Sinne erworben ist. Sie weist in sich selbst eine gewisse Ordnung oder Systematisierung von kleineren Handlungselementen

auf; sie ist projizierend, dynamisch und bereit, offenkundig in Erscheinung zu treten. Sie ist in einer untergeordneten Form effektiv, selbst wenn sie die laufende Aktivität nicht zu dominieren scheint (S. 40).«

Deweys Definition beinhaltet die wichtige Erkenntnis, dass Gewohnheiten kleinere Verhaltenseinheiten organisieren, die er als **geringfügige Handlungselemente** (minor elements of action) bezeichnet. Folglich üben Gewohnheiten ihren organisierenden Einfluss auf einer mittleren Ebene zwischen der kleinsten Verhaltenseinheit und dem Lebensstil aus. Gewohnheiten fungieren also gewissermaßen als »Mittelsmänner« zwischen den von uns ausgeübten Fähigkeiten und unserem Lebensstil. Sie haben demnach einen großen Einfluss auf unsere Handlungen.

Aus diesen Ausführungen lässt sich folgende Definition für Gewohnheiten ableiten:

> **Beachte**
>
> Gewohnheiten sind latente Tendenzen, die durch vorangegangene Wiederholungen erworben wurden, hauptsächlich auf einer vorbewussten Ebene arbeiten und eine große Bandbreite an Verhaltensmustern beeinflussen, die mit bekannten Lebensräumen zusammenhängen (◘ Abb. 5.2).

Geordnete Improvisation: Die Landkarte der Gewohnheiten

Die Vorstellung von Gewohnheiten als gut erlernte Verhaltensmuster, die sich ohne Überlegung entfalten, könnte den Eindruck entstehen lassen, dass Gewohnheiten »abgepackte« Verhaltensketten darstellen, die mechanisch ablaufen. Wie ich jedoch angemerkt habe, ist dies **nicht** der Fall.

> **Beachte**
>
> Obwohl Gewohnheiten das Verhalten nach einem gewissen groben Muster oder einer Art Schablone regulieren, erfordert gewohntes Verhalten Improvisation, damit sich der Mensch auf die unvermeidlichen neuartigen Elemente einer jeden neuen Verhaltenssituation einstellen kann.

Dewey (1922) erkannte, dass Gewohnheiten mit dem Kontext kooperieren. »Gewohnheiten sind eine Art der Nutzung und Integration der Umwelt, wobei beide Aspekte gleichberechtigt mitbestimmen.« (S. 15). Dies bedeutet, dass eine Gewohnheit das Verhalten nicht durch eine strikt festgelegte Kombination von kodierten Verhaltensanweisungen steuert, sondern indem sie dem Individuum eine geregelte **Art** des Umgangs mit möglichen Umweltbedingungen

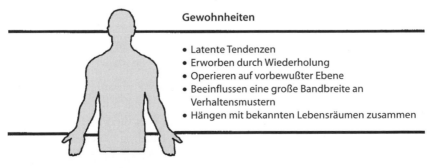

Gewohnheiten

- Latente Tendenzen
- Erworben durch Wiederholung
- Operieren auf vorbewußter Ebene
- Beeinflussen eine große Bandbreite an Verhaltensmustern
- Hängen mit bekannten Lebensräumen zusammen

◘ **Abb. 5.2.** Gewohnheiten

bietet. Dewey (1922) bemerkt in diesem Zusammenhang:

> » Im Grunde sind Gewohnheiten eine erworbene Disposition zu bestimmten Reaktionsarten oder -modi und nicht zu bestimmten Handlungen, es sei denn, diese Handlungen drücken unter besonderen Umständen eine bestimmte Verhaltensweise aus. Gewohnheit bedeutet eine besondere Sensibilität gegenüber oder ein besonderer Zugang zu einer ganz bestimmten Art von Stimuli ... und nicht nur die bloße Wiederholung bestimmter Handlungen (S. 42).«

Camic (1986) greift diese Vorstellung wieder auf, indem er anmerkt, dass gewohntes Verhalten zwar automatisch und unüberlegt erfolgt, aber genau so wenig mechanisch abläuft wie Handlungen, die von bewusster Reflexion gelenkt werden. Young (1988) betont zwar, dass Gewohnheiten Regeln unterworfen sind, die das automatische Verhalten lenken; er erklärt jedoch gleichzeitig, dass »diese Regeln flexibel sind, eher vergleichbar mit einer Grammatik als mit einem bestimmten Satz« (S. 91).

Koestler (1969) geht ebenfalls davon aus, dass Gewohnheiten Regeln unterworfen sind, die das Verhalten in gewisse Bahnen lenken, es aber nicht diktieren. Seiner Ansicht nach ähneln sie Spielregeln, die für eine Ordnung unter den Spielern sorgen, indem sie ihnen die Spielweise erklären, ohne jedoch jeden einzelnen ihrer Schritte im Voraus festzulegen. Bourdieu (1977) beschreibt Gewohnheiten in ähnlicher Weise als »ein System von dauerhaften, übertragbaren Dispositionen, das vergangene Erfahrungen integriert und in jedem Augenblick als **eine Matrix von Wahrnehmungen, Einschätzungen und Handlungen fungiert** (S. 82)«.

Koestlers und Bourdieus Vorstellungen ebnen gemeinsam den Weg zu einem Verständnis, wie Gewohnheiten unser Verhalten lenken und beeinflussen. Durch Erfahrungen, die wir in der Umwelt sammeln, entsteht eine allgemeine Kombination von Regeln. Diese geben uns vor, wie man einen bestimmten Zeitraum, eine bestimmte Betätigung oder eine räumliche Umwelt effektiv durchleben kann.

Beachte

Wir verinnerlichen eine Kombination von Regeln, die als eine Art Landkarte dient und uns einen Weg aufzeigt, die Topographie der externen Welt richtig einzuschätzen.

Beispiel

Wenn wir intuitiv wissen, dass es Zeit fürs Frühstück ist, wo wir auf dem Nachhauseweg als nächstes abbiegen müssen und welcher Arbeitsschritt bei der Essenszubereitung auf den vorherigen folgt, so ist dies auf unsere verinnerlichte Landkarte zurückzuführen, die es uns erlaubt, uns inmitten der externen Welt zu orten.

Die Landkarte vermittelt uns Orientierung, lokalisiert uns innerhalb der sich entfaltenden Ereignisse und ermöglicht es uns, unser Verhalten in Richtung der nächsten, stillschweigend antizipierten Begebenheiten zu lenken. Ebenso wenig wie das, was man beim Autofahren sieht (d. h. die vor uns liegende Straße, Verkehrsschilder, der aktuelle Bereich, in dem man sich gerade bewegt), den Symbolen auf einer Straßenkarte entsprechen, stimmen die Ereignisse in unserem Alltag genau mit den Landkarten unserer Gewohnheiten überein. Doch wenn wir uns in einer Situation befinden, die erkennbare oder vertraute Eigenschaften aufweist, wissen wir, dass wir dafür eine Landkarte von Gewohnheiten haben. In der Tat laufen Gewohnheiten problemlos ab und erfordern keine Aufmerksamkeit, solange uns die Welt vertraut erscheint. Es ist das Unbekannte (d. h. das, von dem wir keine verinnerlichte Landkarte haben), das uns von gewohnten Vorgehensweisen abbringt. Die Landkarte der Gewohnheiten stellt einen Bezugsrahmen dar, anhand dessen wir sowohl unsere Umgebung als auch die Ereignisse einschätzen oder lesen können, die sich darin abspielen. Auf dieser Grundlage können wir dann das Verhalten erzeugen, auf das die Gewohnheit abzielt. Daraus lässt sich folgende Definition ableiten:

> **Beachte**
>
> Die Landkarte der Gewohnheiten (◘ Abb. 5.3) setzt sich zusammen aus verinnerlichten Fähigkeiten, mit denen sich bekannte Ereignisse und Kontexte wahrnehmen und einschätzen lassen. Sie lenkt die damit verbundenen Handlungen dahingehend, dass ein implizites Ergebnis oder ein impliziter Prozess erzielt bzw. erfüllt wird.

Zweck und Funktion von Gewohnheiten

Da Gewohnheiten durch vorangegangene Handlungen innerhalb eines bestimmten Umfelds entstehen, stellen sie eine Anpassung an die Eigenschaften dieses Kontextes dar. Mit anderen Worten:

> **Beachte**
>
> Gewohnheiten bewahren eine Vorgehensweise, die wir durch frühere Handlungen in einer bestimmten Umwelt gelernt haben.

Erst wenn sich ein Verhalten in irgendeiner Hinsicht als effektiv erweist und daher immer erneut wiederholt wird, wird es zu einer Gewohnheit.

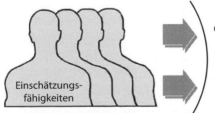

Einschätzungsfähigkeiten

Gewohnte zeitliche, räumliche und/oder soziale Umwelt

◘ **Abb. 5.3.** Landkarte der Gewohnheiten

> **Beispiel**
>
> Vielleicht schlagen wir auf einer Reise die falsche Route ein, aber durch Wiederholung wird eine solche ineffektive oder ineffiziente Handlung allmählich korrigiert. Bei späteren Reisen ergeben sich bessere Routen, die uns unser Ziel schneller erreichen lassen.

Bei einer Vielzahl an Aufgaben gewöhnen sich Menschen an Vorgehensweisen, die erst mit der Zeit entstehen und mehr oder weniger erfolgreiche Arten der Durchführung bilden. Das heißt nicht, dass alle Gewohnheiten jeweils die effektivsten Wege darstellen, wie man Aufgaben erfüllen oder Prozesse durchlaufen kann. Die Chance ist allerdings relativ groß, dass Gewohnheiten Vorgehensweisen beinhalten, die in der Umwelt, in der sie durchgeführt werden, einen gewissen Wert haben.

Laut Young (1988) ähneln Gewohnheiten einem sich selbst in Gang haltenden **Schwungrad,** das dem Erhalt von Handlungsmustern dient. Gefestigte Gewohnheiten fungieren als Kontrollparameter (s. ► Kap. 2) und beeinflussen die Art des Verhaltens, das sich entfaltet. Werden Gewohnheiten durch das Aufeinandertreffen geeigneter Umweltfaktoren erst einmal ausgelöst, sorgen sie für den Impuls, durch den sich bestimmte Verhaltensaspekte von selbst entfalten können. Dies bewirkt, dass die Aufmerksamkeit auf andere Dinge gerichtet werden kann. Dazu bemerkt James (1950):

> » Je mehr Details unseres Alltagslebens zu mühelosen Automatismen werden, desto mehr höhere Kräfte unseres Bewusstseins werden freigesetzt, damit sie ihre eigentliche Arbeit leisten können. Niemand ist ärmer dran als der Mensch, bei dem außer der Unentschlossenheit nichts habitualisiert ist, und für den das Anzünden jeder Zigarre, das Trinken jeden Glases, die tägliche Aufstehens- und Schlafenszeit und der Beginn einer jeden Arbeit Gegenstand willentlicher Überlegungen sind. Ein solcher Mensch verbringt mehr als die Hälfte seiner

Zeit damit, Entscheidungen zu treffen oder zu bereuen – Entscheidungen, die so verinnerlicht sein müssten, dass sie für sein Bewusstsein gar nicht existieren dürften (S. 122).«

James weist darauf hin, dass Gewohnheiten zwei oder mehrere Verhaltensweisen gleichzeitig zulassen können. Während man gewohnte Verhaltensweisen durchführt (sich morgens anziehen, im Anschluss an die Arbeit nach Hause fahren), kann man sich mit anderen Gedanken oder Verhaltensweisen auseinandersetzen (z. B. ein Telefongespräch führen, ein Treffen planen, Radio hören).

In welchem Maße uns unsere Gewohnheiten im Alltagsleben **Freiräume** schaffen, geht deutlich aus der Beschreibung von Murphy (1987) hervor. Er beschreibt, wie gewohntes Verhalten aufgrund einer fortschreitenden körperlichen Behinderung durch bewusste Strategien ersetzt werden musste:

» Dies traf sogar auf die einfachsten Handlungen zu. Um vom Rollstuhl auf die Toilette, ins Bett oder in den Sessel zu kommen, musste ich den Rollstuhl in einer sorgfältig ausgewählten Position anhalten und die Bremsen aktivieren, damit der Rollstuhl nicht unter mir wegrutschen konnte. Anschließend musste ich mir eine Strategie überlegen, um aufzustehen: Ich musste vorsichtig die Stellen auswählen, wo ich mich abstützen konnte, und die Anzahl der Schritte kalkulieren, die nötig waren, damit ich mein Ziel erreichen konnte. Als ich nicht mehr gehen und nicht mehr stehen konnte, wurden solche Platzwechsel unmöglich; meine Bewegungen waren noch eingeschränkter und die Hindernisse noch unüberwindbarer. Das Haus war zu einem Schlachtfeld und meine Bewegungen sorgfältig überlegte Strategien gegen einen ständig anwesenden Widersacher geworden (S. 76).«

Wie dieser Text verdeutlicht, kann anstelle der Gewohnheiten eine physische Behinderung die Funktion des Kontrollparameters übernehmen und eine automatische Performanz zu einer überlegten Performanz werden lassen. Im nor-

malen Leben stellen Gewohnheiten ein Netz aus Tendenzen dar, das unzählige Handlungen sammelt und lenkt. Auf diese Weise halten Gewohnheiten unsere Verhaltensmuster zusammen, die unserem Leben eine gewisse Vertrautheit und Mühelosigkeit verleihen. Wenn die Vertrautheit allerdings durch bestimmte Faktoren gestört wird, geht die Effizienz verloren, und zusätzliche Energie wird benötigt.

Gewohnheiten haben auch einen **gesellschaftlichen Zweck.** Young (1988) zufolge stellen die Gewohnheiten, die von einer Gruppe von Menschen geteilt werden, **Bräuche** dar. Die Bräuche dienen neuen Mitgliedern der Gruppe als Orientierung für die Entwicklung von Gewohnheiten, die den Vorgehensweisen der Gruppe entsprechen. Indem sie sich Gewohnheiten aneignen, werden Menschen zu Trägern und Vermittlern der Bräuche, die den Lebensstil einer bestimmten Gruppe darstellen. Die Gewohnheiten eines jeden Individuums dienen der Aufrechterhaltung dieser wichtigen Merkmale des Gruppenlebens.

Darüber hinaus kann das gewohnte Verhalten eines Individuums innerhalb einer Gruppe Teil des Umweltkontextes sein, den andere Personen für ihre Gewohnheiten benötigen. So lieferte Rowles (1991) z. B. die folgende Beschreibung einer Gruppe älterer Männer, die den Brauch entwickelten, sich vor dem Postamt zu treffen:

» Jeden Morgen um kurz vor 10 Uhr macht Walter einen kleinen Spaziergang von ca. 350 m den Hügel von seinem Haus hinunter bis zu dem Wohnwagen, der als Postamt dient, um die »Post abzuholen«. Jeden Tag geht er genau den gleichen Weg. Mehrere männliche Altersgenossen machen sich von verschiedenen Orten in Colton aus ungefähr zur gleichen Zeit auf den gleichen Weg... Die Post abzuholen bietet den älteren Männern der Gemeinde einen Grund, sich ungezwungen auf der Bank außerhalb des »Colton Store« zu treffen, der sich neben dem Postamt befindet. Die Männer verweilen dort meist den ganzen Vormittag. Sie sehen dem Straßenverkehr zu, plaudern mit den Ladenbesitzern und diskutieren über die Ereignisse des Tages. Anschließend löst sich die Gruppe zur Mittagszeit auf, und Walter geht wieder nach Hause (S. 268).«

Walters Gewohnheit, die Post abzuholen und sich mit anderen älteren Bewohnern Coltons zu treffen, strukturiert nicht nur seinen Morgen, sondern trägt auch zur Aufrechterhaltung des lokalen Brauchs bei. Könnte man sich nicht auf das Erscheinen Walters und der anderen verlassen, gäbe es diesen Brauch nicht.

Indem Gewohnheiten das Verhalten nach den Eigenschaften des sozialen Umfelds formen, sorgen sie dafür, dass das Verhalten von den entscheidenden Eigenschaften des sozialen Umfelds profitiert und mit ihnen in Einklang steht (Cardwell 1971). Unsere typischen Verhaltensweisen sind demnach von anderen Personen innerhalb des Umfelds als solche zu erkennen.

❯ **Beispiel**
Gewohnheiten wie Pünktlichkeit und Fleiß spiegeln typische Erwartungen der westlichen Gesellschaft wider. Man hat zu festgesetzten Zeiten bei der Arbeit, bei Zusammenkünften und zu Verabredungen zu erscheinen und soll sich dann in der dafür festgelegten Zeit auf die Aufgabe konzentrieren, die zu erledigen ist. Fällt eine Person wiederholt durch Unpünktlichkeit oder Mangel an Konzentration gegenüber den Arbeitsaufgaben auf, so stimmen ihre Gewohnheitsmuster nicht mit denen der Umwelt überein.

Zusammenfassend lässt sich sagen, dass Gewohnheiten Tendenzen zur Erzeugung umweltrelevanter und wirksamer Verhaltensmuster sind. Darüber hinaus tragen sie zur Effizienz von Handlungen bei, indem sie das Maß an bewusster Anstrengung, das für die Performanz erforderlich ist, herabsetzen und auf diese Weise den Menschen den Freiraum verschaffen, sich gleichzeitig auch anderen Aktivitäten zu widmen. Gewohnheiten sorgen außerdem dafür, dass der Mensch in den reibungslosen Ablauf der Gesellschaft integriert wird. Schließlich wird das Individuum durch Gewohnheiten zum Träger von Gepflogenheiten und Bräuchen und erhält somit soziale Gruppen aufrecht.

Der Einfluss von Gewohnheiten auf alltägliche Betätigungen

Das Konzept der Gewohnheit kann sich auf ein breites Spektrum von Verhaltensmustern beziehen (Camic 1986). Wie in ◻ Abb. 5.4 dargestellt, strukturieren Gewohnheiten Betätigungsverhalten auf dreierlei Weise:

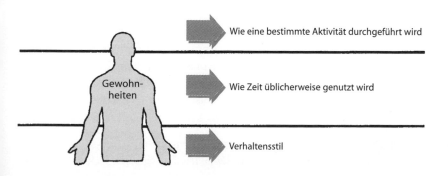

Gewohnheiten

Wie eine bestimmte Aktivität durchgeführt wird

Wie Zeit üblicherweise genutzt wird

Verhaltensstil

◻ Abb. 5.4.
Einfluss von Gewohnheiten auf Betätigung

5

- Gewohnheiten beeinflussen die Art, wie wir Aktivitäten regelmäßig durchführen (Gewohnheiten bei der Betätigungsperformanz);
- Gewohnheiten regulieren, wie wir unsere Zeit üblicherweise nutzen (Routinegewohnheiten);
- Gewohnheiten erzeugen Verhaltensstile, die eine ganze Bandbreite an Performanz kennzeichnen (Stilgewohnheiten).

Diese drei Aspekte von Gewohnheiten werden im Folgenden näher betrachtet.

Gewohnheiten bei der Betätigungsperformanz

Dass jede Person eine eigene Art der Durchführung bestimmter Aktivitäten hat, ist eigentlich offensichtlich. Und doch ist die Tatsache, dass jede Person vertraute Aktivitäten auf eine eigene Weise durchführt, alles andere als belanglos. Egal, ob diese Gewohnheiten mit unseren Vorstellungen von der richtigen Etikette oder Form übereinstimmen, ein bestimmtes Flair repräsentieren, ob sie die Art und Weise widerspiegeln, wie die Aufgabe bereits von Vater oder Mutter durchgeführt wurde, oder ob sie sich schlicht als die einfachste und effizienteste Art zu handeln erweisen – die Menschen tendieren dazu, an einer bestimmten Art der Durchführung vertrauter Aktivitäten festzuhalten.

Camic (1986) bezeichnet diesen Aspekt der Gewohnheiten als Dispositionen zur »geschickten Durchführung bestimmter relativ elementarer und spezifischer Aktivitäten« (S. 1045). Solche Gewohnheiten beziehen sich auf die routinemäßige Durchführung von Handlungen, die uns vertraut und zu Automatismen geworden sind, wie z. B. die Art, wie wir uns anziehen, die Route, die wir auf dem Weg zur Arbeit nehmen, die Art, wie wir unser Lieblingsgericht zubereiten etc. Seamon (1980) bezeichnet Gewohnheiten als »Körperballett« und bemerkt dazu, dass sie »eine Kombination von integrierten Verhaltens-

weisen darstellen, die eine bestimmte Aufgabe oder ein bestimmtes Ziel unterstützen« (S. 157).

Da gewohnte Arten der Durchführung von Aktivitäten zu unserer Effizienz und Effektivität beitragen, werden sie manchmal als Fertigkeiten (skills) bezeichnet – z. B. die Fertigkeit, sich selbst anzuziehen. Ich dagegen verstehe unter »Fertigkeit« ein bestimmtes Merkmal der Performanz, wie z. B. die Fertigkeit, Handlungen zu erreichen oder zu sequenzieren (s. ▶ Kap. 7). Wenn ich von Handlungsreihen spreche, die zur Bildung einer erkennbaren Aktivität oder eines erkennbaren Betätigungsverhaltens miteinander kombiniert werden, dann bezeichne ich dies als **Gewohnheit.** Dewey (1922) vertrat hinsichtlich der Gewohnheiten eine ähnliche Auffassung und betrachtete Ausführungen wie das Spielen eines Musikinstruments oder das Schreibmaschineschreiben als Gewohnheiten. Sie seien in dieser Eigenschaft »ein passives Werkzeug, das nur darauf wartet, in Aktion treten zu können« (S. 24).

Routinegewohnheiten

Auf den Einfluss von Gewohnheiten stößt man auch bei zyklisch wiederkehrendem Verhalten, durch das sich Routinen auszeichnen. Chapin (1968) zufolge führen wir unsere Handlungen innerhalb von Zeitkreisläufen unterschiedlicher Dauer durch. Diese Kreisläufe können z. B. einen Tag, eine Woche oder ein Jahr umfassen. Innerhalb dieser unterschiedlichen Zyklen kommt es zu unterschiedlichen Formen der gewohnheitsmäßigen Zeitnutzung:

» ... kochen, essen und Geschirr spülen innerhalb eines 24-Stunden-Tages; arbeiten, zur Schule gehen, einkaufen, sich entspannen und soziale Kontakte pflegen innerhalb einer 7-Tage-Woche; Verwandte außerhalb der Stadt besuchen, Familienurlaub oder andere Ausflüge innerhalb eines Jahres ... (Chapin 1968, S. 13)«

Solche zyklisch wiederkehrenden Gewohnheiten dienen der Befriedigung biologischer Bedürfnisse (z. B. Bedürfnis nach Nahrung, Bewegung und Erholung), psychologischer Bedürfnisse nach Rhythmus und Abwechslung zwischen unterschiedlichen Arten von Verhalten (z. B. Arbeits- und Freizeitrhythmus) sowie sozialer Bedürfnisse nach einer Koordination der Handlungen von Gruppenmitgliedern. Schichtdienste, regelmäßige Treffen und periodisch stattfindende informelle und formelle Zusammenkünfte ermöglichen z. B. die Koordinierung kollektiver Handlungen.

Obwohl ein Tagesablauf einem anderen niemals exakt entspricht, gehen die meisten Menschen an jedem beliebigen Wochentag einer bestimmten Routine nach und erkennen die Routine auch als solche. In Industriegesellschaften haben die Menschen meist bestimmte Muster für Arbeitstage und andere Muster für das Wochenende oder arbeits- und schulfreie Tage. Der optimale Grad an Beständigkeit innerhalb eines Gewohnheitsmusters hängt von der Rolle und von der Umwelt des Einzelnen ab.

> ⚫ **Beispiel**
> Manche Umfelder wie z. B. die Zeitpläne in einer Fabrik erfordern eine strikte Routine, wo Menschen zur Arbeit erscheinen, gewisse Aufgaben erledigen, Mittagessen und Pausen einhalten und zu einem bestimmten Zeitpunkt Feierabend machen sollen. Andere Umwelten ermöglichen sehr viel flexiblere Verhaltensmuster.

Gewohnheitsmäßige Routinen können sich bei den meisten Menschen recht fest etablieren und wichtig für sie werden. Seamon (1980) bezeichnet sie als Zeit-Raum-Routinen und weist darauf hin, dass sie einen großen Teil des Tages einnehmen können. Er beschreibt eine solche Routine mit folgenden Worten:

> » Er steht um 7.30 Uhr auf, macht sein Bett, wäscht sich, putzt sich die Zähne, zieht sich an und verlässt gegen 8 Uhr das Haus. Dann geht er zum Café an der Ecke, kauft sich eine Zeitung (es muss die **New York Times** sein), gibt die übliche Bestellung auf (Rührei, Toast und Kaffee) und bleibt bis ca. 9 Uhr. Anschließend geht er in sein nahe gelegenes Büro (Seamon 1980, S. 158). «

Im Gegensatz dazu beschreibt Murphy (1987) eine ganz andere Routine, mit deren Hilfe seine Frau und er sich seiner körperlichen Beeinträchtigung anpassen:

> » Ein typischer Tag beginnt damit, dass ich um 8 Uhr (von meiner Frau) geweckt werde und sie meinen Nachttisch nebst einer Vielzahl an Hilfsgeräten wie Telefon, Sprechanlage, Fernbedienung für den Fernseher, Fernbedienung für das Bett, Lichtschalter und das Wasser beiseite räumt. Anschließend wäscht sie den unteren Teil meines Körpers, eine Prozedur, für die sie mich zunächst auf die rechte und anschließend auf die linke Seite drehen muss. Das ist keine leichte Aufgabe, da mein Körper eine schlaffe, völlig unbewegliche Masse ist. Nachdem sie mich gewaschen hat, rollt sie mich hin und her, um mir meine Hose anzuziehen. Anschließend muss sie mich wieder drehen, um einen Tragriemen unter meinem Körper zu positionieren. Dieser Tragriemen wird dann an einem auf Rädern stehenden Pflegelift befestigt, eine Art hydraulischer und manuell zu bedienender Kran. Mit diesem Lift kann man mich anheben und von einem Platz zum anderen bewegen. Yolanda hievt mich hoch, lenkt den Lift anschließend über den Rollstuhl und lässt mich dann hinunter. Dann gehen wir ins Badezimmer, und dort beginnt die nächste Phase meiner morgendlichen Waschung... Ich putze mir selbst die Zähne, wozu ich eine Zahnbürste mit einem dicken Spezialgriff benutze, aber Yolanda muss mir erst die Zahnpasta auf die Zahnbürste drücken – ich kann nicht mehr stark genug zugreifen. Da ich mich nicht selbst nach vorne über das Waschbecken lehnen kann, muss sie meinen Kopf über das Wachbecken drücken, damit ich mir anschließend den Mund ausspülen kann. Dann bereitet sie mein Rasierzeug vor und seift den Rasierpinsel ein. Ich mache den Rest und benutze dazu einen Rasierer mit einem Spezialgriff. Es wird einen Tag in nicht zu weiter Zukunft geben, an dem ich nicht mehr in der Lage sein werde, mich zu rasieren. Dann werde ich mir

wahrscheinlich einen Bart wachsen lassen. Nach dem Rasieren, mittlerweile eine mühselige Prozedur, wäscht Yolanda meinen Oberkörper und meine Haare. Diese Morgenroutine dauert ungefähr eine Stunde. Daher verzichte ich an den Vormittagen, an denen ich zur Schule gehe, im Allgemeinen auf das ausführliche Waschen und Haarewaschen. (Murphy 1987, S. 197)**《**

Unabhängig davon, welche Fähigkeiten oder Einschränkungen wir haben, sind uns gewohnte Handlungsabläufe dabei behilflich, uns effektiv im Strom der Zeit zu lokalisieren. Sie befähigen uns, Notwendiges und Erwünschtes auf eine effektive und vorhersagbare Weise zu erledigen.

Stilgewohnheiten

Laut Dewey (1922) kommen die Gewohnheiten eines Individuums in dessen typischen »Stil... , sich in der Welt zu bewegen« zum Ausdruck (S. 20). Charakteristika wie Oberflächlichkeit im Gegensatz zur Vorliebe fürs Detail, Schnelligkeit im Gegensatz zu Schwerfälligkeit oder promptes Handeln im Gegensatz zum Aufschieben von Tätigkeiten sind Beispiele für Performanzstile, die durch Gewohnheiten reguliert werden.

> **Beachte**
>
> Unter »Stil« verstehen wir eine bestimmte Art, sich zu verhalten und zu handeln, die in einer ganzen Reihe von Aktivitäten zum Ausdruck kommt.

Camic (1986) definiert solche Gewohnheiten als

> **》** eine dauerhafte und allgemeine Disposition, die sämtliche Handlungen aus einem Lebensbereich oder im Extremfall das ganze Leben eines Individuums durchdringt – wobei sich der Begriff [Gewohnheiten] in diesem Fall auf die gesamte Art, auf das Profil oder die Form der Persönlichkeit bezieht. (S. 1045)**《**

In der Tat verleihen die zusammenkommenden Stilgewohnheiten eines Individuums dessen Performanz einen einzigartigen und stabilen Charakter.

Zusammenfassung

Das Konzept der Gewohnheiten wurde als eine Möglichkeit vorgestellt, unsere Muster der Zeitnutzung, unsere Art der Betätigungsperformanz und unsere charakteristischen Stile zu erklären, durch die sich unser Betätigungsverhalten kennzeichnet. Gewohnheiten bestehen aus einer Art verinnerlichter Landkarte, die uns ein abstraktes Regelwerk bietet, mit deren Hilfe wir innerhalb der üblichen zeitlichen, räumlichen und sozialen Umwelten Verhalten einschätzen und erzeugen können. Erlernt durch Verhaltenswiederholung operieren Gewohnheiten am Rande des Bewusstseins und steuern die stabilen, unser Alltagsleben kennzeichnenden Verhaltensmuster.

5.3   Verinnerlichte Rollen

Routinemäßiges Betätigungsverhalten wird auch durch die Tatsache beeinflusst, dass jeder Mensch sozialen Systemen angehört und sich entsprechend verhält. Einen großen Teil unseres Betätigungsverhaltens zeigen wir **als** Ehepartner, Elternteile, Berufstätige, Schüler etc. Das Vorhandensein dieser und anderer Rollen stellt sicher, dass wir uns innerhalb eines sozialen Systems konsistent und angemessen verhalten.

Das Phänomen der Rollen im sozialen Leben ist Gegenstand intensiver Theoriebildung in den Sozialwissenschaften. Die Rollentheorie befasst sich mit zwei fundamentalen Fragen (Katz u. Kahn 1966):
- Wie hält sich ein soziales System von selbst aufrecht? und
- Wie lernen und bewerkstelligen es Individuen, sich als Mitglieder der Gesellschaft zu verhalten?

Als Antwort auf die **erste Frage** vertritt die Rollentheorie den Standpunkt, Rollen seien fundamentale Einheiten sozialer Gruppen (Turner 1962). Dies bedeutet, dass die Rollentheorie soziale Organisationen eher als Zusammensetzungen aus Rollen denn aus Personen konzeptualisiert. Dies bedeutet jedoch nicht, dass die rollenausübende Person keinen Einfluss auf das soziale System hat. Die Rollentheorie geht vielmehr davon aus, dass die Organisationsmuster, die ein soziales System darstellen, von einer Reihe festgelegter gesellschaftlicher Stellungen und damit zusammenhängenden Verhaltensweisen abhängen, die die soziale Organisation bilden.

❯ **Beispiel**

Die traditionelle Familie besteht aus Ehepartnern, die gleichzeitig Eltern sind, und den Kindern. Arbeitsumfelder setzen sich aus dem Personal und den Vorgesetzten zusammen, Klassenräume geben einen Rahmen für Lehrer und Schüler.

Beachte

Rollen können im Laufe der Zeit von verschiedenen Menschen übernommen werden. Trotzdem bleiben die meisten Merkmale des Sozialsystems stabil, denn es setzt sich aus dauerhaften Rollen zusammen, die die Einstellungen und das Verhalten neuer Mitglieder formen.

Die **zweite Frage,** wie es Menschen gelingt, adäquates Sozialverhalten hervorzubringen, beantwortet die Rollentheorie mit der These, dass Menschen Rollen erwerben und erlernen (Fein 1990). Die Erwartungen, die andere mit einer bestimmten Rolle verbinden, und die Art des Sozialsystems, in dem diese Rolle ausgeübt wird, dienen als Anleitung zum Erlernen des Verhaltens, das mit dieser Rolle verbunden ist. Somit eignet man sich durch die Interaktion mit anderen möglicherweise schon vor bzw. bei der Übernahme einer Rolle eine Identität, eine Einstellung und die zu der Rolle gehörende Verhaltensweise an. Durch diesen Lernprozess verinnerlicht man die Rolle.

Diesen verinnerlichten Rollen gilt hier unser Hauptinteresse, da wir den Einfluss von Rollen auf das Muster des Bestätigungsverhaltens einer Person erklären möchten. Ich schlage also folgende Definition vor:

Beachte

Eine verinnerlichte Rolle ist das generelle Bewusstsein einer bestimmten sozialen Identität und der damit verbundenen Verpflichtungen. Die Identität und die Verpflichtungen bilden gemeinsam einen Bezugsrahmen, der uns relevante Situationen einschätzen und ein angemessenes Verhalten aufbauen lässt (◘ Abb. 5.5).

Das Verinnerlichen bestimmter Rollen ist kein unbedeutender Prozess. Sarbin u. Scheibe (1983) zufolge hängt effektives Verhalten von »der richtigen Platzierung des Selbst in einer Welt von Ereignissen« ab (S. 8). Ohne ein Verständnis

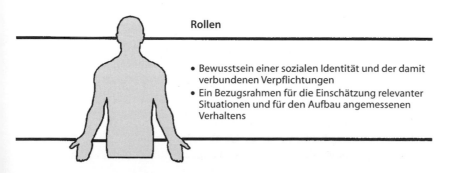

Rollen

- Bewusstsein einer sozialen Identität und der damit verbundenen Verpflichtungen
- Ein Bezugsrahmen für die Einschätzung relevanter Situationen und für den Aufbau angemessenen Verhaltens

◘ Abb. 5.5 Rollen

der eigenen Rolle, die ihm ein Gefühl für seine Beziehung zu anderen und für die erwartete Performanz verleiht, kann der Mensch kein kompetentes Sozialverhalten aufbauen.

Rollenidentifikation

Wie Sarbin u. Scheibe (1983) feststellen, ist »die Identität einer Person zu jedem Zeitpunkt von ihren bestätigten sozialen Stellungen abhängig. Die Bestätigung erfolgt über angemessenes, korrektes und überzeugendes Rollenverhalten« (S. 7). Wir sehen uns als Schüler, Berufstätige, Eltern etc., da wir selbst wahrnehmen, dass wir bestimmte Stellungen oder Positionen innehaben. Außerdem erleben wir uns **als Person in diesen Rollen**. Darüber hinaus wird der Prozess der Rollenidentifikation gefördert, indem wir uns selbst in den Ansichten und Verhaltensweisen wiedererkennen, die andere uns gegenüber zeigen (Sarbin u. Scheibe, 1983). Andere Menschen (selbst die, die uns nicht persönlich kennen) sehen uns üblicherweise in Zusammenhang mit den von uns übernommenen Rollen. Die öffentliche Rollenidentität ermöglicht es, dass wir uns selbst einen Platz in der »menschlichen Landschaft sozialer Beziehungen« zuweisen. Wenn wir eine definierte Rollenbeziehung zu anderen haben, sind wir für sie niemals absolute Fremde. Die Interaktion wird erleichtert, da wir die grundlegenden Erwartungen hinsichtlich dessen was eine bestimmte Rollenbeziehung bedeutet, mit anderen teilen. Immer dann, wenn wir als Student/in oder Professor/in einen Seminarraum betreten oder eine/n potentielle/n Chef/in zu einem Bewerbungsgespräch treffen, haben wir viele Erwartungen hinsichtlich möglicher Beziehungen und Interaktionen. Im Wesentlichen wissen wir, mit **wem** wir es zu tun haben und **wer** wir sein sollten.

Es ist daher nicht verwunderlich, dass zwischen unserem Sein und den von uns eingenommenen Rollen ein enger Zusammenhang besteht (Cardwell 1971; Ruddock 1976; Schein 1971;

Turner 1962). Unsere öffentliche und unsere persönliche Identität sind durch unsere Rollen geprägt. Dies bedeutet jedoch nicht, dass alle Menschen, die eine bestimmte Rolle übernehmen, auch dieselbe Rollenidentität erleben. Die verinnerlichte Rolle wird eher persönlich erlebt. Fein (1990) zufolge wird »die Rolle einer Person durch ihr persönliches Verständnis des eigenen Tuns definiert. Die Rolle setzt sich aus den Absichten und dem Verständnis der Person zusammen« (S. 13).

Dennoch sehen wir uns selbst, bewerten wir unser Verhalten und bestimmen wir unsere Wertigkeit anhand unseres eigenen Verständnisses der Rollen, die wir innehaben. Ein bedeutender Maßstab für die Einschätzung dessen, was wir zu sein glauben, ist unsere Ansicht darüber, welche Anforderungen die Rollen an uns stellen und wie wir dem gerecht werden. Miller (1983) vertritt den Standpunkt, dass unsere persönliche Identität die integrierte Sammlung unseres Bewusstseins aller unserer verschiedenen Rollen ist.

Die Rollenidentität wird durch die Tatsache aufrecht erhalten, dass andere uns in unserer Rolle sehen und auf uns als Rolleninhaber reagieren. Wenn wir zudem selbst zu der Ansicht kommen, dass wir diese Rolle ausfüllen, und uns in dieser Rolle selbst erleben, wird sie zu einem wesentlichen Bestandteil unseres Selbstverständnisses. Es fällt uns schwer, anderen zu beschreiben, wer wir sind, ohne uns in irgendeiner Form auf die von uns übernommenen Rollen zu beziehen.

Rollenskripte

Auch wenn sie keine einheitliche Terminologie verwenden, teilen Rollentheoretiker im Allgemeinen die Ansicht, dass die Menschen aufgrund eines verinnerlichten Rollenskripts (role script) wissen, welches Rollenverhalten sie zeigen müssen. Miller (1983) definiert dieses innere Skript als »eine Kombination von Schemata, die die Wahrnehmung, die Kommunikation, die Beurteilung und die Handlungen gegenüber anderen Menschen bestimmen« (S. 319). Diese Skripte ermöglichen es den Menschen, Erlebnissen einen Sinn zu verleihen. Anhand der Skripte können sie antizipieren, welche Art von Interaktion oder Handlungen erfolgen sollte (Manusco u. Sarbin 1983). Ähnlich schreibt Fein (1990):

» Hinter allen Rollen verbergen sich Rollenskripte. Darunter sind Strukturen zu verstehen, die Menschen bei der Performanz ihrer Verhaltensmuster anleiten. Sie vermitteln den Rollenträgern eine allgemeine Vorstellung davon, was von ihnen erwartet wird und mit wem sie erwartungsgemäß interagieren sollten. Bei diesen Skripten handelt es sich nicht um eine Sammlung von expliziten Anweisungen, sondern vielmehr um Richtlinien zur Improvisation einer Rolle (S. 18).«

Ähnlich wie Landkarten der Gewohnheiten geben auch Rollenskripte keine genauen Anweisungen zur Performanz, sondern liefern vielmehr Parameter, die es dem Einzelnen erlauben, gemäß den sich entfaltenden Umständen Verhalten zu improvisieren oder aufzubauen.

Beachte

Rollenskripte (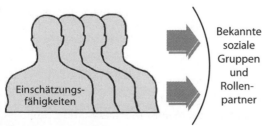 Abb. 5.6) lassen sich definieren als eine Sammlung von Einschätzungsfähigkeiten, die das Verständnis sozialer Situationen und Erwartungen anleiten sowie den damit in Zusammenhang stehenden Aufbau der Handlungen lenken, die mit einer bestimmten Rolle einher gehen.

☐ Abb. 5.6. Rollenskripte

Im Rahmen von Interaktionen ermöglichen uns Rollenskripte die Einschätzung, dass bestimmte soziale Ereignisse eintreten werden, welchen Verlauf sie wahrscheinlich nehmen, welches Ergebnis sie haben werden und welches Verhalten diese Situation erfordert. Das bedeutet jedoch nicht, dass soziale Akteure alle ihre Handlungen bewusst planen müssen. Rollenskripte ermöglichen vielmehr eine intuitive Einschätzung von Situationen und einen automatischen Verhaltensaufbau. Ebenso wie Gewohnheiten, ist auch Rollenverhalten oftmals vorbewusst und entsteht mit einem vagen Bewusstsein des aktuellen Geschehens und des eigenen Handelns. Weitaus wichtiger ist die Tatsache, dass wir eine Vielzahl an rollengebundenen Interaktionen oder Verhaltensweisen meist ohne Überlegung, jedoch mit bemerkenswerter Konsequenz durchführen. Wir verfallen mehr oder weniger in das jeweilige Rollenmuster, das sich wie ein sorgfältig ausgetretener Pfad vor uns erstreckt, auf dem wir stillschweigend wissen, wer wir sind und was wir tun.

Da Rollen im Rahmen von Interaktionen ausgehandelt werden, vertritt Fein (1990) zudem die Ansicht, dass die Erwartungen und Verhaltensweisen anderer gemeinsam mit dem Rollenskript die Improvisation von Verhalten lenken. Stryker (1986) hebt den **Improvisationscharakter** des interaktiven Rollenverhaltens hervor, indem er es als einen »subtilen, vorsichtigen und prüfenden Austausch zwischen den in bestimmten Situationen handelnden Personen« beschreibt, der »sowohl die Form als auch den Inhalt der Interaktion kontinuierlich anpasst« (S. 559).

Zudem sollte stets bedacht werden, dass Rollenverhalten ebenso wie gewohnheitsmäßiges Verhalten eine generalisierte Verhaltenweise darstellt. Welches Verhalten dann im Einzelfall tatsächlich das Rollenverhalten prägt, ist zu stark den jeweiligen Umständen unterworfen, als dass es im Voraus spezifiziert werden könnte. Trotzdem wissen wir dank unserer Rollenskripte, **wie** wir uns verhalten sollen. Ferner erfordern und verlangen Rollenskripte kleinere Verhaltenseinheiten und fügen sie zu kohärenten Handlungsketten zusammen. So werden beispielsweise die verschiedenen Fähigkeiten, die wir bei der Kommunikation einsetzen, durch das Rollenskript aufeinander abgestimmt.

Zweck und Funktion von Rollen

Rollen sind ein Mittel zur Befriedigung vieler individueller Bedürfnisse. Sie verleihen Betätigungsverhalten eine bestimmte Absicht und Identität und schaffen dem Individuum damit die Möglichkeit, ein solches Verhalten zu zeigen. Rollen stellen nicht nur Erwartungen, wie eine Person ihre Aufgaben durchführen und ihre Zeit nutzen sollte; sie verleihen dem Leben auch eine Struktur und Regelmäßigkeit. Ebenso wie Gewohnheiten, lassen auch Rollen einen großen Teil unseres Verhaltens zu Routinen und Automatismen werden. Indem jeder Mensch mehrere sich ergänzende Rollen innehat, erlebt er zudem Rhythmus und Wechsel zwischen diesen verschiedenen Identitäten und Handlungsarten (Shannon 1970).

Rollen sind zudem ein Mittel, eigenes Handeln an die Muster und Aufgaben anzupassen, die die verschiedenen sozialen Systeme erfordern. Durch sein Rollenverhalten befriedigt das Individuum das gesellschaftliche Bedürfnis nach der Beteiligung des Einzelnen. Wie ich bereits bemerkte, ist Rollenperformanz für die Funktionsfähigkeit sozialer Systeme notwendig.

❯ **Beispiel**
Im System »Familie« müssen Eltern z. B. für eine Einkommensquelle sorgen, den Haushalt aufrecht erhalten und Kindern Anweisungen, Anleitung und Autorität bieten. Wenn jemand seinen Teil der Funktionen nicht erfüllt, die mit der Elternrolle einhergehen und die zur Aufrechterhaltung des Systems Familie notwendig sind, fällt dies auf den anderen Elternteil, die Kinder, Verwandten, Nachbarn und die Gemeinschaft im Allgemeinen zurück.

Auf diese Weise hängen alle sozialen Gruppen von dem zu erwartenden Verhalten der Personen ab, die innerhalb dieser Gruppen bestimmte Rollen innehaben. Die Gruppenmitglieder halten die soziale Ordnung aufrecht, indem sie gegenseitig Erwartungen aneinander stellen und sich ergänzende Verhaltensweisen an den Tag legen. Daher haben Rollen häufig die Funktion, Verhalten einzuschränken oder zu lenken. Denn so, wie sich unser Rollenverhalten auf das Verhalten anderer auswirkt, ist das auch umgekehrt der Fall.

Abhängig davon, wie streng sie definiert sind, können Rollen auch variieren. In traditionellen sozialen Systemen können Rollen sehr streng und eindeutig definiert sein. Von den Menschen, die diese Rollen ausüben, wird eine Vielzahl an spezifizierten Rollenverhaltensweisen erwartet. In anderen sozialen Systemen sind die Rollen offener oder zweideutiger definiert. Dies ist besonders in neuen oder sich ändernden sozialen Systemen der Fall.

❯ **Beispiel**
Das traditionelle Familiensystem hat z. B. für einen hohen Prozentsatz der Familien der westlichen Welt keinen Bestand mehr. Alleinerziehende Mütter und Väter, Familien aus mehreren Generationen, Familien mit gleichgeschlechtlichen Partnern und andere Beziehungsformen sind immer häufiger anzutreffen. Die traditionellen Definitionen von Rollen treffen auf solche Familien nicht mehr in gleicher Weise zu, und die Rollenverteilung ist verhandelbar.

Auf den Aspekt der Veränderung der Rollen in der Gesellschaft gehe ich am Ende des Kapitels noch näher ein.

Jeder von uns erfüllt im Allgemeinen eine ganze Reihe von Rollen, von denen einige eher streng und klar definiert, andere dagegen flexibler sind. Die Vorstellung von einer unterschiedlich hohen »Auflösung« dieser Rollen ist hilfreich. Rollen mit einer hohen Auflösung sind klarer definiert und lassen weniger Raum für die individuelle Verhandlung der Rollenskripte. Rollen mit einer niedrigen Auflösung lassen uns genug Freiraum, dass wir selbständig Rollenskripte erstellen können. Doch letztendlich haben

Rollen dennoch eine obligatorische Dimension, da eine oder mehrere Personen, die demselben sozialen System angehören und Rollen ausüben, die miteinander in Beziehung stehen, einen Einfluss auf unser Verhalten haben.

Die Rollenarten

Die Arten von sozialen Rollen, die ein Individuum verinnerlichen kann, werden traditionell in
- persönlich-geschlechtsspezifische Rollen,
- familiär-soziale Rollen und
- Betätigungsrollen

eingeteilt (Heard 1977; Katz u. Kahn 1966). Im Bereich der Ergotherapie wurden ursprünglich nur die Betätigungsrollen als relevant erachtet (Matsutsuyu 1971). Sie wurden bezeichnet als die Rollen des Spielenden, Studenten/Schülers,

Haushaltsführenden, Arbeitenden und Ruheständlers. Zu einem späteren Zeitpunkt wurde dann argumentiert, dass jede beliebige Rolle persönlich-geschlechtsspezifische, familiär-soziale und das Betätigungsverhalten betreffende Dimensionen haben kann (Oakley et al. 1986). Jede Rolle weist eine das menschliche Betätigungsverhalten betreffende Dimension auf, wenn sie Ausdrucksmöglichkeiten für Spiel- oder Freizeitverhalten bietet oder ein produktives Verhalten erfordert. Die Rolle des Ehepartners z. B. beinhaltet sowohl hinsichtlich des familienspezifischen Verhaltens als auch hinsichtlich des Betätigungsverhaltens gewisse Möglichkeiten und Erwartungen. Einige Rollen, die Gelegenheiten zu Betätigungsverhalten bieten und ein solches erwarten, sind bereits skizziert worden (Oakley et al. 1986). In ◘ Tabelle 5.1 sind diese Rollen und ihre Definition einzeln aufgeführt.

◘ **Tabelle 5.1.** Rollen mit Betätigungsaspekten

Rolle	Betätigungsverhalten innerhalb der Rolle
Schüler/in	Besucht die Schule halb- oder ganztags
Arbeitende/r	Bezahlte Teilzeit- oder Vollzeitstelle
Ehrenamtliche/r	Ehrenamtliche Arbeit in einem Krankenhaus, einer Schule, der Gemeinde, der Nachbarschaft, bei politischen Kampagnen oder ähnliche gemeinnützige Arbeiten
Versorgende/r	Verantwortung für die Betreuung von Kindern, Ehepartner, Verwandten oder Freunden
Haushaltsführende/r	Verantwortung für die Instandhaltung des eigenen Zuhauses, wie z. B. Putzen oder Gartenarbeit
Freund/in	Besuche bei einem Freund oder gemeinsame Unternehmungen mit einem Freund
Familienmitglied	Zeit mit einem Familienmitglied verbringen oder gemeinsame Unternehmungen mit Familienmitgliedern wie z. B. dem Partner, dem Kind oder den Eltern
Religiöser Teilnehmer	Teilnahme an Aktivitäten, die von einer Religionsgemeinschaft gefördert werden
Hobbyist/Amateur	Ausübung eines Hobbys oder einer Liebhaberaktivität wie z. B. Nähen, ein Musikinstrument spielen, Holzarbeiten, Sport, Theater oder die Mitgliedschaft in einem Klub oder einer Gruppe
Mitglied einer Organisation	Engagement im Rahmen einer Organisation wie der »American Legion« (Amerikanische Legion), »National Organisation for Women« (Nationale Organisation für Frauen), »Parents without Partners« (Alleinerziehende Eltern) oder »Weight Watchers«

5

Der Einfluss von Rollen auf das Betätigungsverhalten

Wie Abb. 5.7 verdeutlicht, können wir davon ausgehen, dass Rollen das Betätigungsverhalten auf dreierlei Weise beeinflussen:

- Sie beeinflussen unsere Art und unseren Stil sowie den Inhalt unserer Interaktionen mit anderen Menschen.
- Sie haben einen Einfluss auf die Sets von Aufgaben oder Handlungen, die Teil unserer rollengebundenen Routinen werden.
- Sie teilen unsere Tages- und Wochenzyklen in Zeiträume ein, in denen wir üblicherweise bestimmte Rollen innehaben. Auf diese Weise entsteht eine zeitliche Topographie, wie sich unser Status und unsere Verpflichtungen im Laufe des Tages und der Woche verändern.

Diese drei Aspekte von Rollen im Bezug auf Betätigungsverhalten wollen wir nun näher betrachten.

Handlungsstil

Ein Rollenwechsel geht häufig einher mit Veränderungen wie einem Wechsel der Kleidung, der Sprechweise und der Umgangsweise mit anderen. In der Rolle des Elternteils oder des Vorgesetzten übernehmen Personen häufig ein bestimmtes Maß an Verantwortung, tragen ein gewisses Maß an Autorität nach außen und verfolgen bestimmte Anliegen. Im Gegensatz dazu

verhalten sie sich in der Rolle des Ehepartners oder Arbeitskollegen eher als Gleichberechtigte. Dazu ein interessantes Beispiel:

> **Beispiel**
>
> Wenn meine Frau und ich uns gegenseitig bei der Arbeit anrufen, wissen wir ziemlich schnell, ob der andere gerade allein ist. Der Hinweis, der diesen Rückschluss erlaubt, ist unsere Stimmlage und unsere Art, miteinander zu reden. Beides ist intimer, wenn wir allein sind und uns nicht an unsere Arbeitsrolle gebunden fühlen. Im Gegensatz dazu wissen wir auch, wenn gerade ein Kollege in der Nähe ist, denn dann passt die Art der Konversation eher zur Arbeits- als zur Ehepartnerrolle.

Das Rollenskript stattet uns mit dem unterschwelligen Bewusstsein aus, dass wir gerade eine Rolle erfüllen, und stellt einen Bezugsrahmen dar, der das Verhalten steuert, das mit der Rolle verbunden ist. Wie bereits erwähnt, bedeutet dies nicht, dass die Rolle ein bestimmtes Verhalten verursacht oder festlegt. Rollen dienen vielmehr als Bezugsrahmen für unsere Wahrnehmung und unser Handeln. Sie beeinflussen, wie wir uns verhalten und wie wir unser eigenes Verhalten und das der anderen erleben (Katz u. Kahn 1966).

> **Beachte**
>
> Das Bewusstsein, dass wir gerade eine bestimmte Rolle ausüben, wirkt sich auf unser Äußeres, unsere Einstellungen und unser Verhalten aus.

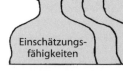

Art, Stil und Inhalt der Interaktion mit anderen

Kombinationen von Aufgaben oder Handlungen werden Teil einer Rollenroutine

Teilen unsere Tages- und Wochenzyklen in Zeiträume ein, in denen wir Rollen innehaben

Einschätzungsfähigkeiten

Abb. 5.7. Einfluss von Rollen auf das Betätigungsverhalten

Betätigungsverhalten bei der Ausübung von Rollen

Bei der Rollentheorie liegt der Schwerpunkt vor allem auf der Frage, wie Rollen unser Verhalten in der Öffentlichkeit und insbesondere unser Interaktionsverhalten beeinflussen. Doch ausgehend von unserer Frage, wie verinnerlichte Rollen das Betätigungsverhalten beeinflussen, stellen wir fest, dass uns die Verpflichtungen, die aus einer Rolle erwachsen, auch **außerhalb des sozialen Kontexts dieser Rolle** zu einem bestimmten Verhalten verpflichten.

> **Beispiel**
> Wenn ich auf der Suche nach Weihnachts- oder Geburtstagsgeschenken für meine Kinder bin oder wenn ich zu Hause Hausarbeiten von Studenten korrigiere, erfülle ich meine elterlichen bzw. berufsbezogene Rolle genauso wie bei der Interaktion mit meinen Kindern bzw. Studenten.

Rollen beeinflussen demnach einen Großteil des Betätigungsverhaltens, aus dem das Alltagsleben besteht. In jeder Rolle werden an uns **Erwartungen** bezüglich unseres Betätigungsverhaltens gestellt.

> **Beispiel**
> Von einem Studenten wird u. a. erwartet, dass er an den Kursen teilnimmt, sich Notizen macht, Fragen stellt, Artikel oder Bücher liest, Hausarbeiten schreibt, lernt und Prüfungen ablegt. Von einer Sekretärin (einer »Arbeitenden«) kann erwartet werden, dass sie Telefongespräche entgegennimmt, Nachrichten notiert, Briefe tippt, stenographiert etc.

Beachte

Jede Rolle stellt eine Sammlung von Betätigungsverhaltensweisen dar, die kontextbezogen per Definition dieser Rolle zugeschrieben werden.

Haben wir die Rolle und die hinsichtlich der Betätigungsperformanz an sie geknüpften Er-

wartungen einmal verinnerlicht, hilft uns das Rollenskript, die vielen verschiedenen Tätigkeiten aufeinander abzustimmen. die in Verbindung mit dieser Rolle auszuführen sind.

Zeitliche Reihenfolge von Rollen

Wie Gewohnheiten sind auch Rollen an Zeitzyklen oder Wiederholungen gebunden. Das bedeutet, dass das Rollenverständnis eine Vorstellung davon beinhaltet, wann man eine bestimmte Rolle gewöhnlich erfüllt. Jeder Tagesablauf beinhaltet im Allgemeinen auch die Aufeinanderfolge von verschiedenen Rollen, die sich manchmal auch überlappen.

Beachte

Indem sie einen Teil unserer täglichen Routine ausmachen, verleihen Rollen unserem Betätigungsverhalten Regelmäßigkeit. Sie sind soziale Räume, die wir im Rahmen unseres Tages-, Wochen- und Lebensablaufs betreten, in denen wir uns verhalten und die wir auch wieder verlassen.

Zusammenfassung

Mit Hilfe des Konzepts der verinnerlichten Rollen habe ich versucht, Verhaltensmuster zu erklären, die unsere Performanz kennzeichnen und Merkmalen der sozialen Umwelt entsprechen. **Rollen** beziehen sich auf Stellungen innerhalb sozialer Gruppen oder Organisationen. Unter dem Begriff **»verinnerlichte Rolle«** verstehen wir das Annehmen einer Identität, die einen als Inhaber einer Rolle definiert und darauf hinweist, dass man sich ein Rollenskript angeeignet hat. Die verinnerlichte Rolle bietet einem die Möglichkeit, Verhalten hinsichtlich bekannter sozialer Situationen einzuschätzen und aufzubauen und die Zeit und die Art der Aufgabenerfüllung so zu organisieren, dass die Rollenverpflichtungen erfüllt werden.

5.4   Struktur der Habituation

Mit diesem Kapitel verfolgen wir die Absicht, all das zu erklären, was in der täglichen Performanz nach Mustern abläuft, vertraut ist und zur Routine geworden ist. Ich habe die These aufgestellt, dass diese Merkmale des Betätigungsverhaltens vom Subsystem Habituation beeinflusst werden. Die Struktur des Subsystems Habituation besteht aus zwei sich überkreuzenden Phänomenen, nämlich aus

- Gewohnheiten und
- verinnerlichten Rollen.

Diese Habituationsstruktur setzt sich aus Einschätzungsfähigkeiten (Rollenskripten und Landkarten von Gewohnheiten) zusammen, die es uns ermöglichen, charakteristische Umweltmerkmale oder -situationen mehr oder weniger automatisch zu erkennen und ein entsprechendes Verhalten zu entwickeln. Durch unsere Gewohnheiten und Rollen werden wir zu Bewohnern und Zugehörigen unserer räumlichen, zeitlichen und sozialen Umwelten.

Das Rollenkonzept besagt, dass die Menschen gemäß ihren Stellungen in einer sozialen Gruppe handeln und bestimmte Muster der Interaktion, der Aufgabenbewältigung und der Zeitnutzung aufweisen, die die mit dieser Rolle verbundenen Erwartungen widerspiegeln. Andere Aspekte der Routine, der Art der Ausführung von Betätigungen und des Stils eines Individuums werden durch Gewohnheiten reguliert. Das routinemäßige Verhalten innerhalb einer Rolle, das für die Rolle nicht speziell erforderlich ist oder nicht erwartet wird, wird durch Gewohnheiten gesteuert.

> **Beachte**
>
> Gewohnheiten und Rollen sind im täglichen Leben miteinander verwoben und organisieren gemeinsam das Routineverhalten.

Gewohnheiten und Rollen sind am stärksten angepasst, wenn sie unter wiederholt auftretenden Bedingungen gelernt werden. Die Bedingungen sollten so viele Ähnlichkeiten aufweisen, dass eine Handlungsweise entstehen kann; gleichzeitig sollten sie jedoch so viele Unterschiede erkennen lassen, dass die erworbenen Landkarten oder Skripte flexibel gehandhabt werden können. Jedes Mal, wenn bei Handlungen kleinere Unterschiede in der Ausführung auftreten, verliert die verinnerlichte Gewohnheit oder Rolle an Rigidität und gewinnt an Flexibilität. Mit anderen Worten: Sie kann sich einer Vielzahl von Variationen anpassen und dennoch der jeweiligen Aufgabe oder dem jeweiligen Prozess genügen.

> **Beachte**
>
> Eine gut organisierte, jedoch nicht allzu strenge Habituationsstruktur führt im alltäglichen Verhalten zu einem Gleichgewicht zwischen Stabilität und Flexibilität.

5.5   Der Prozess der Habituation

Die Habituation kann als Prozess verstanden werden, der auf **zwei Zeitebenen** stattfindet.

- Die erste, die »unmittelbare Zeitebene«, bestimmt, wie die Landkarte der Gewohnheiten und das Rollenskript den Aufbau von Verhalten im Alltagsleben anleiten.
- Die zweite, die »erweiterte Zeitebene«, bietet eine Perspektive, wie Gewohnheiten und Rollen über einen bestimmten Zeitraum hinweg geformt werden und sich im Laufe der Zeit verändern.

In diesem Abschnitt werde ich den Habituationsprozess in Bezug auf beide Zeitebenen beleuchten.

Geordnete Improvisation von Betätigungsverhalten

Ich habe darauf hingewiesen, dass die Landkarte der Gewohnheiten und das Rollenskript keine exakten Anweisungen für Verhalten geben. Sie sind vielmehr Bezugsrahmen zur Einschätzung, damit wir mit der externen Umwelt so interagieren können, dass beim Durchführen der Aufgabe Improvisation möglich ist. Um die tatsächliche Improvisation der Performanz im täglichen Leben zu leiten, treten Rollen und Gewohnheiten häufig in Bezug zueinander.

❯ Beispiel

Jeder von uns hat verinnerlichte Gewohnheiten bezüglich zwangloser Grußformen. Begrüßungen erfolgen derart automatisch, dass wir diese Handlung täglich ohne große Überlegungen unzählige Male vollziehen. Die Begrüßung kann sehr kurz ausfallen und nur aus einer Geste oder einem Wort bestehen. Sie kann jedoch auch länger sein und Small-Talk oder Fachsimpelei beinhalten. Ob wir nun einen Nachbarn, Fremden, Kollegen oder Freund treffen, wir schätzen die Situation ein und können die jeweilige Person angemessen und ungezwungen begrüßen. Gleichzeitig beeinflussen unsere Rolle und die Person, die wir treffen, auch die Art unserer Beteiligung an der Begrüßungsinteraktion.

Treffe ich einen meiner Studenten auf dem Campus, muss ich mir nicht bewusst werden, dass ich Professor bin mit einem ganzen Spektrum von erwarteten Beziehungen zu meinen Studenten. Ich verhalte mich vielmehr als Professor und vollziehe mehr oder weniger automatisch eine Handlung, von der ich sofort und ohne Überlegung überzeugt bin, dass sie von einem Studenten als herzliches und interessiertes Grüßen erkannt wird. In Abhängigkeit davon, ob wir uns auf dem Flur treffen, gerade im selben Aufzug stehen, wie gut ich den Studenten kenne und ob es einer von uns offensichtlich eilig hat, kann die Begrüßung auch eine kurze Unterhaltung beinhalten. Wir könnten uns z. B. über das laufende Semester oder eine anstehende Prüfung unterhalten etc. Es handelt sich dabei weder um ein intimes Gespräch, wie ich es mit meinen Kindern oder meiner Frau führe, noch handelt es sich zwangsläufig um eine der intellektuellen oder strukturierten Diskussionen, die zwischen mir und einem Berufskollegen während einer Zusammenkunft in der Fakultät oder während eines Seminars stattfinden können. Folglich ermöglicht mir die Einschätzung meiner Rolle als Professors und der Situation als zwanglose Begrüßung zwischen Student und Professor, dass ich an der Begegnung teilnehme und ein Verhalten aufbaue, das effizient improvisiert und einem breiten Spektrum relevanter Umstände gerecht wird. Bei der Improvisation der Interaktion können alle möglichen vorhandenen Informationen (z. B. das Wissen um eine bevorstehende Prüfung, das Bewusstsein eines kürzlich im Kurs aufgetretenen Problems, Anzeichen von Stress im Gesicht des Studenten und persönliche Informationen, die ich über den Studenten habe) eine Rolle spielen. Außerdem ist es wichtig, wie sich der Student während der Begegnung verhält – dieses Verhalten improvisiert der Student auf der Grundlage seines Rollenskripts und meiner Verhaltensweisen. Dennoch erzeugen wir unser Verhalten relativ mühelos und verlassen beide die Interaktion mit dem Wissen, dass eine zwanglose Begrüßung zwischen einem Professor und einem Studenten stattgefunden hat.

Beachte

Bei allen Habituationsprozessen findet eine subtile Transaktion zwischen der verinnerlichten Gewohnheit und/oder Rolle, den Ereignissen, die sich von Moment zu Moment entfalten, und den Eventualitäten des Kontexts statt.

Die Habituation versetzt uns in das bekannte Territorium des alltäglichen Lebens, bereit, durch die Erzeugung unseres Routineverhaltens mit dieser räumlichen, zeitlichen und sozialen Umwelt zu interagieren. Solange unser Verhalten ganz natürlich mit der Unberechenbarkeit unserer Lebensräume zurechtkommt, ist es die Habituation, die den Prozess lenkt.

5.6   Änderung der Habituation

Auch wenn die Habituation in unserem Verhalten für Konstanz und Stabilität sorgt, verändert sie sich im Laufe des Lebens. In diesem Abschnitt werde ich erörtern, wie es zu solchen Veränderungen der Gewohnheiten und Rollen kommt. Wir beginnen mit der **Entstehung** von Gewohnheiten und Rollen und untersuchen anschließend, wie sich diese im Laufe des Lebens **verändern.** Ebenso wie das Subsystem Volition (volition subsystem) wird auch das Subsystem Habituation durch die Betätigung des menschlichen Systems aufgebaut, aufrecht erhalten und im Laufe der Zeit verändert.

Entstehung und Veränderung von Gewohnheiten

Slagle (1922), eine der ersten führenden Ergotherapeutinnen, stellte fest, dass Gewohnheiten durch Betätigung entstehen. Sie und andere Autoren aus dem Bereich der Ergotherapie (Slagle 1922; Meyer 1922; Kidner 1924; Dunton 1945) bestätigten die Vorstellung, dass Gewohnheiten nur durch ständiges Wiederholen eines Betätigungsverhaltens entstehen oder verändert werden können. Wie bereits erwähnt, griffen auch andere die These auf, dass Gewohnheiten Überreste früherer Verhaltensweisen darstellen. Auch habe ich bereits dargestellt, dass zur Bildung von Gewohnheiten eine Redundanz oder Stabilität in der Umgebung erforderlich ist (s. ► Kap. 5.1).

Ein Kind kommt ohne innere Steuerung in Form von Verhaltensmustern auf die Welt, außer vielleicht mit einem gewissen Biorhythmus.

Schon bald ist es jedoch in den Rhythmus, die Routinen und Gebräuche der räumlichen, sozialen und zeitlichen Umwelt integriert. Routinen erwirbt das Kind zunächst durch die Anleitung und Unterstützung der Eltern. Bei diesen Routinen handelt es sich um Tages- und Nachtroutinen mit entsprechenden Mustern für das Schlafen, Wachen, Essen, Baden etc. Im Laufe der Entwicklung, in der es Routinen, Gebräuche und Vorgehensweisen wiederholt erlebt, verinnerlicht das Kind komplexe Gewohnheitsmuster. Einige dieser Muster bleiben das ganze Leben hindurch einigermaßen stabil, wie z. B. die Schlaf- und Essgewohnheiten. Andere Muster wiederum verändern sich, wenn der Mensch bestimmte Entwicklungsstufen erreicht (z. B. Annahme der Schülerrolle oder der Arbeitsrolle).

Interessanterweise hat jeder Umweltkontext eigene regelmäßige Rhythmen und Verhaltensmuster, die dazu ermutigen, ein Verhaltensmuster zu verinnerlichen, das dem der anderen Personen im sozialen System entspricht. Schließlich können einige verschiedene Rhythmen ineinander greifen, wie z. B. die Rhythmen und Muster des Lebens zu Hause und die der Schule oder des Arbeitslebens.

Alle Gewohnheiten dienen dem Erhalt von Verhaltensmustern, so dass sie von Natur aus resistent gegen Veränderungen sind.

❯ **Beispiel**
Wann immer wir unsere Zeitpläne oder Umfelder verändern, werden wir mit der Hartnäckigkeit alter Gewohnheiten konfrontiert: Wir erscheinen an einem Ort zur selben Zeit wie früher oder gehen eine Zeit lang an den falschen Schrank oder in das falsche Büro, nachdem wir den Aufbewahrungsort für bestimmte Dinge oder unseren Arbeitsplatz gewechselt haben.

Gewohnheiten lassen sich nicht so leicht ändern, da sie auf bestimmten Hintergrundannahmen basieren (Berger u. Luckmann 1966). Mit anderen Worten: Sie spiegeln unsere fundamentalsten Überzeugungen hinsichtlich des Aufbaus der

Welt wider. Gewohnheiten setzen eine bestimmte Ordnung in der räumlichen, zeitlichen und sozialen Welt voraus. Wenn Gewohnheiten und die ihnen zugrunde liegenden Erfahrungen unterbrochen oder geändert werden, entsteht ein Gefühl der Orientierungslosigkeit oder Unwirklichkeit.

> **Beispiel**
> Wenn unsere Schlafmuster unterbrochen oder geändert werden, haben wir manchmal beim Aufwachen nicht das gleiche Gefühl wie sonst, nämlich fest mit der zeitlichen Welt verbunden zu sein (d. h., wir denken beispielsweise, dass es früh morgens ist, obwohl es in Wirklichkeit gerade Nacht wird). Ein ähnliches Gefühl der Desorientierung kann entstehen, wenn wir inmitten der Durchführung einer bekannten Aufgabe gestört werden (z. B. wenn wir plötzlich realisieren, dass wir nicht wissen, an welchem Punkt der Strecke wir uns befinden, wenn wir an ein uns bekanntes Ziel fahren).

In solchen Fällen werden wir schockartig in einen bewussten Zustand versetzt, ohne den sicheren Halt unserer normalerweise bekannten und selbstverständlichen Welt zu erfahren. Kinder erinnern uns daran, wie wichtig dieser für selbstverständlich erachtete Hintergrund ist, wenn sie mit äußerstem Missfallen auf Unterbrechungen von Routinen reagieren. Dewey (1922) schrieb über diesen Aspekt der Gewohnheiten:

> Wird eine Gewohnheit, eine routinemäßige Gewohnheit, gestört, ruft dies ein Gefühl von Unbehagen und Protest hervor und weckt das Bedürfnis nach einer Art Vergeltung, oder aber die Gewohnheit wird zu einer flüchtigen Erinnerung. Es liegt im Wesen der Routine, auf der eigenen Fortsetzung zu beharren... Eine Unterbrechung der Gebräuche oder Gewohnheiten verursacht gleichzeitig Groll... (S. 76)«

Dewey merkt zudem an, dass es häufig zu einer »Vereinigung der Gewohnheit mit Verlangen und Antrieb kommt« (S. 24), wie dies z. B. bei all unseren schlechten Gewohnheiten der Fall ist, die wir gegen unseren eigenen Willen ausführen.

Diesbezüglich haben Gewohnheiten eine merkwürdige Eigenschaft: Sie stimmen nicht immer mit unserer Volition überein. Verändern sich Aspekte unserer Volition (z. B. wenn wir neue Werte annehmen), kann es zu Überschneidungen mit Gewohnheiten kommen, die wir aus früheren, aber immer noch gültigen Motiven entwickelt haben. Gewohnheiten, die durch andere Faktoren als die Volition entstanden sind (z. B. unbewusste Motive; Einschränkungen, die uns das soziale System auferlegt), können ebenfalls im Widerspruch zur Vorgehensweise stehen, die wir normalerweise wählen würden. Alte Gewohnheiten können frühere Willenszustände widerspiegeln. In Situationen, die alte Versagensängste hervorrufen, können wir nur schwerlich selbstsicher handeln – selbst wenn es uns zwischenzeitlich gelungen ist, ein aktuelleres Volitionsbewusstsein dessen aufzubauen, was wir erfolgreich bewältigen können. Es ist schwierig für uns, vor dem Fernseher liegend auf die Tüte Kartoffelchips zu verzichten und statt dessen Gymnastik zu machen, obwohl wir eigentlich gern ein gesünderes Leben führen würden. Die Macht der Gewohnheit ist so groß, dass Gewohnheiten nur geändert werden können, wenn ein entsprechendes volitionales Engagement vorhanden ist und das entgegengesetzte Verhalten über einen längeren Zeitraum praktiziert wird.

Sozialisation und Rollenwechsel

Bereits in unserer Kindheit nehmen wir wahr, dass andere Menschen im sozialen Umfeld Positionen innehaben, die nahezu jeder als selbstverständlich erachtet. Zudem ist das Verhalten der Menschen in diesen Positionen (Mütter, Lehrer, Babysitter) meist vorhersagbar. Mit der Zeit machen wir die Entdeckung, dass auch uns Rollen übertragen werden. Wir lernen, dass aufgrund der Positionen, die wir und die anderen besetzen, jeweils ganz bestimmte Verhaltensweisen erwartet werden (Grossack u. Gardner 1970; Katz u. Kahn 1966; Turner 1962).

> **Beachte**
>
> Der Prozess, innerhalb dessen einem Individuum die Rollenerwartungen vermittelt werden, wird als **Sozialisation** bezeichnet (Brim u. Wheeler 1966).

Während der kindlichen Entwicklung beginnen die Eltern dem Kind zu vermitteln, welche Erwartungen an ein Familienmitglied gestellt werden. Diese Erwartungen betreffen den Spielort und die Spielweise des Kindes, die Entwicklung von Hilfsbereitschaft und Selbstversorgung und die Übereinstimmung mit den Familienroutinen. Die Erwartungen, die an die Performanz eines Familienmitglieds geknüpft werden, sind weitaus zwangloser und flexibler gestaltet als die Rollenerwartungen im späteren Leben. Daraus folgt, dass es eine Entwicklung von informellen zu formellen Rollen gibt. Die Entwicklung des Rollenanspruchs verläuft parallel zur Entwicklung der Fähigkeit des Kindes, Rollenerwartungen als Rollenskripte zu verinnerlichen und sie als Verhaltensleitfaden zu nutzen. Zu einem späteren Zeitpunkt der Entwicklung verläuft die Sozialisation viel formeller und beinhaltet die schulische Ausbildung, das Einüben in der Rolle und das Erbringen von Nachweisen. Bei vielen Rollen gibt sich die Gesellschaft sehr viel Mühe, diejenigen Menschen zu sozialisieren und zu regulieren, die die jeweilige Rolle besetzen.

Die Sozialisation verläuft jedoch nicht gänzlich einseitig. Die Personen, die eine neue Rolle einnehmen, verhandeln normalerweise mit denen, die von diesem Rollenverhalten betroffen sind (Heard 1977; Schein 1971). Es ist ein Prozess des Gebens und Nehmens. Jede Person, die eine Rolle übernimmt, tut dies auf eine andere Weise als jede andere Person in dieser Rolle. Bei diesen »Verhandlungen« geht es in erster Linie darum, wie das Individuum Vorlieben zum Ausdruck bringt, die an die Rolle gestellten Anforderungen erfüllt und wie sich seine Art, die Rolle zu erfüllen, auf die anderen auswirkt. Erfüllt das Individuum seine Rolle auf eine Weise, die von anderen als unpassend empfunden wird oder die die Erfahrungen oder das Verhalten anderer Mitglieder des sozialen Systems negativ beeinflusst, werden die anderen Mitglieder wahrscheinlich versuchen, das Rollenverhalten dieser Person zu ändern. Unterschiedliche Rollen haben unterschiedliches »Publikum«, weshalb die einzelnen Verhandlungen über das Rollenverhalten je nach sozialem System stark variieren können. Bei Arbeitsrollen können viele Menschen Rollenpartner und damit von der jeweiligen Rollenperformanz betroffen sein. Familienrollen haben dagegen ein viel kleineres Publikum.

Im Laufe des Lebens verändern sich die Rollen. Die Menschen entscheiden sich, bestimmte Rollen zu übernehmen und andere abzugeben. Darüber hinaus erwartet und strukturiert die Gesellschaft zu verschiedenen Zeitpunkten im Leben den Wechsel von einer Rolle zur anderen (z. B. Übernahme und Abgabe der Schülerrolle, Eintritt ins Arbeitsleben oder in den Ruhestand). Auf eine sehr viel weniger formelle Weise erwarten viele soziale Gruppen von ihren Mitgliedern, dass sie in einem bestimmten Alter Rollen wie die des Ehepartners oder Elternteils übernehmen. Die Zwänge und Erwartungen seitens der Gesellschaft und die Auswahl der Betätigungen bestimmen gemeinsam die Reihenfolge der Rollen, die das Leben eines Menschen ausmachen.

> **Beachte**
>
> Rollenwechsel sind komplex und beinhalten auch Veränderungen der eigenen Identität, der Beziehungen zu anderen Menschen, der zu erfüllenden Aufgaben und der Organisationsweise des Lebensstils.

> **Beispiel**
>
> Ein Beispiel für die Komplexität des Rollenwechsels ist die Erfahrung von Familienmitgliedern, die sich um ihre alternden Eltern oder Großeltern kümmern müssen:
>
> » Wenn Menschen gebrechlicher werden und sich immer schlechter selbst versorgen können, muss

eine Vielzahl an Rollen neu definiert werden. Eine klare Umkehrung der Rollen erfolgt, wenn die ältere Generation ihre Kraft verliert und die Macht, die persönlichsten Entscheidungen zu treffen, in die Hände ihrer Kinder legt. Dies ist für alle Betroffenen ein schwieriger Wendepunkt. Die Rollen müssen gänzlich neu definiert werden, und häufig ruft dies großen Widerstand und verständlichen Ärger hervor. Und damit haben wir noch nicht das Problem der sich verändernden Beziehungen zwischen Großeltern und Enkelkindern oder zwischen Eltern und Kindern angesprochen, wenn ein fürsorgebedürftiger Großelternteil in die Familie aufgenommen wird. Komplexe Familien müssen kollektive Lösungen finden, wenn sie zusammenbleiben möchten. (Hage u. Powers 1992, S. 118)《

Obwohl der Rollenwechsel ein wesentlicher Bestandteil der menschlichen Entwicklung ist, erfordert er häufig eine signifikante Neustrukturierung, und dies nicht nur innerhalb des Individuums, sondern auch innerhalb des (externen) sozialen Umfeldes.

5.7   Habituation und Lebensraum

In diesem Kapitel ging es darum, dass uns Gewohnheiten und Rollen eine Struktur bieten, mit deren Hilfe wir routinemäßig durch unsere Lebensräume navigieren und über diese verhandeln können. Zudem sollte deutlich werden, dass der Prozess, in dessen Verlauf wir unsere Lebensräume ausfüllen, eine Interaktion beinhaltet. Im Rahmen dieser Interaktion formen wir durch unsere Bemühungen und Verhaltensmuster die Umfelder, in denen wir agieren. Rowles (1991) weist darauf hin, dass zur Wiederholung von Verhaltensweisen in einer bekannten Umgebung auch ein Arrangement dieser Umgebung zählen kann, das unser Routineverhalten fördert. Als Beispiel nennt Rowles Walter und Beatrice, ein älteres Ehepaar, das seit über 50 Jahren im selben Haus wohnt.

》 Walter brauchte nicht darüber nachzudenken, wo sich die Läufer oder die kleinen Wölbungen auf den Stufen der Veranda befanden, die die Stufen nach einem Gewitter besonders tückisch werden ließen. Die große Vertrautheit mit der Einrichtung seines Hauses half ihm sehr, als er durch seine nachlassende Sehfähigkeit immer stärker eingeschränkt wurde. Beatrices Bewegungen in ihrer Umgebung wurden ebenfalls durch ihr körperliches Bewusstsein zum Standort der Möbel erleichtert. Die Möbel waren im Laufe der Jahre so angeordnet worden, dass sich Beatrice an bestimmten Stellen festhalten konnte, wenn sie einen der Schwindelanfälle erlitt, für die sie anfällig geworden war. (S. 268)《

Beachte

Gewohnheiten können eine effektive Möglichkeit darstellen, auch bei persönlichen Einschränkungen im Einklang mit der Umgebung zu leben.

Gewohnheiten können hinsichtlich der Performanz jedoch auch zu **Inkompetenz** führen oder Probleme verursachen. Eine Gewohnheit, die wir in einer bestimmten Umgebung gelernt haben, kann Verhalten erzeugen, das in einer anderen Umgebung irrelevant oder ineffektiv ist. Bereits vor mehr als hundert Jahren warnte Durkheim (1893, zitiert bei Young 1988) davor, dass Gewohnheiten Individuen und ganze Gesellschaften versklaven könnten, da sie sich nicht leicht abschaffen lassen, wenn sie sich erst einmal festgesetzt haben.

Ähnliche Kritik wird auch an traditionellen Rollen geübt. Bisweilen hört man das Argument, dass Rollen Menschen zu Unrecht stereotypisieren und einschränken. So gesehen erscheint es, als lenke die heutige Gesellschaft die Menschen regelrecht in Richtung verschiedener Rollen. Doch in Zukunft werden Rollen wahrscheinlich viel flexibler und organischer sein. Sarbin u. Scheibe (1983) sind der Ansicht, dass über Rollenskripte zunehmend verhandelt werden wird, da sich die Gesellschaft mit großer Geschwindigkeit verändert und zunehmend komplexer wird. Dadurch nimmt die Nützlichkeit traditioneller Rollenskripte immer mehr ab.

Hage u. Powers (1992) bemerken, dass Rollen in der modernen Gesellschaft »periodisch neu zusammengestellt oder entworfen werden müssen« (S. 112). Damit meinen sie nicht, dass Rollen mehrdeutig sein und sich ständig verändern sollten; sie halten es vielmehr für notwendig, Rollen periodisch zu überdenken und neu auszuhandeln. Laut Hage u. Powers »können Rollenverpflichtungen nur aufrecht erhalten werden, wenn Menschen ihre Rollen im Lichte der sich verändernden Bedingungen auf kreative Weise neu entwerfen. Zu diesem Zweck können sie manchmal die Ideen anderer übernehmen und manchmal eigene entwickeln« (S. 114). Ihrer Ansicht nach machen die derzeitigen Muster technologischer Veränderungen eine Neudefinition von Rollen erforderlich, da die sozialen Rollen an Komplexität gewinnen und ihre Definitionen und die mit ihnen einhergehenden Aufgaben und Verpflichtungen offener werden. Sie bemerken, dass eine solche Neudefinition zwar frei macht, jedoch gleichzeitig für Instabilität sorgen kann:

> » Die Fähigkeit, unsere gegenseitigen Beziehungen neu zu entwerfen und aufzubauen, erfordert gut entwickelte Interaktionsfähigkeiten, konstante Bemühungen, den Willen, eine bestimmte Menge emotionaler Schwingungen auszuhalten, und eine hohe Kooperationsbereitschaft seitens der Rollenpartner. (S. 133)«

Unser Leben schwankt zwischen den Möglichkeiten von zu viel Beschränkung bzw. Einengung und zu viel Unsicherheit. Die Habituation ist ein Mittel, das in unserem Alltagsleben für Stabilität und Beständigkeit sorgt. Ein übermäßig strukturiertes Leben ist nicht erstrebenswert. Andererseits können wir uns bis zu einem gewissen Grad damit trösten, dass in unserer sich ständig verändernden Welt der morgige Tag zumindest teilweise so ablaufen wird wie der gestrige und der heutige.

5.8   Schlüsselkonzepte

Subsystem Habituation

— eine innere Organisation von Informationen, die das System befähigt, wiederkehrende Verhaltensmuster zu zeigen.

Habituationsstruktur

— ein Gerüst aus Einschätzungsfähigkeiten (Rollenskripte und Landkarten der Gewohnheiten), die es uns ermöglichen, Merkmale oder Situationen in unserer Umgebung mehr oder weniger automatisch zu erkennen und ein entsprechendes Verhalten aufzubauen.

— **Gewohnheit:** latente, durch vorangegangene Wiederholung erworbene Tendenzen, die auf einer vorbewussten Ebene arbeiten und eine große Bandbreite an Verhaltensmustern beeinflussen, die bekannten Lebensräumen entsprechen.

— **Landkarte der Gewohnheiten:** eine verinnerlichte Einschätzungsfähigkeit; sie ermöglicht die Wahrnehmung bekannter Ereignisse und lenkt den damit verbundenen Aufbau einer Handlung, um ein implizites Ergebnis oder einen Prozess zu erreichen.

— **Verinnerlichte Rollen:** generelles Bewusstsein einer bestimmten sozialen Identität und der damit verbundenen Verpflichtungen, die gemeinsam einen Bezugsrahmen bilden, damit wir relevante Situationen einschätzen und angemessenes Verhalten aufbauen können.

— **Rollenskripte:** eine Sammlung latenter Einschätzungsfähigkeiten, die Anhaltspunkte für ein Verständnis sozialer Situationen und Erwartungen gibt und Anleitung für die Art von Handlungen bietet, die zu einer bestimmten Rolle gehören.

— **Der Einfluss von Gewohnheiten auf das Betätigungsverhalten:**
  – Stilgewohnheiten,
  – Routinegewohnheiten,
  – Betätigungsgewohnheiten.

— **Der Einfluss von Rollen auf das Betätigungsverhalten:**

- Handlungsstil,
- Betätigungsformen von Rollen,
- zeitliche Reihenfolge von Rollen.

Habituationsprozess

▬ findet auf zwei Zeitebenen statt; Landkarte der Gewohnheiten und Rollenskripte dienen als Anhaltspunkte für die Entwicklung des Verhaltens im alltäglichen Leben und für die Veränderungen der Rollen und Gewohnheiten, die im Laufe der Zeit auftreten.

▬ Die geordnete Improvisation von Betätigungsverhalten ergibt sich aus dem Zusammenspiel von:
  - verinnerlichten Rollen und/oder Gewohnheiten,
  - Ereignissen einer Handlung, die sich von Minute zu Minute ergibt, und
  - Begebenheiten des Kontexts.

▬ **Entstehung und Veränderung von Gewohnheiten:**
  - Gewohnheiten dienen der Erhaltung von Verhaltensmustern;
  - Gewohnheiten lassen sich nur schwer ändern;
  - Gewohnheiten stimmen nicht immer mit der Volition überein.

▬ **Sozialisation und Veränderungen innerhalb einer Rolle:**
  - entwicklungsbedingte Veränderung von Rollen von informell zu formell;
  - beinhaltet Verhandlungen mit den Personen, die von den Veränderungen innerhalb der Rolle betroffen sind;
  - Rollen verändern sich im Laufe des Lebens.

5.9   Literatur

Berger PL, Luckmann T (1966) The social construction of reality. Doubleday/Anchor, New York

Bourdieu P (1977) Outline of a theory of practice (R. Nice, Trans.). Cambridge University Press, London

Brim OJ, Wheeler S (1966) Socialization after childhood: Two essays. John Wiley & Sons, New York

Camic C (1986) The matter of habit. American Journal of Sociology 91:1039–1087

Cardwell JD (1971) Social psychology: A symbolic interaction perspective. FA Davis, Philadelphia

Chapin FS (1968) Activity systems and urban structure: A working schema. Journal of the American Institute of Planners 34:11–18

Dewey J (1922) Human nature and conduct. Henry Holt & Company, New York

Dunton WR (1945) Prescribing occupational therapy. Charles C Thomas, Springfield, IL

Fein ML (1990) Role change. A resocialization perspective. Praeger, New York

Grossack M, Gardner H (1970) Man and men: Social psychology as social science. International Textbook Co, Scranton, PA

Hage G, Powers CH (1992) Post-Industrial lives: Roles & relationships in the 21st century. Sage, Newbury Park, NJ

Heard C (1977) Occupational role acquisition: A perspective on the chronically disabled. American Journal of Occupational Therapy 41:243–247

James, W. (1950). The principles of psychology. New York: Dover.

Katz D, Kahn RL (1966) The social psychology of organizations. John Wiley & Sons, New York

Kidner TB (1924) Work for the tuberculosis patient during and after cure: Part II. Archives of Occupational Therapy 3(3):169–193

Koestler A (1969) Beyond atomism and holism: The concept of the holon. In: Koestler A, Smythies JR (eds), Beyond reductionism. Beacon Press, Boston, MA

Mancuso JC, Sarbin TR (1983) The self-narrative in the enactment of roles. In: Sarbin TR, Scheibe KE (eds), Studies in social identity. Praeger, New York

Matsutsuyu J (1971) Occupational behavior: A perspective on work and play. American Journal of Occupational Therapy 25:291–294

Meyer A (1922) The philosophy of the occupational worker. Archives of Occupational Therapy 1:1–11

Miller DR (1983) Self, symptom and social control. In: Sarbin TR, Scheibe KE (eds), Studies in social identity. Praeger, New York

Murphy R (1987) The body silent. WW Norton, New York

Oakley F, Kielhofner G, Barris R, Reichler RK (1986) The Role Checklist: Development and empirical assessment of reliability. Occupational Therapy Journal of Research 6:157–170

Rowles GD (1991) Beyond performance: Being in place as a component of occupational therapy. American Journal of Occupational Therapy 45:265–272

Ruddock R (1976) Roles and relationships. Routledge & Kegan Paul, London

Sarbin TR, Scheibe KE (1983) A model of social identity. In: Sarbin TR, Scheibe KE (eds), Studies in social identity. Praeger, New York

Schein EH (1971) The individual, the organization, and the career: A conceptual scheme. Journal of Applied Behavioral Science 7:401–426

Seamon D (1980) Body-subject, time-space routines, and place-ballets. In: Buttimer A, Seamon D (eds), The human experience of space and place. Croom Helm Ltd, London

Shannon PD (1970) The work-play model: A basis for occupational therapy programming in psychiatry. American Journal of Occupational Therapy 24:215–218

Slagle EC (1922) Training aides for mental patients. Archives of Occupational Therapy 1(1):11–17

Stryker S (1968) Identity salience and role performance: The reliance of symbolic interaction theory for family research. Journal of Marriage and the Family, November, 558–564

Turner R (1962) Role-taking, process versus conformity. In: Rose M (ed), Human behavior and social processes. Houghton Mifflin, Boston

Young M (1988) The metronomic society: Natural rhythms and human timetables. Harvard University Press, Cambridge, MA

Das Subsystem Performanz

Anne Fisher und Gary Kielhofner

6.1   Einleitung

In den zwei vorangegangenen Kapiteln haben wir gesehen, dass das Subsystem Volition die Wahl eines bestimmten Betätigungsverhaltens steuert und dass das Subsystem Habituation das Betätigungsverhalten in feste Muster ordnet. Jeglichem Betätigungsverhalten liegt die Fähigkeit zur Handlungsausführung (Performance) zugrunde. Ob es nun um einfaches Spazierengehen oder die Ausführung einer Pirouette beim Ballett, die Abgleichung seines Kontostandes, die Ableitung eines mathematischen Satzes, das Aufeinanderstapeln von Blöcken oder den Bau eines Hauses geht, hinsichtlich der Ausführung von Handlungen ist die Leistungsfähigkeit des Menschen erstaunlich und komplex zugleich.

Im vorliegenden Kapitel wird das Subsystem **Performanz** (Mind-Brain-Body Performance Subsystem) dargestellt. Es wird aufgezeigt werden, dass dieses Subsystem den Menschen zur effektiven Ausführung von Betätigungen befähigt.

> **Beachte**
>
> Das Subsystem Performanz ist das, was »uns zur Handlungsausführung zur Verfügung steht«. Es vervollständigt das Subsystem Volition, da der Wunsch nach der Ausführung einer Aufgabe allein nicht ausreicht, um dies zu tun.

Das Individuum muss ebenfalls über die für die Performanz nötigen zugrunde liegenden Fähigkeiten verfügen. Auf eine ähnliche Weise unterstützen sich auch das Subsystem Performanz und das Subsystem Habituation gegenseitig. Verinnerlichte Landkarten der Gewohnheiten und Rollenskripte strukturieren die Betätigungsperformanz zu von außen erkennbaren Rollen und Gewohnheiten. Das Subsystem Performanz trägt zum erforderlichen Verhaltensaufbau bei.

6.2   Bestehende Konzepte zu den Performanzfähigkeiten

Es gibt eine Reihe konzeptioneller Modelle im Bereich der Ergotherapie, die die Betätigungsperformanz ermöglichenden Fähigkeiten zu erklären versuchen. Jedes dieser Modelle liefert einen detaillierten Bezugsrahmen zum Verständnis eines ganz bestimmten begrenzten Verhaltensaspekts der klinischen Praxis. Das **biomechanische Modell** (biomechanical model) versucht z. B., die Bewegungen des Menschen als Funktion einer komplexen Struktur von Muskeln, Bindegewebe und Knochen innerhalb des Stütz- und Bewegungsapparates zu erklären (Trombly 1989). Dieses Modell beschreibt die Leistungsfähigkeit des skelettmuskulären Systems in Hinblick auf Bewegungen mit Hilfe von Konzepten der Kraft, der Bewegung und der Ausdauer. Ebenso entstand das Modell der **Sensorischen Integration** (Ayres 1972, 1979, 1986; Fisher et al. 1991) bei dem Versuch, verschiedene Aspekte der zwischen Bewusstsein und Gehirn stattfindenden Prozesse und deren Einfluss auf die Performanz zu erklären.

> **Beachte**
>
> Das Modell der Sensorischen Integration versucht zu erklären, inwieweit das Gehirn sensorische Informationen strukturiert und diese Informationen für das Erlernen und Ausführen geschickter Bewegungen nutzt.

Die sich schwerpunktmäßig auf derartig begrenzte Bereiche beziehenden Modelle können dem Therapeuten wichtige detaillierte Informationen für seine Berufspraxis bieten. Eine negative Folge ist jedoch das Fragmentieren der bekanntermaßen wechselseitig voneinander abhängenden Prozesse. Tatsächlich gilt es heutzutage als allgemein anerkannt, dass die skelettmuskulären und neurologischen Komponenten des Körpers am besten als sich ergänzende Bestandteile eines zusammenhängenden neuromuskulären Systems verstanden werden sollten. Im Gegensatz zu den traditionellen Denkweisen, bei denen mentale Prozesse (z. B. Kognition, Gedächtnis, Emotionen) von Prozessen im Gehirn (z. B. neurochemischen Ereignissen) getrennt betrachtet wurden, gehen **modernere Denkweisen** dazu über, diese Prozesse als sich ergänzende Aspekte eines einzigen und einheitlichen Prozesses anzusehen (Pribram 1986; Sperry 1970). Schließlich wird auch in einer Reihe von interdisziplinären Theorien anerkannt, dass eine **Beziehung zwischen mentalen, im Gehirn ablaufenden und neuromuskulären Prozessen besteht** und diese wechselseitig voneinander abhängig sind (Bernstein 1967; Brooks 1986; Kelso 1982; Keogh u. Sugden 1985; MacKay 1987; Schmidt 1988). In dieser Literatur werden die Wechselbeziehungen zwischen mentalen, neurologischen und auf das Gehirn bezogenen (Körper-) Strukturen und Prozessen, hervorgehoben. Dies ebnete den Weg für die Betrachtung dieser Strukturen und Prozesse als ein einziges kohärentes Subsystem für den Zusammenhang Geist-Gehirn-Körper, das so genannte Subsystem Performanz.

Geist, Gehirn und Körper werden in der zur Ergotherapie vorhandenen Literatur stets als essentielle Bestandteile der zugrunde liegenden Fähigkeiten eines Menschen hinsichtlich der Betätigungsperformanz angesehen. Wir konzeptualisieren diese einzelnen Komponenten als **ein einziges Subsystem Performanz**, weil wir auf eine Verbesserung und Vereinheitlichung der durch die bestehenden Theorien und konzeptionellen Modelle dargebotenen detaillierten Informationen abzielen und nicht etwa, weil wir diese Informationen wiederholen oder gar ersetzen möchten.

Ergotherapeuten, die das Modell der menschlichen Betätigung als Leitfaden für die Praxis verwenden, werden auch andere konzeptionelle Modelle benutzen müssen und sollten sich auch dazu aufgefordert fühlen, wenn Einzelheiten über die Funktionsweise der verschiedenen Komponenten des Subsystems Performanz erforderlich sind.

> **Beachte**
>
> Unserer Ansicht nach bilden konzeptionelle Modelle in der Praxis häufig eine Ergänzung und bieten bei angemessener Verknüpfung ein vollständigeres Bild des Betätigungszustands eines jeden Individuums.

Mit der Einführung eines neuen Weges der Konzeptualisierung der in anderen Praxismodellen vorgestellten Bandbreite an Fähigkeiten verfolgen wir zwei Absichten:

1. Zunächst einmal werden wir das Subsystem Performanz in den Kontext des menschlichen Systems einbetten.
2. Anschließend werden wir erörtern, inwieweit das Subsystem Performanz gemeinsam mit den Subsystemen Habituation und Volition das menschliche Betätigungsverhalten beeinflussen.

Die Betrachtung des Subsystems Performanz im Kontext des menschlichen Systems liefert uns eine wichtige Grundlage für das Verständnis der Einzigartigkeit der ergotherapeutischen Praxis.

6.3 Die Bestandteile des Subsystems Performanz

Das Subsystem Performanz setzt sich aus einer Struktur einzelner Bestandteile zusammen, die gemeinsam Betätigungsperformanz ermöglichen.

> **Beachte**
>
> Das Subsystem Performanz besteht aus folgenden Bestandteilen:
> - **Skelettmuskuläre Bestandteile** oder die Muskeln, Gelenke und Knochen, die zusammen funktionelle biomechanische Einheiten bilden.

▼

- **Neurologische Bestandteile** oder das zentrale und das periphere Nervensystem, die sensorische und motorische Botschaften organisieren und transportieren.
- **Kardiopulmonale Bestandteile** oder die kardiovaskulären und pulmonalen Systeme (die direkt die Funktionsweise der neurologischen und skelettmuskulären Komponenten unterstützen).
- Die **symbolischen** Vorstellungen, durch die das System bei der Planung, Interpretation und Erzeugung von Verhalten angeleitet wird.

Ebenso wie bei den Landkarten der Gewohnheiten und Rollenskripte, handelt es sich bei den die Performanz steuernden Handlungsvorstellungen nicht um genaue Anweisungen, sondern um **abstrakte Regeln**, die ein bestimmtes Verhalten fordern (Brooks 1986; Bruner 1970, 1973; Hayek 1969; Robinson 1977; Schmidt 1988). Wie die Rollenskripte und Landkarten der Gewohnheiten stellen auch die der Performanz zugrunde liegenden Handlungsvorstellungen eine unauffällige Möglichkeit dar, richtig einzuschätzen, wie man sich in sich zufällig entfaltenden Situationen und in Anbetracht der unvermeidlichen Vielfalt jeder neuen Performanz tatsächlich verhält. Dadurch erhält man die Gelegenheit »in Erfahrung zu bringen«, wie man etwas macht. Dieses »Wissen« lässt sich am besten als ein »Gefühl« oder eine Einschätzung beschreiben, wie man eine bestimmte Handlung ausführen soll (Brooks 1986).

Ebenso wie das von den Landkarten der Gewohnheiten oder Rollenskripten gesteuerte Verhalten kann auch das **Maß an bewusster Aufmerksamkeit** erheblich variieren. Bei der Ausführung einiger Betätigungen sind wir uns unserer Handlungen zum Beispiel nur vage bewusst. Zu anderen Zeitpunkten planen wir aktiv, lösen aktiv Probleme oder konzentrieren uns anderweitig bewusst auf die momentan

auszuführende Handlung. Aus diesem Grund können die Begriffe **Kognition** oder **kognitive Vorstellungen**, verstanden als bewusstes Denken, irreführend sein. Obgleich bewusstes Denken oder Kognition für die Einschätzung und Ausführung eines bestimmten Betätigungsverhaltens eine wichtige Rolle spielen, existiert auch eine automatische, stillschweigende Dimension der Performanz, die durch eine Handlungsvorstellung geleitet wird.

Die skelettmuskulären, neurologischen, kardiopulmonalen Bestandteile und die symbolischen Handlungsvorstellungen, aus denen sich das Subsystem Performanz zusammensetzt, liefern die für den Aufbau der Betätigungsperformanz notwendigen strukturierten Fähigkeiten (◘ Abb. 6.1). Dieses Subsystem bildet ein organisches Ganzes. Die einzelnen Bestandteile sind wechselseitig voneinander abhängig, arbeiten gleichzeitig zusammen und beeinflussen auf diese Weise die Ausführung von Betätigungen.

Beachte

Der Aufbau einer effektiven Betätigungsperformanz entsteht durch das vereinheitlichte Handeln aller Bestandteile des Subsystems Performanz unter gleichzeitiger Einbeziehung der sich entfaltenden Umstände und Umweltbedingungen.

6.4 Die Organisation des Subsystems Performanz

Die Organisation des Subsystems Performanz ist auf eine **effiziente Informationsverarbeitung** ausgerichtet. Diese ist für die richtige Einschätzung und den effektiven Umgang mit der Umwelt erforderlich. Die skelettmuskulären, kardiopulmonalen, neurologischen und symbolischen Bestandteile sind derart aufgebaut, dass sie effektiv miteinander kommunizieren und Informationen verarbeiten können, um Erfahrungen einzuordnen und Handlungen auszuführen.

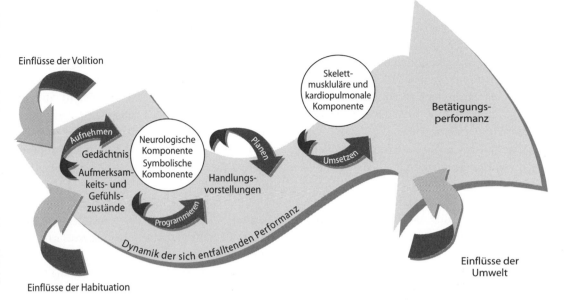

Abb. 6.1. Der Beitrag des Subsystems Performanz, des Subsystems Volition, des Subsystems Habituation, der Umwelt und der Aufgabendynamik zum Aufbau der Betätigungsperformanz

---

Beachte

Der innerhalb des Subsystems Performanz zwischen den Bestandteilen stattfindende Informationsfluss und der Austausch von Handlungen und Informationen mit der Umwelt ergeben zusammen ein **Informationsnetzwerk**.

Jeder Bestandteil des Subsystems ist innerhalb des im Laufe dieses Prozesses entstehenden Informationsflusses tätig. Bewusstsein und Gehirn können daher nicht als befehlende Systeme für ausführende und motorische Handlungen bezeichnet werden. Vielmehr arbeiten die Bestandteile des Subsystems zusammen und tragen so durch ihre spezielle Art der Informationsverarbeitung zum Gesamtnetzwerk bei. Die Performanz entsteht aus diesem dynamischen Netzwerk aus Informationen. Während man z. B. seinen eigenen Körper bewegt, beeinflusst die Wahrnehmung, welche auf dem Informationsfluss zum zentralen Nervensystem beruht, die Informationsweiterleitung zu den Muskeln, die wiederum darauf

entsprechend reagieren und die Bewegung ausführen. Gleichzeitig wird die Bewegung an sich durch Kräfte und Objekte in der Umwelt beeinflusst, und die Bewegung liefert sensorische Informationen über den dynamischen Zustand des sich im Raum bewegenden Körpers.

Wie Reed (1982) bemerkt, ist dieser Prozess zu komplex, um nur als Informationsfluss zwischen den Bestandteilen erklärt werden zu können. Die Handlungsausführung muss vielmehr als Produkt eines übergeordneten dynamischen Zustands gesehen werden.

Beachte

Auch wenn vieles an diesem Prozess bislang noch unklar ist, haben wir doch eine wichtige Erkenntnis gewonnen: Aufbau und Funktion eines einzelnen Bestandteils des Subsystems Performanz kann **nicht** durch deren isolierte Betrachtung erfasst werden. Dies wäre mit dem Versuch vergleichbar, die Wurzeln einer Pflanze ohne Bezug zu deren anderen Teilen oder zu der Pflanze als Ganzes zu erklären.

6

Wie in ◨ Abb. 6.1 zu erkennen ist, möchten wir betonen, dass die informativen Ereignisse simultan ablaufen und – wie gerade beschrieben wurde – zu einem dynamischen Netzwerk aus Informationen gehören.* Zudem wirken sich außer dem Subsystem Performanz auch noch eine Reihe anderer Faktoren auf den Aufbau von Betätigungsperformanz aus.

Die Wahrnehmung, Planung und Ausführung von Handlungen stellt einen fortlaufenden Prozess der gegenseitigen Beeinflussung dar, innerhalb dessen das gesamte Informationsnetzwerk im Subsystem Performanz wichtiger ist als jede einzelne Sequenz des Informationsflusses. Dennoch kann dieses Subsystem nur erläutert werden, wenn man berücksichtigt, auf welche Art und Weise Informationen während ihrer Verarbeitung durch das Subsystem fließen.

Das Subsystem Performanz (s. ◨ Abb. 6.1) verarbeitet Informationen auf folgende Art:

- **Reizaufnahme** (d. h., die Wahrnehmung und Integration von sensorischen Informationen, die es vom Körper und der Umwelt erhält),
- **Planung** (einschließlich motorischer Planung),
- **Programmierung** von Handlungsplänen und
- **Ausführung** der Handlung durch den Körper.

Die Informationsverarbeitung innerhalb des Subsystems Performanz wird durch den jeweiligen Aufmerksamkeits- und Gefühlszustand beeinflusst. Ebenso wirken sich das Gedächtnis und die Handlungsvorstellungen oder Erinnerungen auf neuronaler Ebene daran, »wie es sich anfühlt«, wenn man eine bestimmte Handlung ausführt, und »was dadurch erreicht wird« (Brooks 1986; Schmidt 1988; Fisher et al. 1991) auf die Informationsverarbeitung aus. Der Prozess wird jedoch auch durch **Volition** und **Habituation** beeinflusst. Informationen werden von der »Geist-Gehirn«-Komponente über neurochemische Signale zum Körper geleitet (d. h. zu den skelettmuskulären und den unterstützenden kardiopulmonalen Bestandteilen), der die durch die Tätigkeit des Subsystems Performanz entstehende Handlung ausführt. Während der sich entfaltenden Ausführung der Handlung enthält die Komponente Geist-Gehirn ebenfalls ein Feedback.

Eine Beeinträchtigung einer der zugrunde liegenden Bestandteile des Subsystems Performanz (d. h., der skelettmuskulären, neurologischen, kardiopulmonalen und symbolischen Bestandteile) kann Auswirkungen auf die Fähigkeit zur Informationsverarbeitung und Handlungsausführung des Subsystems haben. Eine Hirnschädigung kann z. B. unterschiedliche Auswirkungen haben, die das Gedächtnis, die motorische Planung oder die Aufmerksamkeit betreffen können.

In ähnlicher Weise können Beeinträchtigungen der skelettmuskulären Komponenten Kraft, Bewegungsausmaß oder Durchhaltevermögen der handelnden Person einschränken.

Innerhalb des Subsystems Performanz werden sowohl externe als auch interne sensorische Informationen verarbeitet. Zu den **externen sensorischen Informationen** (d. h. jene, die uns über unsere Umwelt informieren) zählen sowohl visuelle, taktile und auditive sensorische Informationen als auch der fortlaufende Informationsfluss über die Auswirkungen unserer Handlungen auf die Umwelt. Gleichzeitig liefern **interne Informationen** ein Feedback über unseren Körper. Hierzu zählen ebenfalls sensorische Informationen in Zusammenhang mit Bewegungen und der Stellung des Körpers im Raum (Vestibulärpropriozeption) (Fisher 1991). Das Subsystem Performanz registriert sensorische Informationen, indem es verschiedene Formen von Energie (z. B. Licht- und Klangwellen, Erdanziehungskraft, Propriozeption) in neurochemische Botschaften umwandelt. Diese werden

---

*   Zur Erläuterung des Konzepts der simultanen Kausalität siehe Kielhofner und Fisher (1991)

an das Gehirn weitergegeben und gleichzeitig vom Bewusstsein wahrgenommen und verstanden.

> **Beachte**
>
> Die Wahrnehmung und Planung von Handlungen sind miteinander **verknüpfte Elemente der Informationsverarbeitung** innerhalb des Subsystems. Wenn wir etwas wahrnehmen, geschieht dies während das System bereits handelt oder sich für die nächste Handlung bereitmacht. Das Planen und Programmieren von Handlungen wird während der Ausführung einer Handlung durch den Körper in die Tat umgesetzt.

Diese Informationsverarbeitung ist ein integrierter und simultaner Prozess, bei dem das System gleichzeitig ein handelnder, wahrnehmender, planender und reagierender Organismus ist. Die Informationsverarbeitung ist jedoch auch zugleich ein proaktiver Prozess. Wir **verleihen** sensorischen Erfahrungen einen Sinn und **machen** Pläne für Handlungen, ebenso wie wir durch unser Einwirken auf die Umwelt **bewirken** können, dass bestimmte Dinge geschchen.

In die Prozesse des Subsystems Performanz mischen sich ebenfalls Einflüsse der Subsysteme Volition und Habituation. Zu den **Einflüssen der Volition** zählen folgende Faktoren:

- die wahrgenommene Übereinstimmung zwischen den persönlichen Fähigkeiten eines Menschen und jenen, die für die Performanz erforderlich sind,
- die Anziehung, die eine bestimmte Betätigung auf einen Menschen ausübt sowie der Wert, den dieser Mensch der Betätigung beimisst.

Das Subsystem **Volition** kann **einen positiven und organisierenden Einfluss** ausüben, indem es als Reaktionen auf Herausforderungen, Bedeutungen und die von Betätigungen ausge-

hende Anziehungskraft affektive oder kognitive Zustände hervorruft, die die Performanz verbessern. Im Gegensatz dazu kann die Volition auch Angstzustände hervorrufen, die sich darauf beziehen, dass man beispielsweise eine Betätigung nicht effektiv ausführen kann, dass sie mangels Interesse Langeweile hervorruft oder dass die Ausführung bedeutungs- oder wertlos empfunden wird. Derartige Zustände können zu einer reduzierten Performanz führen. In diesem Fall kommt es zu einer Verbesserung des Betätigungsverhaltens, wenn das Individuum die Handlung durch eine positive Volition unterstützt ausführt, d. h. wenn die Handlungsausführung als interessant und herausfordernd empfunden wird, im Bereich der eigenen Möglichkeiten liegt und/oder für das eigene Leben und das soziale Umfeld des Individuums eine Bedeutung hat.

Das Subsystem Habituation übt ebenfalls einen **Einfluss auf die Ausführung von Betätigungen** aus. Wie im vorausgegangenen Kapitel bemerkt wurde, wird unsere Nutzung von Zeit durch Landkarten der Gewohnheiten und Rollenskripte organisiert. Auf diese Weise wird festgelegt, welche Fähigkeiten zur Handlungsausführung wir im Verlauf unserer normalen Routineabläufe abrufen werden. Landkarten der Gewohnheiten und Rollenskripte beeinflussen auch die Art und Weise, wie wir unsere Performanzfertigkeiten zur erfolgreichen Ausführung bestimmter Betätigungen einsetzen. Schließlich drücken Gewohnheiten ebenfalls der Art des Aufbaus unserer Handlungsausführung den für uns charakteristischen Stempel auf.

Die Komplexität dieses Prozesses kann am Beispiel einer mechanischen Arbeit an einer Maschine verdeutlicht werden.

> **❯ Beispiel**
>
> Da ein Automechaniker über Erinnerungen (z. B. dem Wissen, dass ein bestimmtes Geräusch ein Anzeichen für einen bestimmten Defekt am Motor ist) und über Vorstellungen

darüber verfügt, wie der Klang eines laufenden Motors ist, wird er aufmerksam nach Informationen lauschen, die ihm zu einer vorläufigen Analyse des Motordefekts verhelfen. Das Geräusch dringt in das menschliche System als mechanische Vibration ein, wird in neurologische Signale und anschließend in das bewusste Erkennen eines verräterischen Quietschens des Keilriemens übersetzt. Wenn der Mechaniker den quietschenden Keilriemen »hört«, ist dies das Ergebnis eines aktiven Prozesses. Dieser besteht in dem Wissen, auf was man hören muss, und in der Verarbeitung von Informationen, bei der die hereinkommenden sensorischen Daten empfangen, integriert und interpretiert werden. Mit der perzeptiven Handlung gehen die Planung und Programmierung einer motorischen Handlung einher, die in dem Festziehen des Keilriemens besteht. Die Erinnerung daran, wie fest ein Keilriemen angezogen werden muss, die Vorstellung davon, wie es sich anfühlt, den Schraubenschlüssel zu drehen, um den Mechanismus festzuziehen, und das Erkennen des veränderten Geräuschs bei erhöhter Spannung sind die Informationsquellen, die der Mechaniker als Anleitung (Planung und Programmierung) für das erforderliche motorische Verhalten benutzt. Die motorischen Bewegungen des Mechanikers und deren Auswirkungen auf die Umwelt (z. B. die Spannung des Keilriemens, das Geräusch des Keilriemens) erzeugen ebenfalls ein internes und externes sensorisches Feedback. Dies erlaubt dem Mechaniker auch weiterhin zu »fühlen«, wie er bei der in dem Anziehen des Keilriemens bestehenden Handlung vorzugehen hat.

Das Gefühl der eigenen Wirksamkeit, die von der Aufgabe ausgehende Anziehungskraft und deren beigemessener Wert als ein Mittel, sich seinen Lebensunterhalt zu verdienen, sind während des ganzen Prozesses die Motive, die dem Mechaniker ein Gefühl der Befriedigung geben, seine positiven Gefühle und seine Aufmerksamkeit aufrechterhalten

und seine Handlungsfähigkeit verbessern. All diese und auch andere Prozesse sind dermaßen gründlich zu einem organischen Ganzen integriert, dass die Ausführung der in dem Reparieren des Motors bestehenden Betätigung fließend ist. Zum Verhaltensaufbau tragen nicht nur sämtliche Faktoren, die wir als Fähigkeiten bezeichnen, bei, sondern ebenfalls die Interaktion zwischen dem menschlichen System, der Betätigung des Reparierens des Motors an sich, dem Motor, an dem gearbeitet wurde und den verwendeten Werkzeugen und Materialien.

6.5   Der Performanzprozess

Innerhalb des gesamten Buchs wird der Improvisationscharakter des menschlichen Verhaltens hervorgehoben. Systemtheoretischen Prinzipien zufolge erkennen wir an, dass das menschliche System einige für den Aufbau von Verhalten notwendige Komponenten liefert. Bei der tatsächlichen Handlungsausführung stellt die sich entfaltende Aufgabe jedoch einen dynamischen Prozess dar, und die Umweltbedingungen interagieren für den Verhaltensaufbau mit dem menschlichen System. Ist die Betätigung ausgeführt worden, schaffen das menschliche System und die Umwelt zusammen ein Netz von Beziehungen, aus dem das tatsächliche Verhalten erwächst.

Wie auch bei anderen Subsystemen, ist die Betätigungsperformanz der Prozess, der der Aufrechterhaltung und Veränderung der Struktur oder Organisation des Subsystems Performanz dient. Es gibt viele Belege dafür, dass Übung die Leistungsfähigkeit des skelettmuskulären Systems und des unterstützenden kardiopulmonalen Systems in Hinblick auf Handlungen fördert (Trombly 1989). Ebenso werden Handlungsvorstellungen durch komplexe Interaktionen mit der Umwelt aufgebaut, in der sensorische Integration und motorisches Lernen stattfinden (Fisher et al. 1991).

6.6 Schlussfolgerung

In diesem Kapitel wurde ein Entwurf des Subsystems Performanz vorgestellt. Wir haben die These aufgestellt, dass dieses Subsystem zum **Aufbau von Verhalten** beiträgt, indem es Informationen verarbeitet und Handlungen in einer Art und Weise ausführt, die eine dynamische, mit den anderen Subsystemen übereinstimmende Ablaufstruktur des Verhaltens ermöglicht. Diese bestimmte Ablaufstruktur wird durch das Betätigungsverhalten an sich und den Kontext der Handlungsausführung gewissermaßen erzwungen. Die von uns eingeführte Konzeptualisierung vom Subsystem Performanz soll in erster Linie eine kohärente Auffassung über die vereinheitlichten zugrunde liegenden Fähigkeiten zur Ausführung von Betätigungen und ihre Beziehungen zu Volition und Habituation bieten. Wie wir zu einem früheren Zeitpunkt bemerkten, enthalten andere konzeptionelle Modelle (z. B. das biomechanische Modell, das Modell der sensorischen Integration) detaillierte Erklärungen zu den einzelnen Bestandteilen und den der Performanz zugrunde liegenden Prozessen. Werden diese mit den in diesem Kapitel enthaltenen Erklärungen verknüpft, erhält man eine vollständigere Erklärung der die Handlungsausführung beeinflussenden Faktoren. Keines der konzeptionellen Modelle (einschließlich das Modell der menschlichen Betätigung) bietet eine angemessene Konzeptualisierung aller die Performanz beeinflussenden Faktoren. Daraus ergibt sich für das Erhalten vollständiger Erklärungen die Notwendigkeit der Verknüpfung kompatibler Modelle.

Da wir der Überzeugung sind, dass jede Form der Performanz durch eine **Interaktion zwischen Aufgabe und Umwelt** zustande kommt, betrachten wir das Subsystem Performanz als den Organisator der dem Individuum für die Ausführung von Betätigungen zur Verfügung stehenden Fähigkeiten. Die Organisation des Subsystems Performanz ist derart strukturiert, dass die für die Ablaufstruktur der Betätigungsperformanz benötigten Fertigkeiten bereitgestellt werden. Durch das Zusammenfügen der skelettmuskulären, neurologischen, kardiopulmonalen und kognitiven symbolischen Bestandteile zu einem organischen Ganzen, **verarbeitet das Subsystem Performanz Informationen und bewirkt Handlungen in der Umwelt.** Dieses Subsystem steht in einer engen Beziehung zu den Subsystemen Volition und Habituation und trägt gemeinsam mit ihnen zum Betätigungsverhalten des menschlichen Systems bei.

Die durch das Subsystem Performanz repräsentierten zugrunde liegenden Performanzfähigkeiten lassen sich nicht direkt beobachten.*Wir müssen vielmehr die Handlungsausführung beobachten, um daraus Schlussfolgerungen über den Zustand der Bestandteile und/oder der Fähigkeit zur Informationsverarbeitung des Subsystems Performanz zu ziehen. Beobachtungen darüber, wie viel Kraft ein Individuum bei einem Muskeltest entwickelt, werden z. B. für Schlussfolgerungen über die zugrunde liegende Fähigkeit benutzt, die wir als »Stärke« bezeichnen. In ähnlicher Weise werden die »Sensory Integration and Praxis Tests« (SIPT, Sensorische Integrations- und Praxietests) (Ayres u. Marr 1991) zur Feststellung des Zustands der sensorischen Integrationsfähigkeiten benutzt. Möchte ein Therapeut Schlussfolgerungen über die Organisation der zugrunde liegenden Komponenten des Subsystems Performanz ziehen, sollten andere Modelle und deren Beurteilungsverfahren angewandt werden.

---

* Zur Untersuchung und Unterscheidung des Zustands der biologischen Bestandteile des Subsystems Performanz können medizinische und andere Diagnoseverfahren angewandt werden, so dass man sagen kann, dass zumindest in dieser Hinsicht einige der Aspekte dieses Subsystems beobachtbar sind. Ergotherapeutische Verfahren zur Beurteilung der Fähigkeiten zur Handlungsausführung beschäftigen sich jedoch damit, aus Beobachtungen des Betätigungsverhaltens Schlussfolgerungen über die damit zusammenhängende Handlungsfähigkeit zu ziehen.

Beachte

Es ist wichtig, die Charakteristiken von Dysfunktionen zu verstehen und deren Auswirkungen auf die Betätigungsausführung zu erkennen. Allerdings kann von Defiziten im zugrunde liegenden Subsystem Performanz nicht auf lineare Weise auf Störungen in der Betätigungsausführung geschlossen werden.

Ein Ansatz, der die Konzeptualisierung des Subsystems Performanz ergänzt, beschäftigt sich mit der Untersuchung der sich im Betätigungsverhalten äußernden konkreten Fertigkeiten (skills). In diesem Ansatz wird die Performanz in erster Linie als eine zur Durchführung einer bestimmten Form der Betätigung beitragenden Handlung oder ein dazu beitragendes Verhalten angesehen. Mit diesem Ansatz ist ein Erkennen bestimmter Fertigkeitsdefizite demnach eher möglich als das pure Ausmachen von Schwierigkeiten in dem zugrunde liegenden Subsystem Performanz. Dieser Ansatz stimmt mit unserer Vorstellung von der Art des Verhaltensaufbaus des menschlichen Systems innerhalb des dynamischen Prozesses der Interaktion mit der Umwelt überein.

6.7   Schlüsselbegriffe

Das Subsystem Performanz

- Bezieht sich auf die Organisation der physischen und mentalen Bestandteile, die gemeinsam die Voraussetzungen für die konkrete Betätigungsperformanz ausmachen.

Bestandteile des Subsystems Performanz

- **Skelettmuskuläre Bestandteile:** Muskeln, Gelenke und Knochen stellen funktionelle biomechanische Einheiten dar.
- **Neurologische Bestandteile:** das Zentralnervensystem und das periphere Nervensystem organisieren und transportieren sensorische und motorische Botschaften.

- **Kardiopulmonale Bestandteile:** das kardiovaskuläre und das pulmonale System.
- **Symbolische Vorstellungen:** leiten das System bei der Planung, Interpretation und Erzeugung von Verhalten an.

Organisation des Subsystems Performanz

- Durch den Informationsfluss zwischen den einzelnen Bestandteilen und den Austausch zwischen Handlung, Information und der Umwelt entsteht ein Informationsnetzwerk.
- Performanz erwächst aus diesem dynamischen Informationsnetzwerk.
- Das Subsystem Performanz verarbeitet Informationen folgendermaßen:
  - Reizaufnahme,
  - Planung,
  - Programmierung von Handlungsplänen,
  - Ausführung der Handlung durch den Körper.

6.8   Literatur

Ayres AJ (1972) Sensory integration and learning disorders. Western Psychological Services, Los Angeles

Ayres AJ (1979) Sensory integration and the child. Western Psychological Services, Los Angeles

Ayres AJ (1986) Developmental dyspraxia and adult onset apraxia. Sensory Integration International, Torrance, CA

Ayres AJ, Marr DB (1991) Sensory integration and praxis texts. In: Fisher AG, Murray EA, Bundy AC (eds) Sensory integration: Theory and practice. FA Davis, Philadelphia

Bernstein NA (1967) The coordination and regulation of movements. Pergamon Press, Oxford, England

Brooks VB (1986) The neural basis of motor control. Oxford University Press, New York

Bruner J (1970, April) The skill of relevance or the relevance of skills. Saturday Review, pp. 66–73

Bruner J (1973) Organization of early skilled action. Child Development 44:1–11

Fisher AG (1991) Vestibular-proprioceptive processing and bilateral integration and sequencing deficits. In: Fisher AG, Murray EA, Bundy AC (eds.), Sensory integration: Theory and practice. FA Davis, Philadelphia

Fisher AG, Murray EA, Bundy AC (eds.) (1991) Sensory integration: Theory and practice. FA Davis, Philadelphia

Hayek FA (1969) The primacy of the abstract. In: Koestler A, Smythies RJ (eds.), Beyond reductionism. Beacon Press, Boston

Kelso JAS (ed.) (1982) Human motor behavior: An introduction. Erlbaum, Hillside, NJ

Keogh J, Sugden D (1985) Movement skill development. Macmillan, New York

Kielhofner G, Fisher A. (1991) Mind-Brain-Body relationships. In: Fisher AG, Murray EA, Bundy AC (eds.), Sensory integration: Theory and practice. FA Davis, Philadelphia

MacKay DJ (1987) The organization and perception of action: A theory for language and other cognitive skills. Springer, New York

Pibram KH (1986) The cognitive revolution and mind/brain issues. American Psychologist 41:507–520

Reed E (1982) An outline of a theory of action systems. Journal of Motor Behavior 14:98–134

Robinson A (1977) Play: The arena for the acquisition of rules of competent behavior. American Journal of Occupational Therapy 31:248–253

Schmidt RA (1988) Motor control and learning: A behavioral emphasis. (2nd ed.). Human Kinetics Publishers, Champaign, IL

Sperry RW (1970) An objective approach to subjective experience: Further explanation of a hypothesis. Psychological Review 77:585–590

Trombly CA (1989) Occupational therapy for physical dysfunction. Williams & Wilkins, Baltimore

Einflüsse der Umwelt
auf das Betätigungsverhalten

Gary Kielhofner

7.1   Einleitung

In den vorausgegangenen Kapiteln wurde hervorgehoben, dass sich Betätigungsverhalten dynamisch aufbaut und dass sowohl das menschliche System als auch das Umfeld, in dem die Performanz (Betätigungsausführung) erfolgt, zu diesem Aufbau beitragen. Die Auswirkung, die die gegenseitige Beeinflussung von Individuum und Umwelt auf die Performanz hat, wird von Thelen und Ulrich (1991) mit folgenden Worten beschrieben:

>> Verhalten tritt genau genommen als eine Funktion der Zusammenarbeit zwischen den einzelnen Subsystemen innerhalb bestimmter Umwelt- und Aufgabenkontexte auf. Keines der einzelnen Elemente verfügt zuvor über Anweisungen für die Performanz des Verhaltens. Aufgabe und Kontext bewirken die Neuordnung und Strukturierung des kooperativen Systems, wobei das grundlegende Verhalten weder ganz allein vom Organismus noch von der Umwelt bestimmt wird. (S. 24)《

Die Umwelt ist mit der Art der Organisation und des Verhaltens des menschlichen Systems derart eng verbunden, dass sie von einigen Theoretikern als »**Teil des Organismus**« angesehen wird (Sameroff 1983, S. 242). Daher wird in einer Reihe von wissenschaftlichen Bereichen immer mehr jene Sichtweise der Mensch-Umwelt-Beziehung hervorgehoben, die besagt, dass das menschliche System nicht nur das ist, was sich »unter der Haut verbirgt«. Unserer Umwelt verdanken wir unsere Menschlichkeit und das, was unser Selbst ausmacht. Eisenberg (1977) behauptet:

>> Die Ähnlichkeit zwischen meinem Verhalten im letzten Jahr und jenem, das ich wahrscheinlich im Folgejahr zeigen werde, wird weit weniger vom »Ich« als von den sozialen »Kraftfeldern« bestimmt, in denen sich dieses »Ich« bewegt. Mit anderen Worten: Habe ich mir erst einmal ein Repertoire an Verhaltensweisen angeeignet, maximiere ich deren adaptiven Nutzen, indem ich in der mich umgebenden sozialen Welt nach bekannten Situationen suche und das Fremde meide. Das offenbar Gleichbleibende innerhalb des Selbst ist kaum das Resultat dessen, was vorausgegangen ist, sondern vielmehr das Resultat des zukünftigen Fortbestands derselben sozialen Kräfte, die sie entstehen lassen haben. (S. 233)《

Wie dieses Zitat impliziert, kann die Beziehung zwischen Menschen und ihren Umwelten als **dialektisch** bezeichnet werden. Die Menschen suchen sich stets angemessene Umfelder aus und versuchen, diese ihren Absichten entsprechend zu verändern. Die von den Menschen jeweils ausgesuchten und geschaffenen Umfelder beeinflussen wiederum die Art ihrer Performanz und was aus ihnen wird.

Mit diesem Kapitel wird die Absicht verfolgt, eine Konzeptualisierung der Umwelteinflüsse und -beiträge zum Betätigungsverhalten vorzustellen. Zu diesem Zweck werde ich zunächst eine Sichtweise vorstellen, bei der es darum geht, auf welche Art und Weise Umwelt das Betätigungsverhalten beeinflusst. Im Anschluss daran werde ich eine Sichtweise bezogen auf jene Umweltfaktoren vorstellen, die Betätigungsverhalten ermöglichen und formen.

Um die Funktionsfähigkeit des individuellen Betätigungsverhaltens und des diesbezüglich erfolgenden Sammelns von Daten zu betrachten, ist es notwendig zu verstehen, inwiefern die Umwelt die Wahl, die Organisation und die Durchführung unserer Betätigungen beeinflusst.

> **Beachte**
>
> Wir können das Betätigungsverhalten eines Menschen nur verstehen, wenn wir die jeweilige Umwelt verstehen, in der dieses Verhalten stattfindet.

Eine zweite und sehr wichtige Anwendung der in diesem Kapitel vorgestellten Konzepte bezieht sich auf die **therapeutische Situation**. Jegliche

Form der ergotherapeutischen Behandlung erfordert umweltbezogene Strategien, wodurch bei den zu behandelnden Personen Betätigungsverhalten ausgelöst, unterstützt oder beeinflusst wird.

Beachte

Möchten wir die Schwierigkeiten unserer Patienten oder Klienten verstehen und ihnen zu einer verbesserten Funktionsfähigkeit ihres Betätigungsverhaltens verhelfen, müssen wir Informationen über ihr Umfeld in Erfahrung bringen und uns diese zunutze machen.

7.2 Die Einflüsse der Umwelt auf das Betätigungsverhalten

Die erste Frage, die sich im Zusammenhang mit den Einflüssen der Umwelt auf das Betätigungsverhalten ergibt, lautet wie folgt: **Inwiefern beeinflusst die Umwelt unser Verhalten?**

Beachte

Wir gehen davon aus, dass sich die Umwelt grob in zweierlei Hinsicht auf unser Betätigungsverhalten auswirkt:
1. Die Umwelt **ermöglicht** die Ausführung von Betätigungen.
2. Die Umwelt **erfordert** bestimmte Verhaltensweisen.

Der Einfluss der Umwelt auf das menschliche Betätigungsverhalten kann demnach durch die beiden Konzepte des »Ermöglichens« und des »Erforderns« erklärt werden.

Das Ermöglichen von Betätigungsverhalten

Gibson (1979) entwickelte das Konzept, dass motorisches Handeln das Wahrnehmen von Gelegenheiten ist, welche die Umwelt ermög-

licht. Dieser Sichtweise der Umwelteinflüsse auf das Verhalten liegt das Konzept zugrunde, dass Verhalten eher aus gelernten **Strategien** zum Erreichen eines Ziels als aus speziellen gelernten motorischen Verhaltenssequenzen besteht. Im gesamten vorliegenden Text wird eine ähnliche Sichtweise betont.

Beachte

Betätigungsverhalten entsteht durch die Einschätzung von Situationen, besitzt einen starken Improvisationscharakter und wird zum Teil durch die sich entwickelnden Umstände während der Performanz geleitet. Die Umwelt spielt bei dem Prozess des Verhaltensaufbaus eine keineswegs geringe Rolle.

Reed (1982) zufolge entsteht die Tätigkeit von Verhaltenssystemen »**direkter in Abhängigkeit von Objekten und Situationen in der Umwelt als durch die dem Verhalten zugrunde liegende proximale Stimulation**« (S. 108).

Bei dieser Sichtweise werden viele der das Verhalten steuernden Faktoren außerhalb des menschlichen Systems angesiedelt und eher jenem Kontext zugeordnet, in dem das Verhalten gezeigt wird. Zudem bedeutet dies, dass ein sich verhaltendes menschliches System wahrnimmt, dass »**ein Objekt oder ein Ereignis in der Umwelt die Gelegenheit zur Ausführung einer bestimmten Handlung bietet**« (Reed 1982, S. 124). Jegliches Verhalten besteht daraus, dass sich das System im Rahmen einer sich entfaltenden Beziehung mit der Umwelt aufrechterhält. Mit Hilfe dieser Beziehung können die durch die Umwelt ermöglichten Ziele erreicht werden.

Auch wenn das Konzept des durch die Umwelt ermöglichten Verhaltens im Rahmen der Erforschung von perzeptiv motorischem Verhalten entstanden ist, werde ich es an dieser Stelle in einem weiteren Sinne verwenden, indem ich behaupte, dass die Umwelt eine ganze Bandbreite von Gelegenheiten für Betätigungsverhalten bietet. Darüber hinaus verstehe ich unter dem **Ermöglichen durch die Umwelt** auch das Potential für verschiedenste Formen von Betätigungsverhalten, das dem Menschen durch die Eigenschaften der Umwelt bereitgestellt wird.* Da die Umwelt Möglichkeiten für Verhaltensweisen bietet, besteht eine gewisse Wahl- und Handlungsfreiheit. Ein Berg bietet z. B. die Gelegenheit, einfach die Aussicht zu genießen, die Landschaft zu fotografieren oder zu wandern. Was man dann tatsächlich tut, ist eine Frage der Entscheidung. Folglich lautet meine These, dass die charakteristischen Merkmale der **Umwelt eine Bandbreite von Gelegenheiten für Betätigungsverhalten ermöglichen, da sie spezifische Handlungspotentiale darstellen.**

Das Erfordern von Betätigungsverhalten

Das Konzept des »Erforderns« entstand im Rahmen einer Studie über die Art und Weise, wie verschiedene Umfelder das Verhalten ihrer Bewohner formen (Lawton 1980). Erfordern bezieht sich auf die seitens der Umwelt an das Individuum gerichteten Erwartungen oder Anforderungen. Folglich gilt: **Umwelterfordernisse verstär-**

ken oder verlangen in hohem Maße bestimmte Verhaltensweisen.

> **Beispiel**
> Auf einem Flughafen beeinflussen uns z. B. die Schalter und die Angestellten des Flughafens, die abgegrenzten Bereiche, die Sicherheitskontrollpunkte und Wachleute, die Flugsteige und Flugpläne usw. in erheblichem Maße und schreiben uns teilweise vor, wann wir ankommen, wohin wir gehen und in welcher Abfolge wir uns verhalten (z. B. in einer Reihe anstehen, eine Bordkarte erhalten, das Gepäck aufgeben, zum Flugsteig und an Bord des Flugzeugs gehen).

Wie das Beispiel verdeutlicht, ist unter **Erfordern** die Tendenz der räumlichen und menschlichen Umwelt zu verstehen, Verhalten zu formen. Wir fühlen diesen Zwang sowohl aufgrund der jeweiligen Gestaltung des räumlichen Rahmens als auch aufgrund der durch andere an uns gestellten Erwartungen. In der Tat erfolgt die Gestaltung der Umwelt häufig genau so, dass das vom Gestalter gewünschte oder erwartete Verhalten auch gezeigt wird.

Erfordern Umgebungen ein bestimmtes Verhalten (d. h. verlangen sie es oder schränken es ein), können sie eine Bandbreite an Erfahrungen und Reaktionen hervorrufen. Umgebungen, die ein Verhalten erfordern, das an der Obergrenze der Kapazitäten eines Menschen liegt, rufen häufig Engagement, Aufmerksamkeit und maximale Leistungen hervor (Lawton u. Nahemow 1973; Kiernat 1983). Wenn Umgebungen im Gegensatz dazu Verhalten erfordern, das weit unter den Möglichkeiten eines Individuums angesiedelt ist, kann dies zu Langeweile und Desinteresse führen. Wie in ▶ Kap. 3 bereits erwähnt wurde, ist das menschliche System auf Handeln ausgerichtet und sucht von Natur aus nach Gelegenheiten zum Einsatz seiner Kapazitäten. Csikszentmihalyi (1990) zeigt auf, dass es während einer Handlung zu optimalen Anregungszuständen kommt, die er als »**Fluss**« (flow) bezeichnet, wenn das Individuum gefordert wird und die Umwelt nach Leistungen verlangt, die an der

---

* Das in der traditionellen Literatur zur Perzeptomotorik verwendete Konzept, demzufolge die Umwelt Gelegenheit zum Handeln bietet, impliziert zudem, dass die Umwelt ein bestimmtes Verhalten einschränkt (oder gleichzeitig die Gelegenheit zum Handeln eingrenzt) und dass sowohl die Gelegenheit zum Handeln als auch die Grenzen den Verhaltensaufbau beeinflussen. Diese beiden Auffassungen habe ich in diesem Kapitel separat behandelt, indem ich betone, dass die Umwelt Gelegenheiten gibt, und ich ferner das Konzept des »Erforderns« benutzt habe, um zu verdeutlichen, wie die Umwelt Verhalten eingrenzt oder steuert. Es besteht stets eine enge Verknüpfung zwischen Möglichkeit und Grenze, und die Umwelt impliziert stets beides gleichzeitig. Für unsere Zwecke ist es jedoch nützlich, beide Konzepte getrennt voneinander und als zwei sich ergänzende Einflüsse der Umwelt auf das Betätigungsverhalten zu betrachten.

Kapazitätsobergrenze des Individuums anzusiedeln sind. Erst wenn die Anforderungen zu groß werden (d. h. zu weit über die Fähigkeiten des Individuums hinausgehen), fühlt sich das Individuum möglicherweise angespannt, überwältigt und entmutigt. Im Gegensatz dazu ruft »ein Mangel an Anforderungen seitens der Umwelt« nach Auffassung von Kiernat (1983, S. 6) »**jene negativen Auswirkungen und jenes Verhalten hervor, die bei sensorischer Deprivation vorliegen**«. Aus diesem Grund sollte das Erfordern als ein kontinuierliches Verlangen nach Performanz angesehen werden. Zu niedrige Anforderungen können Langeweile und zu hohe Anforderungen können Anspannung hervorrufen.

> **Beachte**
>
> Ein **optimales Maß an Anforderung** ist die notwendige Voraussetzung, damit sich Individuen gefordert fühlen, sich auf eine Betätigung einlassen und ein positives Gefühl der eigenen Wirksamkeit empfinden. Vor dem Hintergrund des Kompetenzniveaus eines Individuums kann eine fehlangepasste Performanz sowohl durch ein zu schwaches als auch ein zu starkes Drängen auf bestimmte Verhaltensweisen entstehen (Lawton 1980; Schultz u. Hanusa 1979).

Obgleich es nützlich ist, Anforderungen als zu hoch oder zu niedrig im Hinblick auf individuelle Kapazitäten anzusehen, handelt es sich bei diesen Anforderungen nicht um eine eindimensionale Eigenschaft der Umwelt. Verschiedene Umgebungen erfordern vielmehr eine ganze Fülle an unterschiedlichen Verhaltensweisen. Im Allgemeinen verlangt die Umwelt nach einer kohärenten Verhaltensserie, in Abstimmung mit der Art, der Organisation und den Absichten der jeweiligen Umgebung. In einer Straßenbande wird z. B. nach Härte und Aggressivität verlangt, während in einer Selbsthilfegruppe Sensibilität und emotionale Offenheit gefordert wird. Bei einem geschäftlichen Treffen sind wiederum

Verhaltensweisen wie der strategische Austausch von Informationen und Verhandlungsgeschick erforderlich. Diese verschiedenen Verhaltensformen werden durch die jeweiligen Teilnehmer aufgrund der verschiedenen Kontexte verstärkt.

Umwelterfordernisse können sich auf verschiedene Verhaltensweisen beziehen und unterschiedlich intensiv ausfallen. Einige Umgebungen sind relativ unspezifisch in ihren Erfordernissen und wir können zwischen verschiedenen Verhaltensweisen wählen.

> **Beispiel**
>
> Bei der Teilnahme an einem beruflich bedingten Kongress spüren wir zum Beispiel die Notwendigkeit, aufmerksam den Präsentationen zuzuhören, haben jedoch die Wahl, welchen Präsentationen wir beiwohnen wollen. In einem Supermarkt wird von uns verlangt, den Einkaufswagen zu schieben, ohne die anderen Kunden zu blockieren. Dennoch können wir uns aussuchen, welche Gänge wir durchqueren und vor welchen Artikeln wir stehen bleiben, um sie uns näher anzusehen oder sie mitzunehmen. Andere Umgebungen verlangen nach einem sehr viel spezifischeren Verhalten. Legen wir (in Amerika; Anmerkung der Übersetzer) z. B. eine Führerscheinprüfung ab, müssen wir uns an einer bestimmten Reihe anstellen, eine Serie von schriftlichen Tests, Sehtests und praktischen Prüfungen absolvieren, bestimmte Formulare ausfüllen und eine festgelegte Gebühr bezahlen. Jeder, der den Führerschein machen will, muss das Gleiche tun.

Mit der Zeit beeinflussen Erfordernisse, welche Fertigkeiten und Gewohnheiten man entwickelt und wie diese zu kohärenten Verhaltens- oder Rollenmustern organisiert werden. Wenn wir zum Beispiel in die Schule gehen, müssen wir bestimmte Schulfächer belegen und die entsprechenden Räumlichkeiten aufsuchen. Zudem werden von uns sowohl in der Öffentlichkeit als auch privat bestimmte Verhaltensweisen erwartet (z. B. die Beteiligung an Diskussionen in der Klasse, eine bestimmte durch die Schulordnung oder die Vorstellungen der Mitschüler festgelegte Kleidung, das Lernen, das Besuchen der Bibliothek, das Absolvieren von Prüfungen und die Abgabe von Hausarbeiten). Die Erfordernisse der schulischen Umwelt werden durch das Setting repräsentiert, die Regeln und Anforderungen der Schule sowie durch die Vorstellungen, die Lehrer, Mitschüler und Eltern von der Schülerrolle und den mit dieser Rolle verbundenen obligatorischen Verhaltensweisen haben. Es lenkt das Verhalten der Schüler in bestimmte Bahnen und formt es, bis sich deren Rollenskripte und Landkarten der Gewohnheiten schließlich an die Konturen der schulischen Umgebung angepasst haben.

Weitere Umwelteinflüsse

Natürlich ermöglicht und erfordert jede Umwelt ein bestimmtes Betätigungsverhalten. Ein Berg kann die Gelegenheit zum Wandern bieten. Das Gelände und die Wege grenzen jedoch die Möglichkeiten ein. Die Steilheit des Geländes und der Zustand der Wanderwege bestimmen ebenfalls, wie schnell und wie weit wir gehen können. In ähnlicher Weise wird unser Verhalten auf einem Flughafen nicht nur durch den Flughafen an sich, sondern auch durch andere dort befindliche Orte (wie Buchladen, Bar oder Restaurant) und die Gegenwart anderer Menschen bestimmt, und sie ermöglichen uns, Lesestoff zu besorgen, etwas zu essen oder mit jemandem ins Gespräch zu kommen.

Da die Umwelt sowohl Verhaltensweisen erfordert als auch ermöglicht, schafft sie zudem eine Synergie von Einflüssen, durch die unser Verhalten inmitten der sich entfaltenden Umstände kanalisiert wird.

> **Beachte**
>
> Durch das gleichzeitige Anbieten von Möglichkeiten und Grenzen schafft die Umwelt Verhaltenspfade.

Wie bei jedem Pfad, lassen sich bestimmte Richtungen leichter verfolgen als andere. Dennoch implizieren diese Pfade auch, dass alternative Wege begrenzt, nicht so leicht zu passieren oder überhaupt nicht zugänglich sind. Durch das Ermöglichen und das Erfordern lädt die Umwelt zu einem bestimmten Verhalten ein oder lenkt es in eine bestimmte Richtung.

Die Individualität von Umwelteinflüssen

In diesem Kapitel werde ich auf die verschiedenen Einflüsse eingehen, welche die Umwelt auf ein Individuum haben kann. Es ist jedoch wichtig zu berücksichtigen, dass das Verhalten, welches die Umwelt ermöglicht oder erfordert, in hohem Maße vom Blickwinkel des Betrachters abhängt.

> **Beispiel**
>
> Stellen Sie sich einen Moment lang ein Damespiel auf einem Couchtisch vor. Ich konnte eine Reihe verschiedener Reaktionen auf diese Umweltsituation beobachten. Einige Menschen ignorierten das Spiel völlig, sie waren ganz offensichtlich am Damespielen nicht interessiert. Andere hingegen spielten eine Partie. Ein kleines Mädchen, dem man das Spiel offensichtlich nicht erklärt hatte, stapelte die Spielsteine wie Bauklötze aufeinander, legte das Spielbrett darauf und schaffte so eine Rutsche für die Spielsteine. Später sortierte sie nach schwarzen und weißen Spielsteinen.

Wie dieses Beispiel verdeutlicht, basiert die Art des Einflusses eines Objekts in der Umwelt auf das Verhalten zum Teil auf den dem Objekt eigenen Eigenschaften und teilweise auch auf den gesellschaftlichen Konventionen hinsichtlich des Gebrauchs dieses Objekts. Was jemand tatsächlich mit einem bestimmten Objekt anfängt (wenn er überhaupt etwas mit ihm anfängt), hängt von der jeweiligen Person ab. Wie in ◗ Abb. 7.1 verdeutlicht wird, hängt der Einfluss

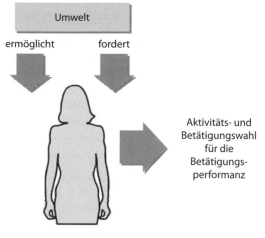

◻ Abb. 7.1. Der einzigartige Einfluss der Umwelt auf das Individuum

der Umwelt auf eine Person ab von deren derzeitigen:
- Werten,
- Interessen,
- Selbstbild,
- Rollen,
- Gewohnheiten,
- Performanzfähigkeiten.

Folglich meine ich **potentielle Einflüsse**, wenn ich davon spreche, was die Umwelt ermöglicht und erfordert. Jede Umgebung muss aufmerksam beobachtet werden, bevor man feststellen kann, auf wen sie einen Einfluss hat und welche Art Einfluss sie ausübt.

7.3 Die räumliche und die soziale Umwelt

Ich habe die These aufgestellt, dass die Umwelt das Verhalten beeinflusst, indem sie bestimmte Formen der Performanz ermöglicht oder erfordert. Als nächstes stellt sich die Frage: **Welche Merkmale der Umwelt ermöglichen und erfordern Verhalten?** Zur Beantwortung dieser Frage müssen wir zunächst die Dimensionen der Umwelt konzeptionalisieren.

Die Umwelt hat sowohl räumliche als auch soziale Dimensionen. Erstere beziehen sich auf die **materielle Umwelt**, einschließlich natürlicher und künstlicher Räume und Objekte. Unter der **sozialen Umwelt** sind die Welt der interagierenden Menschen und die Dinge zu verstehen, die diese Menschen tun. Im täglichen Leben begegnen wir einer in sich verwobenen **sozialen und räumlichen Umwelt**. Die von uns besuchten Orte und die Objekte, auf die wir treffen, sind in großem Maße von menschlicher Hand erschaffene Produkte. Zudem treffen wir an physikalischen Orten auf andere Menschen, teilen Objekte mit ihnen und treten mit ihnen in verschiedene Arten der Interaktion, geformt und gefördert durch die geteilte materielle Welt.

Die Rolle der Kultur

Sowohl die räumliche als auch die soziale Umwelt werden **durch die Kultur interpretiert und geformt** (Altman u. Chemers 1980). Kultur besteht aus den Überzeugungen und Wahrnehmungen, Werten und Normen, Bräuchen und Verhaltensweisen, die von einer Gruppe oder Gesellschaft geteilt werden und sowohl durch formelle als auch durch informelle Erziehung von einer Generation auf die nächste übertragen werden (Altman u. Chemers 1980; Rapoport 1980). In diese Definition sind zweierlei Aspekte eingebettet:
1. Die Kultur eines Menschen ist als eine bestimmte Art des Wahrnehmens und Handelns in der räumlichen und in der sozialen Welt anzusehen (Rapoport 1980).
2. Aufgrund dieser charakteristischen Art des Handelns ergibt sich, dass Kultur in einen bestimmten repräsentativen Lebensstil mündet, der als selbstverständlich geltende Verhaltensweisen in der räumlichen und sozialen Umwelt umfasst (Brake 1980, Ogbu 1981; Rapoport 1980).

Innerhalb der meisten Kulturen existiert ebenfalls eine Vielzahl an Subkulturen. In der amerikanischen Gesellschaft trifft man z. B. auf städtische, ländliche, ethnische und andere subkulturelle Gruppen. Diese Subkulturen weisen wesentliche Unterschiede zur dominanten Kultur auf und beeinflussen in erster Linie die Organisation verschiedener Gruppen. Um uns die enormen Unterschiede zwischen den Subkulturen innerhalb der erweiterten amerikanischen Kultur deutlich zu machen, müssen wir uns nur die **Unterschiede in den Überzeugungen und im Verhalten vor Augen führen**, die zwischen den Mitgliedern eines wohlhabenden Gesellschaftsclubs in New York und den Mitgliedern einer Baptistengemeinde in einem der Südstaaten Amerikas oder zwischen dem Arbeitsleben eines Politikers in Washington und jenem von zugewanderten Farmarbeitern in Kalifornien bestehen.

Der **Einfluss der Kultur** ist nicht unbedingt eine einzelne homogene Kraft. Abhängig von der Bandbreite an Umgebungen, in denen sich eine Person verhält, kann es sich um eine Collage verschiedener Quellen kultureller Einflüsse handeln. Ich lebe z. B. in einer bäuerlichen Gemeinde im ländlichen Süden des Bundesstaates Wisconsin. Zur Arbeit fahre ich in die Stadt Chicago, wo ich für die Durchführung universitärer und klinischer Programme zuständig bin, die den Auftrag haben, Bevölkerungsminderheiten zu dienen. Durch diese Arbeit stehe ich in Kontakt zu hispanischen und afroamerikanischen Subkulturen. Zudem bin ich Gastprofessor im Ausland, am Karolinska-Institut in Stockholm. Ich reise regelmäßig dort hin und habe mehrere enge schwedische Freunde, mit denen ich häufig kommuniziere. Diese Erfahrungen konfrontieren mich mit unterschiedlichsten Umgebungen und Umständen, die eine bedeutende Bandbreite an kulturellen Einflüssen aufweisen. Obgleich meine Erfahrungen vielfältiger als die vieler anderer Menschen sein mögen, nimmt die Wahrscheinlichkeit zu, dass Menschen in einer zunehmend mehr Möglichkeiten zur Kommunikation und Mobilität bietenden Welt eine ganze Reihe verschiedener Einflüsse erleben. Die isolierten und homogenen kulturellen Erfahrungen der vor hundert Jahren

lebenden Menschen wird es in der heutigen Welt immer seltener geben (Gergen 1991).

Es lässt sich sofort erkennen, inwiefern die soziale Welt, die Welt der zwischenmenschlichen Beziehungen und der Aktivitäten durch die Kultur geformt wird. Die Kultur hat jedoch einen ebenso großen Einfluss auf die räumliche Umwelt. Auf der einen Seite bestimmt die Kultur, wie unser räumlicher Kontext organisiert ist und auf welche Gegenstände wir innerhalb dieses Kontextes wahrscheinlich stoßen werden. Auf der anderen Seite vermittelt uns die Kultur eine Art des Betrachtens und Kennenlernens der räumlichen Umwelt, ja sogar der Welt der Natur. Ich werde in diesem Kapitel die Kultur nicht als einen isolierten Teil der Umwelt bezeichnen, da die Kultur jeden beschreibbaren Aspekt der Umwelt beeinflusst und in ihm enthalten ist.

Da die Kultur innerhalb der Umwelt eine alles durchdringende Kraft ist, werde ich in der nachfolgenden Darstellung über die räumliche und die soziale Umwelt wiederholt auf die Rolle der Kultur zurückkommen.

> **Beachte**
>
> Es ist wichtig zu erkennen, dass die Kultur nicht nur die Umwelt durchdringt, sondern auch in der Struktur des menschlichen Systems verinnerlicht ist. Die Werte eines Menschen, sein Kompetenzempfinden, seine Interessen, seine verinnerlichten Rollen und Gewohnheiten spiegeln alle die Zugehörigkeit zu einer bestimmten (und am Arbeitsplatz, in der Nachbarschaft oder in einem anderen Rahmen dargestellten) Kultur oder Subkultur wider. Somit ist die Kultur sowohl in der Umwelt als auch im Menschen allgegenwärtig.

Die räumliche Umwelt

Wir sind körperliche Wesen in einer räumlichen Welt. All unsere Erfahrungen und Handlungen sind in einem gewissen Maße von unserer

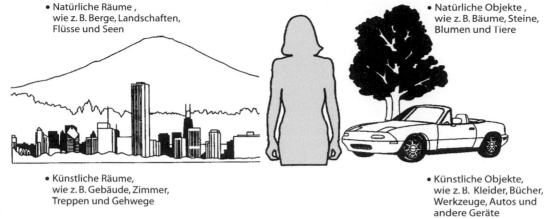

- Natürliche Räume, wie z. B. Berge, Landschaften, Flüsse und Seen
- Natürliche Objekte, wie z. B. Bäume, Steine, Blumen und Tiere
- Künstliche Räume, wie z. B. Gebäude, Zimmer, Treppen und Gehwege
- Künstliche Objekte, wie z. B. Kleider, Bücher, Werkzeuge, Autos und andere Geräte

◻ Abb. 7.2. Räumliche Umwelt

Position in der räumlichen Welt abhängig. Wie in ◻ Abb. 7.2 dargestellt, besteht die räumliche Umwelt aus natürlichen und aus vom Menschen geschaffenen Lebensräumen (Lawton 1983) und den sich in diesen Lebensräumen befindlichen Objekten (Csikszentmihalyi u. Rochberg-Halton 1981).

Natürliche Lebensräume

Natürliche Lebensräume sind jene Elemente der räumlichen Welt, die von den Menschen weitgehend unberührt blieben oder, wenn sie künstlich geschaffen wurden, derart strukturiert sind, dass sie die Natur nutzen und imitieren. Demnach sind ländliche Gegenden, Berge, der Himmel, Seen, Flüsse und Parks **Kennzeichen der natürlichen Lebensräume**. Zu den natürlichen Räumen zählen auch Prozesse, wie der Jahreszeitenwechsel oder Wetterumschwünge (z. B. Regen, Schnee, Wind). Auch wenn natürliche Räume nicht so »spezialisiert« sind wie künstliche Räume, ermöglichen und erfordern sie ebenfalls bestimmte Verhaltensweisen. Wir brauchen uns nur die verschiedenen Möglichkeiten und Anforderungen ins Gedächtnis zu rufen, die ein warmer sonniger Strand und eine eiskalte verschneite Waldlandschaft im Winter bieten bzw. stellen, um zu erkennen, dass die Natur eine

nicht gerade subtile Art hat, unterschiedliche Formen von Betätigungsverhalten zu fordern.

Künstliche Lebensräume

Künstliche Lebensräume wurden von Menschenhand geschaffen. Es handelt sich hierbei um Gebäude und verbindende Strukturen, in denen sich die Menschen aufhalten, ihren Aktivitäten nachgehen und ihre Habe aufbewahren können. Sie dienen ebenfalls dazu, Menschen von den natürlichen Räumen zu trennen und sie von einem Teil der künstlichen Umwelt in einen anderen zu bewegen. Beispiele für künstliche Lebensräume sind: Häuser, Scheunen, Stadien, Läden, Schulgebäude, Bibliotheken, Einkaufszentren, Fabrikgebäude und die alles miteinander verbindenden Gehwege, Straßen und Autobahnen. Ebenso wie natürliche Lebensräume beinhalten auch künstliche Lebensräume Prozesse, wie z. B. den Verkehrsfluss, die Bewegung von Rolltreppen und Fahrstühlen und die Arbeitsvorgänge jeglicher Maschinen.

Künstliche Umgebungen sind im Allgemeinen unterteilte Lebensräume, die aus Wohnräumen oder anderen spezifizierten Räumen wie Sportplätzen und unüberdachten Tribünen, Bühnen, Balkonen, Garagen, Wandschränke und Foyers bestehen. Diese Räume sind durch Gänge, Treppen, Aufzüge, Rolltreppen und ähnliches miteinander verbunden. Die Räume innerhalb künstlicher Lebensräume haben im Allgemeinen einen ganz bestimmten Zweck; sie ermöglichen es zu schlafen, zu essen, sich zu versammeln, sich verschiedene Formen von Unterhaltung anzusehen, zu lernen, zu spielen usw. Aufgrund ihrer räumlichen Struktur ermöglichen und fordern sie bestimmtes Verhalten. Treppen fordern uns zum Beispiel auf, hinauf- und hinunter zu steigen, und eine Sporthalle bietet uns die Gelegenheit zu laufen, wofür ein Wandschrank zu klein wäre.

Eine komplexe Gesellschaft bietet eine nahezu unendlich große Vielfalt an derartigen Räumen: Büros, Schlafzimmer, Klassenräume, Speiseräume, Lehrsäle, Praxen, Operationssäle, Hörsäle, Wartezimmer, Labors, Ausstellungsräume, Spielzimmer, Küchen, Wohnzimmer, Kapellen und ähnliches. Diese Räume entstammen und dienen gleichzeitig einer kulturellen Lebensweise. Die Mitglieder einer bestimmten Kultur erkennen mehr oder weniger sofort den beabsichtigten Zweck derartiger künstlicher Räume und erkennen ebenfalls, dass sie von bestimmten Personen genutzt werden sollen. Daher ermöglichen und erfordern sie sofort ein bestimmtes Betätigungsverhalten. In einer Kirche werden wir zum Beten eingeladen und davon abgehalten, andere zu stören. Die Art der Struktur und die gesellschaftliche Konvention hinsichtlich der Nutzung dieser Struktur übermitteln eine feierliche Stimmung und rufen bei jenen ein angemessenes Verhalten hervor, die entsprechend sozialisiert wurden und aufgrund dessen wissen, wozu eine Kirche da ist. Betreten wir die Halle eines großen Bahnhofs, spüren wir die Forderung nach einem völlig anderen Verhalten. Dies liegt sowohl an der unterschiedlichen räumlichen Organisation als auch an den diesbezüglich geltenden gesellschaftlichen Konventionen, die ein anderes Verhalten erfordern. Normalerweise sind gesellschaftliche Konventionen hinsichtlich der Nutzung von Räumen sofort am Verhalten der in diesen Räumen tätigen Menschen und an

deren Reaktionen auf gegen diese Konventionen verstoßendes Verhalten zu erkennen.

Objekte

Wir stoßen innerhalb der räumlichen Umwelt sowohl auf **natürliche als auch auf künstlich hergestellte oder verarbeitete Objekte**. Innerhalb natürlicher Lebensräume finden wir Bäume, Blumen und andere Pflanzen, Tiere und Insekten, sowie Steine, Erde, Wasser, Schnee und andere leblose und lebende Objekte.* Künstliche Räume beinhalten Gegenstände wie Möbel, Nahrungsmittel, Geräte, Bücher, Pflanzen, Kleider, Kunstgegenstände, Werkzeug, Haustiere, Maschinen usw. In der natürlichen Umwelt treten Objekte entsprechend dem Schema der Natur in Erscheinung, in künstlichen Räumen dagegen werden sie gemäß menschlicher Entwürfe an einen Platz gestellt. Welche Objekte vorhanden sind und wie sie strukturiert sind, hängt im Allgemeinen von dem Zweck des Raumes und den diesbezüglich geltenden kulturellen Konventionen ab. Rubinstein (1989) bemerkt dazu:

> » Die Kultur schlägt allgemeine Regeln für die Anordnung und Aufteilung von Räumen vor ... Die Vorstellungen davon, wo sich Gegenstände in einer Wohnung befinden sollten, unterscheiden sich je nach Kultur und Gesellschaftsschicht ... Beim Anordnen und Aufteilen des häuslichen Raums reproduziert und interpretiert das Individuum grundlegende Vorstellungen von einer kulturell bedingten Ordnung. (S. 47)«

---

* Ich habe lebende und leblose Objekte gemeinsam aufgezählt, um eine sehr umfassende Kategorie zu schaffen. Es ist eine anerkannte Tatsache, dass insbesondere Tiere eine vollkommen andere Klasse von Einflüssen und Bedeutungen darstellen können als nichtlebende Objekte. Zu diesem Gesichtspunkt müssen sicherlich noch einige Überlegungen angestellt werden, wie z. B. jene, ob Tiere als eine eigenständige Klasse von die menschliche Betätigung beeinflussenden Umweltfaktoren angesehen werden sollten.

Somit erwarten wir in häuslichen Badezimmern Toiletten, Waschbecken, Duschen, Handtücher, Zahnpasta und Rasierer und in typischen Vorstadtgaragen Autos, Rasenmäher, Schaufeln, Gartenschläuche und Fahrräder.

Objekte können eine Umgebung anregend, bequem, praktisch, sicher, interessant und im ästhetischen Sinne angenehm machen. Auch wenn sich Individuen hinsichtlich der Anzahl der in ihrem Besitz befindlichen Objekte und des Umgangs mit diesen Objekten unterscheiden, enthält die Umgebung jedes Menschen einige Gegenstände, denen ihre Aufmerksamkeit gilt und auf die sie ihr Handeln ausrichten (Csikszentmihalyi u. Rochberg-Halton 1981).

Beachte

Die Art der in einem Raum befindlichen Objekte beeinflusst, inwieweit dieser Raum ein bestimmtes Betätigungsverhalten ermöglicht oder erfordert.

❭ Beispiel

Kinder neigen eher dazu, allein zu spielen, wenn Spielzeug und Spielgeräte vorhanden sind, es sei denn, das Spielzeug ist speziell für das Spielen in der Gemeinschaft vorgesehen (Johnson 1935; Quilitch u. Risley 1973). Rohmaterialien können viele verschiedene Verhaltensweisen ermöglichen und erfordern aufgrund ihrer vielfältigen Nutzungsmöglichkeiten ein weniger spezifisches Verhalten. Für Kinder wichtige Objekte sind z. B. häufig »Rohmaterialien« (Kisten, Sand, Reifen), die zu aktivem Erforschen und einer intensiven Beschäftigung mit diesen Materialien anregen. Was sie sind, ist nicht so wichtig wie das, was man mit ihnen machen kann (Csikszentmihalyi u. Rochberg-Halton 1981). Die fest installierten Geräte auf Spielplätzen können hingegen weniger Möglichkeiten für unterschiedliche Verhaltensweisen bieten, wenn sie sich nur auf bestimmte Art benutzen lassen (d. h. ein bestimmtes Verhalten erfordern) (Haywood et al. 1974).

Es ist daher nicht überraschend, dass Kinder häufig den von Erwachsenen entworfenen sauber strukturierten Spielplatz verlassen, um den nahe gelegenen Wald, Hinterhöfe, Bau- und Schrottplätze oder alte Bahn- und Fabrikgelände zu erkunden, wo alle möglichen unbekannten Dinge locken.

Wie das vorausgegangene Beispiel zeigt, können Objekte allein durch ihre intrinsischen Eigenschaften das Verhalten beeinflussen (Hocking 1994). Gewicht, Größe, Biegsamkeit, Oberflächenstruktur und andere physikalische Eigenschaften von Objekten beeinflussen die Umgangsweise mit ihnen und die damit zusammenhängenden Verwendungsmöglichkeiten. Ob wir z. B. einen Gegenstand werfen, tragen oder biegen, wird von den intrinsischen Eigenschaften dieses Gegenstands beeinflusst.

Beachte

Objekte unterscheiden sich in ihrer **Komplexität**, d. h., in dem Maß an Fähigkeiten und Lernvermögen, die ihr Gebrauch erfordert. Daher kann die Komplexität eines Objektes erheblich beeinflussen, welches Betätigungsverhalten es ermöglicht und erfordert.

Einfache und bekannte Gegenstände lassen Wohlbehagen aufkommen und erfordern eher ein entspanntes Verhalten, dagegen verlangen komplexe Gegenstände im Allgemeinen nach einem eher speziellen und Geschick erfordernden Verhalten. Das Vorhandensein bestimmter Objekte in einer Umgebung führt nicht zwangsläufig auch zu deren tatsächlichen Gebrauch, wenn keine der anwesenden Personen etwas mit ihnen anzufangen weiß (Fietelson 1977; Yi-Fu 1978) oder die Objekte in Bezug auf den Lebensstil einer Person keine Bedeutung haben. Ein Beispiel für das eben Gesagte ist, dass Nichtautofahrer im Allgemeinen auch keine Parkuhren benutzen. Objekte können jedoch auch für andere Zwecke, als ursprünglich vorgesehen, verwendet werden: Radfahrer in den

USA benutzen z. B. häufig Parkuhren, um ihre Fahrräder zu befestigen.

Erwachsene umgeben sich häufig mit Objekten, die ihre gefestigten Interessen- und Aktivitätsmuster widerspiegeln. Mit anderen Worten: Wir bevorzugen Objekte, die reflektieren, was wir sind und was wir tun. Zudem verleihen wir Objekten eine Bedeutung, so dass sie zu Symbolen der Macht, des Prestige, der Unabhängigkeit und der Verbindung zu anderen Menschen werden. Objekte, die zu Wohlstands- und Statussymbolen werden, sind meistens in irgendeiner Hinsicht selten oder ungewöhnlich. Seit unsere Gesellschaft in technologischer Hinsicht hoch entwickelt ist, verleiht das Betreiben oder der Umgang mit komplexen Maschinen bestimmten Arbeiten einen höheren Status.

> **Beachte**
>
> Die Möglichkeiten, die ein Objekt hinsichtlich seiner Verwendung oder seiner Handhabung bietet, tragen zu dessen symbolischer Bedeutung bei.

Jugendliche bezeichnen z. B. häufig Musikinstrumente, Zeitschriften und Stereoanlagen als ihre wertvollsten Besitztümer, da sie ihnen erlauben, ihre Gefühle und Werte auf eine von der Gesellschaft anerkannte Weise auszudrücken (Csikszentmihalyi u. Rochberg-Halton 1981). Im Erwachsenenalter verkörpern Besitztümer häufig Macht und Unabhängigkeit. Erwachsene schätzen bestimmte Objekte, da sie ihnen bestimmte Formen der Aktivität ermöglichen und ihre Möglichkeiten innerhalb der Umwelt verbessern (Furby 1978). In einer ländlichen Gegend wird einem größeren Kleintransporter eine große Bedeutung beigemessen, da er die Möglichkeiten seines Besitzers, Holz zu transportieren oder Bergstraßen zu überqueren, erhöht.

Objekte symbolisieren auch Interessen und Werte und liefern auf diese Weise wichtige Informationen über die Identität einer Person. Erwachsene verwenden Objekte, um ihren Beruf sowohl bei der Arbeit als auch in der Freizeit zur Schau zu stellen (Csikszentmihalyi u. Rochberg-Halton 1981). Religiöse Ikonen und Gegenstände, die sich im Haus eines Individuums befinden, können z. B. eine Verbundenheit mit religiösen Werten ausdrücken, dagegen lässt das Vorhandensein von Wandteppichen und einem Webstuhl auf einen Weber schließen. Objekte können ebenfalls das Gefühl vermitteln, »**bestimmte Wurzeln zu haben oder in eine bestimmte Umgebung zu gehören**« (Ljungström 1989). Viele Menschen besitzen z. B. von ihren Vorfahren geerbte, antike Gegenstände. Derartige Objekte spiegeln ein Gefühl der Verbindung zur eigenen Vergangenheit wider und zeigen auf, dass jemand ein bestimmtes Erbe in sich trägt oder einer bestimmten kulturellen Gruppe angehört.

Da die Bedeutung eines Objektes von den gesellschaftlichen Konventionen abhängt, können Objekte je nach Kontext verschiedene Bedeutungen haben. Tilley (1989) führt das Beispiel der Sicherheitsnadel an, die, je nach dem, ob sie von einem »**Kleinkind, einer Großmutter oder einem Punk**« getragen wird, sehr unterschiedliche Bedeutungen haben kann (S. 185).

> **Beachte**
>
> Die symbolische Bedeutung eines Objekts ermöglicht und erfordert gleichzeitig eine bestimmte Form der Nutzung.

> **Beispiel**
>
> Verkörpert ein Auto z. B. Unabhängigkeit und Verantwortung, so kann ein Besitzer im Jugendalter das Gefühl haben, dass an seine Kompetenzen hinsichtlich des Verständnisses für die Wartung des Wagens höhere Anforderungen gestellt werden. Der Liebhaberwert eines Objektes, das z. B. eine Erinnerung an die Familie oder an Ereignisse in der Vergangenheit darstellt, kann derart hoch sein, dass man dieses Objekt aus Angst vor Beschädigung oder gar Zerstörung nicht mehr benutzt.

Objekte können eine extrem unterschiedliche Bedeutung haben. Einige Gegenstände haben lediglich einen begrenzten Nützlichkeitswert, und ihre Abwesenheit würde das Leben etwas weniger angenehm werden lassen oder uns von einem bestimmten Handeln abhalten. Geräte wie Waschmaschinen oder Toaster passen sehr gut in diese Kategorie der Objekte von relativ geringer Bedeutung, in Gesellschaften wo sie sehr häufig vorkommen. Andere Objekte sind von mittelgroßer Bedeutung. Rubinstein (1989) führt das Beispiel der Figurinensammlung einer älteren Dame an:

» Sie zeigte keine sehr intensive emotionale Verbundenheit zu diesen Objekten. Dennoch kennzeichneten und füllten sie ihren Raum, bereiteten ihr in sensorischer Hinsicht Vergnügen, hatten eine Geschichte, lieferten Stoff für Erzählungen und verliehen ihren Räumlichkeiten eine Gestalt. (S. 49)«

Objekte scheinen dann den größten Wert zu haben, wenn sie eine sehr persönliche Bedeutung haben (Csikszentmihalyi u. Rochberg-Halton 1981):
- für die Erfahrungen eines Menschen,
- für das Erreichen eines Ziels und/oder
- für die Beziehung zu anderen Menschen.

Eines meiner wertvollsten Besitztümer ist ein von mir für meine Kinder aus Eichenholzbalken geschnitztes Schaukelpferd. Dieses Holz stammte aus einer verfallenen Scheune von der Farm, auf der meine Frau aufwuchs. Objekte dieser Art verleihen unserem Leben Gestalt und Tiefe.

Neben dem Einfluss, den die einzelne Objekte auf das Verhalten haben, kann die **Zusammenstellung und Anordnung von Objekten** in einem Raum eine alles dominierende Atmosphäre schaffen, die auf kohärente Art und Weise ein bestimmtes Verhalten ermöglicht und erfordert. Schlafzimmer sind z. B. traditionell derart gestaltet, dass sie Gelegenheiten zum Ausruhen, Schlafen und zur Intimität bieten. Die Objekte (d. h. das typische Bett, eine Kommode, ein Fri-

siertisch und vielleicht ein Fernseher oder eine Lampe) stellen aufgrund der niedrigen Menge an Reizen einen wenig erregenden Rahmen dar, der kaum Anforderungen an einen stellt. Ein modernes gesellschaftliches Phänomen ist jedoch, dass das Schlafzimmer in »**einen Ort**« umgewandelt wird, »**an dem man sich aufhalten kann**« (Dullea 1980, S. C-8). Durch die Tendenz, im Schlafzimmer Sportgeräte, Computer, kleine Kühlschränke und andere Formen der Ausstattung aufzubewahren, ist dieser Raum nicht länger ein Ort der Entspannung, sondern ganz im Gegenteil, ein Ort, der genau wie andere Umgebungen Erfordernisse zu einem extrem aktiven Lebensstil enthält. Wie dieses Beispiel verdeutlicht, spiegeln Objekte in einem bestimmten Situationsrahmen eine bestimmte Kombination von Verhaltensweisen wider und lösen diese gleichzeitig aus.

Objekte können die Lebensweise eines Menschen tief greifend beeinflussen. Hardyment (1988) behauptet z. B., dass die weit verbreitete Verfügbarkeit von Geräten wie Kühlschränken, Waschmaschinen und Wäschetrocknern im 20. Jahrhundert bei Hausfrauen zu großen Veränderungen der Arbeitsmuster und der Muster der sozialen Interaktion geführt hat. Diese Frauen blieben nun zur Erledigung vieler Aufgaben, die sie früher an öffentlichen Orten und gemeinsam mit anderen durchführten, zu Hause.

7.4 Die soziale Umwelt

Die soziale Umwelt besteht gewissermaßen aus zwei Elementen (◘ Abb. 7.3):
- Den aus mehreren Personen bestehenden Versammlungen oder Gruppen, denen man sich anschließt.
- Den verschiedenen Betätigungsformen, die Personen durchführen. Beide Komponenten stellen Kontexte dar, die Gelegenheiten zu einem bestimmten Verhalten bieten und gleichzeitig bestimmte Formen der Performanz erfordern.

• Soziale Gruppen
wie z. B. Familien, kirchliche Gruppen
Mitarbeiter

• Betätigungsformen
wie z. B. Radfahren, Ankleiden,
Rasenmähen und Angeln

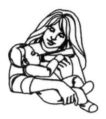
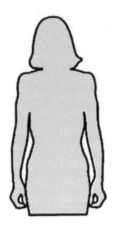
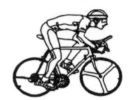

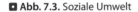

Abb. 7.3. Soziale Umwelt

7

Soziale Gruppen

Gruppen ermöglichen und fordern auf zweierlei Art ein bestimmtes Betätigungsverhalten:

1. Sie liefern Betätigungsrollen und weisen diese Rollen bestimmten Personen innerhalb der Gruppe zu.
2. Sie schaffen einen bestimmten Verhaltenskontext oder sozialen Raum, in dem diese Rollen gemäß der in der Gruppe herrschenden Atmosphäre, der geltenden Normen und des Gruppenklimas übernommen werden und entsprechend gehandelt wird.

Auf diese Weise werden von den Gruppen jene Formen von Betätigungsverhalten ermöglicht und gleichzeitig vorgeschrieben, die die Gruppenmitglieder zeigen können oder müssen.

> **Beachte**
>
> Soziale Gruppen sind regelmäßig stattfindende Zusammenkünfte von Personen.

Demnach liegt das Bestehen über einen längeren Zeitraum in der Natur der meisten sozialen Gruppen. Während dieses Zeitraums entwickeln sie eine interne Struktur, die sie zu erkennbaren sozialen Einheiten innerhalb einer Kultur werden lässt.

Wie in ▶ Kap. 5 bemerkt wurde, **bestehen soziale Gruppen aus den Rollen ihrer Mitglieder**. Diese Rollen bieten sowohl Gelegenheiten für Handlungen als auch Einschränkungen der Handlungsweisen. In der Regel gehören Menschen ihr ganzes Leben lang vielen verschiedenen sozialen Gruppen und Organisationen an und interagieren mit ihnen. Diese Zusammenschlüsse von Individuen reichen von informellen gesellschaftlichen Gruppierungen, wie routinemäßige Treffen mit Bekannten in einer Nachbarschaftskneipe, über dauerhaft bestehende und fest zusammengewachsene Gruppen (z. B. die Familie) bis hin zu formellen Organisationen, die ausdrücklich zum Zwecke des Erreichens eines bestimmten Ziels gegründet wurden (Etzioni 1964; Katz u. Kahn 1966). Eine Reihe von Gruppen können sich in jeder Gesellschaft bilden, dagegen sind andere Gruppen grundlegender Natur. In jeder Gesellschaftsform gibt es eine bestimmte Art von **Familiengruppe**:

— In manchen traditionsgebundenen Gesellschaften gibt es sehr **große Familien**, zu denen mehrere Generationen zählen.
— In der modernen Gesellschaft gibt es häufig Familien mit **allein erziehenden Elternteilen** oder »**Patchwork**«-**Familien**, zu denen die Kinder aus vorangegangenen Ehen gehören.
— Die Gesellschaft beginnt, **Familien aus gleichgeschlechtlichen Partnern** anzuerkennen,

obwohl deren Rechte und legaler Status noch nicht voll anerkannt sind.

In der **Schule** ergeben sich auf natürliche Weise Gruppierungen aus Klassenkameraden. Dies bietet die Möglichkeit, kleinere Gruppen, wie Cliquen, zu bilden. Der Arbeitsplatz bietet ebenfalls die Möglichkeit zur Gruppenbildung. Je nach dem, welcher Arbeit man nachgeht, können das Arbeitsteam oder die erweiterte Berufsgruppe, der man angehört, oder Gewerkschaften, Ausschüsse etc. relevante Gruppen sein. Innerhalb von Gemeinden gibt es auf gemeinsamen Interessen basierende Gruppen wie Klubs, Ortsvereine, Kirchengruppen und informelle Gruppenzusammenschlüsse.

Beachte

Um den Einfluss von Gruppen auf das Betätigungsverhalten zu verstehen, ist es zunächst wichtig zu erkennen, dass »**Gruppen real sind und einen wichtigen Einfluss haben, der durch das einzelne Mitglied nicht vollständig erklärt werden kann**« (Knowles 1982, S. 19). Diese Einflüsse hängen von der Gruppendynamik ab, die von der Gruppe als Ganzes ausgeht.

Da jede Gruppe eine besondere Eigendynamik hat, kann sie als **sozialer Raum** bezeichnet werden, innerhalb dessen die Gruppenmitglieder handeln (Knowles 1982). Der soziale Raum der Gruppe hat Grenzen, ein Klima, eine erkennbare Struktur und andere ein bestimmtes Betätigungsverhalten ermöglichende und erfordernde Eigenschaften.

Die Struktur einer Gruppe kann bestimmen, wie stark ihre Mitglieder involviert sein und wie speziell ihre Rollen ausfallen werden. In einer **komplexen, hierarchisch strukturierten Gruppe**, z. B. einem Unternehmen, kann es eine große Auswahl an Rollen geben. Die in der Hierarchie höher angesiedelten Rollen werden nur wenigen Menschen übertragen, dagegen können niedriger eingestufte Rollen besser zugänglich sein. Die Struktur der Gruppe kann beeinflussen, mit wem Menschen in einer bestimmten Rolle interagieren und welches Betätigungsverhalten in Verbindung mit einer bestimmten Rolle erforderlich ist.

Die meisten Gruppen kennzeichnen sich durch eine beständige Kombination von bestimmten Werten und Interessen (Moos 1974). Daher werden Menschen, die eine große Diskrepanz zwischen den Werten eines bestimmten sozialen Rahmens und ihren eigenen Werten empfinden, dazu tendieren, ein derartiges Umfeld zu verlassen oder zu meiden. Verlassen Sie dieses Umfeld jedoch nicht oder können es nicht verlassen, werden ihre Werte mit der Zeit wahrscheinlich eine größere Übereinstimmung mit den vorherrschenden Werten dieses sozialen Rahmens aufweisen (Newcomb 1943; Pervin 1968). Diese Verlagerung in Richtung einer Übereinstimmung ermöglicht den Nutzern eines bestimmten Umfeldes untereinander die Entwicklung eines Gefühls der Geschlossenheit und hält die in diesem Umfeld bestehende charakteristische Kombination von vorherrschenden Werten und Interessen aufrecht.

Abhängig vom Klima erfordern Gruppen ein unterschiedliches **Maß an Engagement und Verinnerlichung von Rollen**. Ist nur ein geringes Maß an Engagement erforderlich, haben die Mitglieder die Möglichkeit zu wählen, wie stark sie sich engagieren möchten. Erfordert eine Organisation jedoch ein hohes Maß an Engagement, müssen sich die Mitglieder stärker um die Verinnerlichung ihrer Rollen bemühen. Dies geschieht häufig durch ein spezielles Training oder eine Form der feierlichen Einführung in die Gruppe. Bruderschaften sind z. B. häufig fest gefügte Gruppen, bei denen nur sorgfältig überprüfte Mitglieder zugelassen und sozialisiert werden und die zudem selten Mitglieder verlieren.

Gruppen, die aus lose miteinander verknüpften Netzwerken aus Individuen bestehen, können ihren Mitgliedern die Möglichkeit zur Übernahme relativ nebensächlicher und unbedrohlicher Rollen bieten. Die Individuen haben die Möglichkeit, eine Vielzahl von Positionen zu übernehmen und wieder abzulegen, können zwischenmenschliche Beziehungen zu anderen Mitgliedern knüpfen oder beenden und haben die Freiheit, die Gruppe mühelos zu verlassen.

> **Beachte**
>
> Unabhängig davon, welche Art von sozialem Raum Gruppen darstellen, haben sie stets einen sehr großen Einfluss auf die Entwicklung von Rollenverhalten. Da Rollen im Kontext einer Gruppe gelernt werden (Versluys 1980), legen die Gruppen, denen eine Person angehört, auch die dieser Person zur Verfügung stehenden Rollen fest.

Das **Rollenrepertoire** eines Kleinkindes beschränkt sich in erster Linie auf familiäre Rollen im Rahmen von Beziehungen in Zweiergruppen und in Kleingruppen: Tochter, Sohn, Nichte, Neffe, Schwester, Bruder. Wenn amerikanische Kinder in die Schule kommen, wird ihnen die Gelegenheit geboten, an weiteren schulischen Gruppen teilzunehmen wie z. B. Vereine, Chöre, Bands und Sportmannschaften. Im Laufe des Lebens kann sich die Anzahl der für ein Individuum zugänglichen Gruppen erhöhen oder verringern. Verlässt man z. B. den Heimatort um an eine Universität zu gehen, können sich Möglichkeiten für die Teilnahme an neuen Gruppen eröffnen.

In moderneren Gesellschaften sind die Menschen im Erwachsenenalter normalerweise Mitglieder eines ganzen Komplexes von Gruppen. Allen et al. (1983) bemerken dazu:

> » Eine Industriegesellschaft produziert eine soziale Fragmentierung, eine Aufteilung der Arbeit und eine Heterogenität der Interessen. Folglich wird die soziale Identität der Menschen durch Mitgliedschaften in vielen verschiedenen Arten von Gruppen festgelegt. Neben der Verwandtschaft, ethnischen und religiösen Gruppen, gibt es auch eine Vielzahl an politik-, wirtschafts- und freizeitorientierten Gruppen. (S. 97)«

Ein interessantes Beispiel für den Einfluss von Mitgliedschaften in Gruppen auf die Entwicklung von Rollen und damit zusammenhängenden Verhaltensweisen liefert eine Studie über die Kultur eines afroamerikanischen Stadtghettos (Pervin 1968). Da sich die herkömmlichen Arbeitplatzangebote für die afroamerikanischen Erwachsenen in dieser Studie entweder auf niedere Arbeiten beschränkten oder es gar keine gab, wurden Arbeitsrollen, die von der weißen amerikanischen Mittelklasse als abweichend betrachtet wurden, unter den Afroamerikanern als normal und erfolgreich angesehen. Prostituierte, Zuhälter, »korrupte Prediger« und Unterhaltungskünstler wurden als Vorbilder für eine kompetente Betätigungsperformanz angesehen. Diese kulturellen Einflüsse reichten hinab bis zum Verständnis der Ghetto-Kinder von der vorberuflichen Rolle eines Schülers. Bereits vor Schulbeginn hatten viele dieser Kinder begonnen, Verhaltensweisen, die zwar in der Ghetto-Kultur in den Städten zu Erfolg führen würden, jedoch nicht mit der Schülerrolle vereinbar waren, zu imitieren und zu verinnerlichen. Dazu zählten ein dem Alter unangemessener Grad an verbalem Manipulieren, Einfallsreichtum, Selbstvertrauen und Misstrauen gegenüber Behörden. Dadurch nahmen diese Jugendlichen kulturrelevantere vorberufliche Rollen ein (Ogbu 1981).

Wie dieses Beispiel verdeutlicht, ist der Einfluss von Gruppen auf das Betätigungsverhalten das Ergebnis eines kohärenten Gesellschaftssystems mit eigener Struktur und eigenen Werten. Die Mitglieder werden von ihren Gruppen beeinflusst, da sie bedeutsame Gestaltkontexte sind, die einen von den Gruppenmitgliedern erlebten, sehr realen Lebensraum darstellen.

> **Beachte**
>
> Die Tatsache einen kohärenten Lebensraum darzustellen, gibt Gruppen die Macht, Betätigungsverhalten zu ermöglichen und zu erfordern.

Betätigungsformen

In der ersten Ausgabe dieses Buchs wurde das Konzept einer Betätigungsaufgabe vorgestellt (Barris et al. 1985). Aufgaben wurden als Handlungssequenzen definiert, die Individuen entweder zur Erfüllung äußerer gesellschaftlicher Anforderungen oder zur Befolgung innerer Beweggründe durchführten. Man hatte erkannt, dass die Komplexität einer Aufgabe ein bestimmtes Betätigungsverhalten erfordert und die Konventionen für die Vorgehensweise sowie die gesellschaftliche Bedeutung festlegt. Aufgaben wurden als etwas angesehen, das unabhängig von jeglichen Fällen tatsächlicher Ausführung existiert. Mit anderen Worten: **Aufgaben werden gemäß kultureller Konvention in der Umwelt aufrechterhalten**.

Nelson (1988) führte das hiermit in Verbindung stehende Konzept der Betätigungsform ein. Betätigungsform definiert er als »die bereits vorher existierende Struktur, die die nachfolgende menschliche Performanz hervorruft, anleitet oder strukturiert« (S. 633). Er stellt zudem die These auf, dass eine Betätigungsform »eine objektive Kombination von Umständen ist, die unabhängig und außerhalb einer Person existiert« (Nelson 1988, S. 633).

Nelson (1988) behauptet, dass jede Betätigungsform zwei Dimensionen hat. Die **erste Dimension** besteht aus unmittelbaren Stimuli oder Faktoren, die sich auf die konkrete Umsetzungsweise der Betätigungsform auswirken. Dazu zählen z. B. die verwendeten Materialien, der unmittelbare und relevante Kontext und die für die vollständige Ausführung der Betätigungsform notwendige zeitliche Reihenfolge der Handlungen. Die **zweite Dimension** ist der soziale Kontext, der die Struktur der Betätigungsform mit Hilfe symbolischer Mittel (z. B. Werte, Normen und praktische Richtlinien zur Beurteilung der Performanz der Betätigungsform) beeinflusst. Nelsons Auffassung (1988) und das vorangegangene, damit zusammenhängende »Aufgabenkonzept« liefern eine Grundlage für die Einführung

des Konzepts der Betätigungsformen als Teil der sozialen Umwelt. Obgleich ich mich Nelsons Auffassung überwiegend anschließen möchte, werde ich eine Definition der Betätigungsformen vorstellen, die sich von Nelsons Definition in bestimmten Aspekten unterscheidet und sein ursprüngliches Konzept ausbaut.[*]

Zunächst richten wir unsere Aufmerksamkeit auf die **Ursprünge von Betätigungsformen in der Kultur**. Unter Kultur ist im weitesten Sinne die Art und Weise zu verstehen, in der sich Menschengruppen an die Welt angepasst haben (Hall 1966). Jede Kultur verfügt über Technologie, mit der sie sowohl ihre grundlegendsten menschlichen Bedürfnisse befriedigen als auch den in dieser Kultur vorherrschenden Lebensstil übernehmen kann. Jede Kultur entwickelt z. B. Möglichkeiten zur Beschaffung und Zubereitung von Nahrungsmitteln. Im Laufe der Zeit werden diese Möglichkeiten zu gut organisierten und manchmal ritualisierten Vorgehensweisen. Über Generationen werden diese Vorgehensweisen ausprobiert und auf kreative Weise verfeinert. Zudem führt die Entdeckung neuer Technologien und Hilfsmittel zu konventionellen Formen der Ausführung von identifizierbaren und zielgerichteten Verhaltensweisen, die der Beschaffung und Zubereitung von Nahrung dienen. Diese konventionalisierten Vorgehensweisen sind Betätigungsformen. In jeder Kultur wird auf eine bestimmte Weise gejagt, werden domestizierte, der Ernährung dienende Tiere gezüchtet und wird Gartenarbeit betrieben etc. In primitiven Gesellschaften, in denen

---

[*]   Ein wichtiger Unterschied zu dem hier angesprochenen Konzept der Betätigungsformen besteht darin, dass ich bei der Ausführung einer Betätigung weder die Materialien noch die tatsächlichen Umstände als ein Teil dessen betrachte, was unter einer Betätigungsform zu verstehen ist. Ich lege vielmehr den Schwerpunkt auf die gesellschaftlichen Konventionen, durch die eine bestimmte Form der Betätigung entsteht, aufrechterhalten, gelehrt, gelernt und benannt wird und eine Bedeutung erhält.

die Jagd eine Nahrungsquelle darstellt, lernen die Mitglieder, wie man Jagdwerkzeuge herstellt (z. B. Bögen, Bumerangs und Blasrohre). Die Herstellungsweise dieser Geräte wird verfeinert, bis sie zu einer Betätigungsform wird. **Somit entstehen in den verschiedenen Kulturen Cluster von Betätigungsformen, die zusammen den Lebensstil dieser Kulturen ausmachen**.

Es ist wichtig zu erwähnen, dass die Betätigungsformen zwar außerhalb jeder konkreten Performanz existieren, jedoch innerhalb dieser umgesetzt werden.

> **Beachte**
>
> Die Betätigungsform ist eine **Vorgehensweise,** die in der kulturellen Gemeinschaft entsteht und gespeichert wird. Sie kann an neue Mitglieder weitergegeben werden, erhält einen Namen und wird von den Mitgliedern dieser Kultur sofort als das Tun einiger ihrer Mitglieder erkannt.

Betätigungsformen können innerhalb der kulturellen Gruppe auch eine ganz besondere Bedeutung erlangen.

>> Beispiel

Die Ureinwohner Amerikas z. B. haben die Jagd und das Fischen als einen heiligen Akt angesehen, bei dem man etwas nimmt, das die Natur bereitwillig zur Verfügung stellt. Daher erforderte die Betätigungsform des Jagens oder Fischens, dass der Jäger oder Fischer dem Geist des Tieres dafür dankt, dass er sich selbst ergibt.

In modernen Gesellschaften gibt es unendlich viele Betätigungsformen. Viele sind unter allen erwachsenen Mitgliedern verbreitet (z. B. das selbstständige Ankleiden) und einige sind nur wenigen privilegierten und auserwählten Mitgliedern vorbehalten (z. B. dürfen bestimmte heilige Rituale nur von einem Priester, Rabbi oder Schamanen ausgeführt werden). Dennoch gehören diese Betätigungsformen zu einer größeren Gruppe. Sie werden von Mitgliedern der

Kultur oder Subkultur erkannt, die zwar diese Betätigungsformen nicht selbst durchführen, der Ausführung jedoch beiwohnen.

> **Beachte**
>
> Betätigungsformen können als regelgebundene Handlungssequenzen definiert werden, die gleichzeitig kohärent und zweckgerichtet sind, im kollektiven Wissen aufrechterhalten, innerhalb einer Kultur erkannt und auch benannt werden.

Betätigungsformen sind insofern an Regeln gebunden, als es für sie aufgrund gesellschaftlicher Konventionen eine bestimmte oder korrekte Vorgehensweise gibt. Die **Kultur liefert die Regeln für eine Betätigungsform**, indem sie die dafür notwendigen Verfahrensweisen, die erwünschten Ergebnisse und die Normen für die Performanz festlegt. Diese Regeln sind stets eine Frage der Konventionen. Die Konventionen werden in den menschlichen Gemeinschaften aufrechterhalten und an jene Mitglieder weitergegeben, die eine Betätigungsform erlernen möchten. Betätigungsformen können sich in der Genauigkeit und Flexibilität der für sie geschaffenen Regeln extrem unterscheiden. Bei manchen Betätigungsformen sind die Regeln sofort erkennbar. Die Teilnahme an einer Prüfung erfordert z. B. den Aufenthalt an einem bestimmten Ort zu einem bestimmten Zeitpunkt und das Beantworten einer Reihe von im Vorhinein vorbereiteten Fragen. Der jeweilige Erfolg hängt von der korrekten Beantwortung eines zuvor festgelegten Prozentsatzes dieser Fragen ab. In anderen Fällen sind die Regeln ungenauer und hängen von unterschiedlichen Auffassungen ab, z. B. wie sich Forellen am besten angeln lassen. Im Allgemeinen sind gemeinsam mit anderen oder in Anwesenheit von anderen durchgeführte Betätigungsformen eher an bestimmte Regeln gebunden. Andere Betätigungsformen wie die Gartenarbeit oder das Kochen werden eher individuell festgelegt. Dennoch stimmen auch diese

Betätigungsformen in bestimmten erkennbaren Parametern überein, anhand derer sie klar als Gartenarbeit oder Kochen erkannt werden.

Bei **kreativen Aktivitäten** sind die Regeln im Allgemeinen flexibler. Manchmal verändert sich mit höherer Kompetenz und zunehmenden Kenntnissen der Regeln die Rigidität, mit der eine Betätigungsform ausgeführt werden muss. Der Umgang mit einer Töpferscheibe erfordert zu Beginn die Beachtung bestimmter Regeln hinsichtlich der Eigenschaften des Tons, der Mechanik der Scheibe, der Gesetze der Schwerkraft und des Gleichgewichts. Wenn diese Regeln beherrscht werden, bleiben sie zwar bestehen, können jedoch mit Hilfe der Kreativität und Vorstellungskraft des Künstlers noch weiter ausgefeilt werden. In der Tat können durch Kreativität bei der Durchführung einer Betätigung neue Regeln (d. h. neue Vorgehensweisen) entstehen, die zu einem Teil zu Konventionen für die Art der Ausführung einer Betätigungsform werden.

An viele Betätigungsformen haben wir uns derart gewöhnt, dass die für sie geltenden Regeln erst dann deutlich erkennbar werden, wenn sie gebrochen werden. Normalerweise betrachtet man eine Unterhaltung nicht als eine durch Regeln festgelegte Betätigungsform. Dennoch erkennen wir es alle, wenn andere die als selbstverständlich erachteten Konventionen brechen, die hinsichtlich des Verhaltens während einer Unterhaltung gelten. Je nachdem, um welche Kultur es sich handelt und wer die Gesprächspartner sind, können zu diesen Konventionen der Augenkontakt, das abwechselnde Sprechen, das Festhalten an den angemessenen Gesprächsthemen usw. zählen. Die **Missachtung dieser Regeln** kann andere Menschen aus der Fassung bringen und zu einem Abbruch des Gesprächs führen. Interessanterweise gelten bei den meisten Spielen sehr strenge Regeln, an die sich die Spieler halten müssen. Jemand, der sich nicht an diese Regeln hält, verdirbt das Spiel. Somit gelten auch bei den einfachsten und geläufigsten Betätigungsformen einzuhaltende Regeln.

Der Begriff **Kohärenz** bezieht sich auf die Tatsache, dass Betätigungsformen ein Ganzes darstellen, zu dem eine Reihe von Handlungssequenzen gehört. Die Vorbereitung der Erde, das Einpflanzen von Samen, das Unkrautjäten und das Gemüseernten, all dies zählt zur Gartenarbeit. Singen, eine Unterhaltung mit einem Nachbarn und Apportierspielchen mit dem Hund zählen nicht zur Betätigungsform der Gartenarbeit, obgleich all diese Handlungen bei der Gartenarbeit auftreten können. Das Pfeifen während der Arbeit ist auch kein Teil der Arbeit, es sei denn, es dient beispielsweise dem Erteilen von Befehlen an einen Schäferhund beim Schafehüten. Trotzdem kommt es vor, dass wir während der Arbeit pfeifen.

Betätigungsformen sind stets auf ein bestimmtes Ziel ausgerichtet, und dies sogar, wenn dieses Ziel lediglich darin besteht, Erfahrungen mit einem bestimmten Verhalten zu machen, wie dies z. B. beim Tanzen oder Spazierengehen der Fall ist.

> **Beachte**
>
> Betätigungsformen werden durch ihre Zielgerichtetheit als kulturell erkennbare Handlungen aufrechterhalten.

Durch das Schaffen und Aufrechterhalten von Betätigungsformen und ihrer Bedeutung bieten Kulturen Gelegenheit zu einer großen Bandbreite an Betätigungsverhalten.

> **Beachte**
>
> Die von uns ausgeführten Betätigungen haben eine **Form** und eine **Identität**, die schon lange existierte bevor wir sie durchzuführen lernten. Zudem übt die Betätigungsform selbst bei jeder Ausführung einen bestimmten Einfluss auf uns aus.

Die **kulturell vorgegebenen Regeln**, aus denen sich eine Betätigungsform zusammensetzt, lassen gemeinsam mit der sich entfaltenden Dynamik und der in Einklang mit der Betätigungsform zu bringenden Performanz ein angemessenes Verhalten entstehen.

Es lässt sich leicht erkennen, inwiefern Betätigungsformen ein bestimmtes Verhalten ermöglichen und erfordern. Die Verfügbarkeit von Betätigungsformen innerhalb einer Kultur bietet Gelegenheiten zur Performanz. Wir erlernen diese Dinge, die Teil des Lebensstils einer Kultur sind. Zudem bestimmen sowohl Konventionen hinsichtlich der Personen, die eine bestimmte Betätigungsform durchführen sollten, als auch die für eine Betätigungsform geltenden Regeln unser Tun und die Vorgehensweise dabei.

> **Beachte**
>
> Betätigungsformen werden innerhalb bestimmter Zeiteinheiten durchgeführt.

Bestimmte Betätigungsformen, z. B. das Arbeiten im Garten, die eigene Körperpflege und das Fahren zur Arbeit, wiederholen sich jedoch von Natur aus. Manchmal wird eine Reihe von Betätigungsformen (wie in ▶ Kap. 4 beschrieben) auch zu **persönlichen Projekten** zusammengefasst. Beispiele dafür sind das Verputzen, das Abziehen von Tapeten, das Anstreichen und Tapezieren, was für die Renovierung eines alten Hauses notwendig ist. Betätigungsformen können an **bestimmte Tages- oder Jahreszeiten** gebunden sein oder werden von der jeweiligen Person je nach Belieben durchgeführt. Die Vorbereitung des Jahresberichts einer Abteilung ist sowohl zeitlich begrenzt als auch an die Jahreszeit gebunden, während fortlaufende, die Aufsicht betreffende Aktivitäten eher dem eigenen Ermessen überlassen sind. An Orten, die jahreszeitlich bedingten Veränderungen unterworfen sind, wechseln sich die Betätigungsformen, wie z. B. das Rasenmähen und das Schneeschaufeln, im Sommer und im Winter jeweils ab.

Betätigungsformen können auch in ihrem üblichen **Maß an Ernsthaftigkeit und Verspiel-**theit variieren. In dieser Hinsicht erfordern sie eine bestimmte Art von Einstellung, die eine Person bei der Ausführung der jeweiligen Betätigungsform haben sollte. Wie ernst eine Betätigungsform genommen werden sollte, können sowohl der Kontext, in dem sie ausgeführt wird, als auch die sich aus einer erfolgreichen Performanz ergebenden Konsequenzen widerspiegeln. Ist eine Betätigungsform Teil der Arbeit, wird sie wahrscheinlich ernster sein. Wird sie in der Freizeit ausgeführt, wird sie spielerischer sein. Die im Rahmen eines Hobbys ausgeführten Holzarbeiten werden z. B. im Allgemeinen spielerischer durchgeführt als die Holzarbeiten eines professionellen Tischlers. Das Singen in Konzerten wird ernsthafter betrieben als das Singen auf einer Party. Auch wenn die meisten Aktivitäten entweder in den Bereich Arbeit oder den Bereich Spiel fallen, nehmen manche Menschen auch spielerische Aufgaben sehr ernst oder führen ihre Arbeitsaufgaben spielerisch durch.

Bei manchen Betätigungsformen wird die Performanz an der Betätigungsausführung anderer Personen oder an einem anerkannten Maßstab und dem Grad gemessen, bis zu dem zwei oder mehr Menschen für das Erreichen bestimmter Ziele zusammenarbeiten müssen. **Wettbewerb und Zusammenarbeit** können bei einer Betätigungsform gleichzeitig bestehen. Dies ist z. B. der Fall, wenn ein Team im Wettbewerb mit einem anderen Team steht. Müssen bei einer Betätigungsform öffentlich geltende Richtlinien hinsichtlich des Wettbewerbs eingehalten werden, sind noch größere Anstrengungen erforderlich.

Zusammenfassung

Ich habe die These aufgestellt, dass die Einflüsse der sozialen Umwelt auf das Betätigungsverhalten zwei Ursprünge haben:

- soziale Gruppen und
- Betätigungsformen.

Im täglichen Leben sind diese beiden Aspekte der sozialen Welt eng miteinander verwoben und mit Elementen der Kultur durchtränkt. Wie bereits gesagt wurde, legt die Kultur sowohl die den Einzelnen zugänglichen und für sie wertvollen Gruppen, als auch die Betätigungsformen fest, die von den Individuen ausgeführt werden, wenn sie Mitglied einer Gruppe werden.

> **Beispiel**

In Chillum, einem Vorort von Washington DC, in dem es eine große Gruppe von Italienern gibt, die aus Fiume stammen, ist eine Mitgliedschaft in der »Fiumedinisi«-Bruderschaft für die betreffenden Familien ein wichtiges Mittel zur Aufrechterhaltung der Kultur. In der Bruderschaft finden regelmäßig bestimmte Betätigungsformen wie z. B. das Tanzen statt (Valente 1984).

In dieser Gemeinde wird auch einer anderen sozialen Gruppe, der Familie, ein hoher Wert beigemessen. Zu den von den Fiumedinisi-Familien häufig gemeinsam durchgeführten Betätigungsformen zählen das Hören einer wöchentlich ausgestrahlten Radiosendung aus Italien und ein jährlich stattfindendes Fest, an dem Wein hergestellt und probiert wird. Zudem halten diese Familien an einigen traditionell in Italien durchgeführten Betätigungsformen, wie Schustern und Kunsttischlern, fest und geben sie weiter. Daher verdanken Kinder die Entwicklung von Fertigkeiten in diesen Bereichen zumindest teilweise ihrer Mitgliedschaft in einer Familiengruppe, die Teil einer Kultur ist, die diesen Betätigungsformen einen großen Wert beimisst (Valente 1984).

Beachte

Der soziale Lebensraum ist ein kohärentes und integriertes Milieu, das seinen Mitgliedern eine gewisse Denkweise, ein gewisses Fühlen und die eine Einschätzung der Welt ermöglicht, und von seinen Mitgliedern in einem gewissen Maße aktive Teilnahme und Konformität innerhalb dieser Welt erfordert.

Das soziale System ist gleichermaßen eine Quelle an Möglichkeiten und ein starker Strom, der seine Mitglieder mitreißt.

7.5 Settings für Betätigungsverhalten

In den Umwelten, auf die wir treffen, mischen sich räumliche und soziale Komponenten. Zusammen bilden sie das, was ich als Setting für Betätigungsverhalten (occupational behavior setting) bezeichne.

Beachte

Ein Setting für Betätigungsverhalten setzt sich aus Räumen, Objekten, Betätigungsformen und/oder sozialen Gruppen zusammen, die in einem Zusammenhang stehen und gemeinsam einen bedeutsamen Kontext für die Performanz bilden.

Mit dem Setting für Betätigungsverhalten ist nicht nur eine Zusammenstellung von Menschen, Objekten und Formen an Handlungsorten gemeint. Buttimer (1976) zufolge sind darunter vielmehr Lebenswelten zu verstehen, die mit bestimmten Bedeutungen, Leben und Handlungen erfüllt sind, deren Anordnung sie zu einem kohärenten Ganzen werden lässt. Jedes Setting für Betätigungsverhalten hat die Beschaffenheit einer eigenen Lebenswelt, weist eine bestimmte Organisation und einen bestimmten Rhythmus auf, und dies unabhängig davon, ob es sich um die warme, pulsierende mit Licht, Klängen und Menschen gefüllte Atmosphäre eines Nachtlokals oder die friedlich stimmenden Farbtöne eines goldenen und karmesinroten Herbstwaldes, die monotonen Bewegungen von in langen Reihen aufgestellten Maschinen, an denen Fabrikarbeiter synchron arbeiten, die ruhige, sich durch gedämpftes Licht, sanfte Musik, Möbel und Teppiche ergebende Atmosphäre eines bekannten Raumes, in dem man sich mit einem Geliebten, einem Kind oder einem

Elternteil aufhält, oder um die hell erleuchteten, sauberen und ordentlichen langen Reihen verpackter Nahrungsmittel in einem Supermarkt handelt, durch die Menschen peinlich genau ihre metallenen Einkaufswagen schieben. Diese Merkmale der Lebenswelten ermöglichen und erfordern Betätigungsverhalten. Diese Lebenswelten erwecken in uns auf natürliche Weise Aufregung, Erregung, Entspannung, Engagement oder Befremden. Befinden wir uns erst einmal inmitten einer solchen Welt, fühlen wir die Überzeugungskraft dieser Komponenten, uns gewissen Richtlinien entsprechend zu verhalten.

Beachte

Settings für Betätigungsverhalten sind Räume des Seins und Handelns im Leben, sie beziehen uns ein und werden Teil all unseres Tuns.

Rowles (1991) und Rockwell-Dylla (1992) warnen vor einer Einteilung der Umwelt in sterile Kategorien, bei denen der Schwerpunkt auf den rein räumlichen Strukturen oder den durch Aufgaben gestellten Anforderungen liegt. Settings für Betätigungsverhalten haben vielmehr einen derart starken Einfluss auf unsere Erfahrungen und unser Verhalten, weil sie die Merkmale einer Lebenswelt aufweisen.

Eine Taxonomie der Settings für Betätigungsverhalten

Das Einteilen der Settings für Betätigungsverhalten in Kategorien ist ein potentiell komplexes Unterfangen. Das Problem wird durch die Tatsache erschwert, dass wir innerhalb eines größeren Settings für Betätigungsverhalten auch kleinere entdecken können. Das Heim eines Menschen (unabhängig davon, ob es sich nun um ein Haus, eine Wohnung, ein Wohnheim oder eine andere Wohnsituation von Gruppen handelt) kann z. B. als ein Setting für Betätigungsverhalten ange-

sehen werden. Wir können die meisten Heime jedoch auch noch in kleinere Verhaltenssettings einteilen, wie in Schlafzimmer, Küche, Garage usw. Viele Kinder könnten darüber hinaus ihr Zimmer noch weiter unterteilen, z. B. in das Bett, in dem sie sich entspannen, lesen, Telefongespräche führen, den Schreibtisch, an dem sie ihre Hausaufgaben anfertigen, und eventuell noch in weitere Bereiche, in denen sie ihren Hobbys nachgehen oder Haustiere halten.

In diesem Abschnitt werde ich die von den meisten Menschen im täglichen Leben angetroffenen, kohärenten Settings für Betätigungsverhalten herausstellen. Gleichzeitig möchte ich der Tatsache Rechnung tragen, dass jedes dieser Settings für Betätigungsverhalten auch noch in kleinere und spezifischere Verhaltenssettings unterteilt werden kann. Wie in ◘ Abb. 7.4 dargestellt, sind die typischen im alltäglichen Leben angetroffenen Settings für Betätigungsverhalten **das Zuhause, die Nachbarschaft, der Arbeitsplatz, und Orte der Zusammenkünfte/Freizeit/ Ressourcen** (z. B. Theater, Kirchen, Tempel, Strände, Klubs, Bibliotheken, Galerien, Skihütten, Restaurants, Fitnesszentren und Läden).

Der Leser wird sofort erkennen, dass sich eine Klassifizierung eines Betätigungssettings bei jedem Individuum nur in Abhängigkeit des individuellen Handelns innerhalb dieses Rahmens vornehmen lässt. Ein Restaurant ist z. B. für Kellner, Köche und andere dort arbeitende Personen ein Arbeitsplatz, während es für andere sich dort mit der Familie oder Freunden zum Essen zusammen kommende Menschen ein Treffpunkt und ein Ort der Freizeit ist.

Zuhause

Das Zuhause ist natürlich der Ort, an dem die grundlegendsten Bedürfnisse der Menschen befriedigt werden. Er bietet Schutz vor der Umwelt und ist ein Ort, an dem man essen und schlafen kann. Häufig ist es ebenfalls der Ort, an dem man mit den Menschen zusammenlebt, die

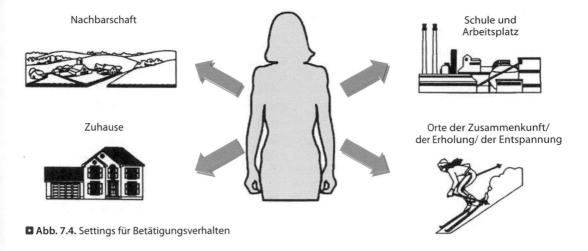

Nachbarschaft

Schule und Arbeitsplatz

Zuhause

Orte der Zusammenkunft/ der Erholung/ der Entspannung

☐ Abb. 7.4. Settings für Betätigungsverhalten

einem im Leben am nächsten stehen (z. B. mit der Familie oder einem Lebensgefährten). Das Zuhause ist häufig auch ein Ort der Interaktion mit anderen Menschen, die zu einem Teil des fortwährend bestehenden sozialen Netzes werden. Und schließlich ist das Zuhause ebenfalls oft der Ort, an dem eine ganze Reihe von Betätigungsformen durchgeführt wird. Dazu zählen die Aktivitäten zur Selbstversorgung, Freizeitaktivitäten, Aktivitäten, die man als Hobbyist oder Amateur durchführt, und Interaktionen mit Freunden und Familienmitgliedern. Dabei ist das Zuhause oft selbst Gegenstand der Betätigungsperformanz, da die Menschen ihr Zuhause putzen, dekorieren und reparieren.

Das Zuhause ist für viele Menschen auch eine wichtige Quelle für den Lebenssinn, für Behaglichkeit, Sicherheit und die eigene Identität. Rowles (1987) beobachtete, dass das Zuhause bei älteren Menschen das Gefühl der eigenen Kompetenz maximal steigern kann, da die intime Vertrautheit des Zuhauses es diesen Menschen ermöglicht, trotz der mit dem Altern einhergehenden sensorischen und anderen Einschränkungen zurechtzukommen. Somit ist das Zuhause für viele Menschen ein Ort der Sicherheit und der Zuflucht. In der Tat wird das Zuhause bei vielen Menschen zum zentralen Bezugspunkt in ihrem Leben (Rowles 1987).

Beachte

Das Zuhause ist jener Ort, von dem aus alle Ausflüge in andere Settings für Betätigungsverhalten unternommen werden. Das Zuhause kann in gewisser Weise **verinnerlicht** worden sein.

Dazu gehört ein räumliches oder körperliches Bewusstsein der räumlichen Details des Zuhauses, ein soziales Gefühl der Zugehörigkeit und ein autobiographisches Gefühl für die sich dort ereigneten persönlichen Erlebnisse (Rowles 1987). Obgleich das Konzept der »Verinnerlichung« durch Studien an älteren Menschen entstanden ist, die über einen langen Zeitraum in ihrem Zuhause gewohnt haben, entwickelt sich aufgrund der Tatsache, dass Menschen sehr viel Zeit zu Hause verbringen und damit sehr persönliche Erlebnisse verbinden, dieses Gefühl der »Verinnerlichung« sogar in neuen Settings eher schnell, auch wenn es sich erst mit der Zeit vertieft.

Nachbarschaft

Unabhängig davon, ob Menschen in einer ländlichen Umgebung, in den geschäftigen Straßen einer Stadt, in einer Wohnsiedlung eines

Vororts, in einer Kleinstadt oder im ethnisch geprägten Teil einer Großstadt leben, ist ihr Zuhause immer mit einem direkten Umfeld umgeben, das im Allgemeinen als die Nachbarschaft bezeichnet wird.

Beachte

Unter Nachbarschaft verstehe ich sowohl die Gegend als auch die Häuser und Geschäfte im Umfeld des eigenen Zuhauses.

In der **Stadt** besteht die Nachbarschaft demnach aus Bürgersteigen und Straßen, Bushaltestellen, U-Bahn-Eingängen, Zeitungsständen, Parkanlagen, den Nachbarhäusern und -höfen und den örtlichen Geschäften. In **ländlichen Gegenden** ist die Nachbarschaft weniger dicht besiedelt und kann sich daher auch über größere Gebiete erstrecken, die wir in der Stadt nicht als Nachbarschaft bezeichnen würden. Natürlich hängen Betätigungsformen von der Art der Nachbarschaft ab. Sie reichen vom Joggen oder Spazierengehen über Nachbarschaftsbesuche, hin zu Picknicks oder Straßenfesten. Die Nachbarschaft und ihre Umgebung sind auch der Ort, an dem wir am häufigsten Waren erwerben, wirtschaftliche oder andere Arten von Transaktionen durchführen, unsere Habseligkeiten reinigen oder reparieren lassen und bestimmte Dienstleistungen, z. B. Haarschneiden, in Anspruch nehmen. Bei der Befriedigung dieser persönlichen Bedürfnisse lernen wir eine Bandbreite von Geschäften in der Nachbarschaft kennen. Zu diesen zählen Banken, Tankstellen, Supermärkte, Reinigungen, Kleidungsgeschäfte, Eisenwarenläden usw.

In der Nachbarschaft können eine Reihe verschiedener sozialer Gruppen leben. Am deutlichsten ist dies an der örtlichen Gemeinschaft von Nachbarn zu erkennen. Die Nachbarn können sich aus den verschiedensten Gründen zu Gruppen zusammenschließen. Eine Nachbarschaftsgruppe kann z. B. eine Mietervereinigung oder eine Gruppe von Hausbesitzern sein. Es kann

sich um eine sehr fest gefügte ethnische Gemeinschaft oder auch nur um einen losen Zusammenschluss von Familien handeln, die schon seit langem in der Nachbarschaft wohnen. Nachbarschaft kann mit der eigenen vorherrschenden Gemeinschaft und Kultur übereinstimmen. In dieser Funktion ist sie der Ort, an dem Freunde und Arbeitskollegen oder gar Verwandte leben. Sie ist dann das Zentrum des eigenen öffentlichen Lebens. Auch heute sind einige ländliche und städtische Bereiche noch derart strukturiert, vor allem, wenn sie sich aus homogeneren Gruppen von Menschen zusammensetzen, die ein gemeinsames Erbe oder eine Verbundenheit mit einer bestimmten Arbeit teilen, wie z. B. Bergbau, Forst- oder Landwirtschaft.

Für andere, vor allem für in den heutigen Städten lebende Menschen, kann die Nachbarschaft in erster Linie eine **Umgebung mit Übergangscharakter** sein, in der man den Bus zur Arbeit nimmt, Bankgeschäfte und die notwendigen Einkäufe von Nahrungsmitteln erledigt und gelegentlich Bekannte trifft. Diese Menschen fühlen sich möglicherweise mit der Nachbarschaft nicht stark verbunden, und tatsächlich wohnen in dieser Art der Nachbarschaft nur wenige Menschen dauerhaft. Die Vororte von Städten sind z. B. manchmal nur zeitlich begrenzte Verwahrungsorte extrem mobiler Familien, die sich außer mit ihrem Heim nur mit wenigen Dingen verbunden fühlen (Oldenburg 1991). Im Gegensatz dazu sind einige städtische Nachbarschaften aufgrund der Verschlechterung des Zustands der Gebäude, der vermüllten und verwüsteten offenen Räume und einer hohen Kriminalitätsrate unwirtlich geworden. Solche Zustände rufen bei den Bewohnern Angst hervor, und sie fühlen sich in ihrer Nachbarschaft unwohl.

Beachte

Der Begriff »Nachbarschaft« kann je nach deren Beschaffenheit und der Beziehungen der einzelnen Bewohner zum größeren Gebiet viele verschiedene Bedeutungen haben.

Dennoch ist die Nachbarschaft unsere direkte Umgebung, und wir können den Kontakt mit ihr nicht vermeiden, wenn wir an einen anderen Ort gehen möchten. Von noch größerer Bedeutung ist jedoch die Tatsache, dass die Art der Nachbarschaft, in der man lebt, einen großen Einfluss darauf haben kann, wie oft und mit welcher Absicht man das Haus verlässt und welchen Betätigungen man innerhalb der Nachbarschaft nachgeht.

Schule und Arbeitsplatz

Von allen Mitgliedern einer Gesellschaft wird erwartet, dass sie lernen, Verantwortung zu tragen und produktiv zu sein. Auch wenn die Menschen in einer Reihe von Settings auf produktive Weise lernen und Handlungen ausführen, hat der Übergang von der Schule ins Arbeitsleben bei den meisten Mitgliedern von Industriegesellschaften einen sehr großen Einfluss auf ihr tätiges Leben. Schulen werden anhand der Raumstruktur und der Organisation der darin enthaltenen Objekte sofort erkannt. Zu den **typischen Schulräumen und -gegenständen** zählen die Klassenzimmer und Bedarfsgegenstände wie Tafeln, audiovisuelle Geräte und Schreibtische, Labors und deren spezielle Ausstattung, Bibliotheken und Bücher. Von der Kindheit bis zum frühen Erwachsenenalter verbringen die meisten Menschen einen großen Teil ihrer Zeit außerhalb ihres Zuhauses in der Schule. Bis zum Übergang in die Arbeitswelt der Erwachsenen, ist die Schule die vorherrschende Institution des tätigen Lebens, in der die Individuen sozialisiert, ausgebildet und anderweitig auf die Stationen des Erwachsenendaseins vorbereitet werden. Die mit der Schülerrolle und Schule verbundenen Betätigungsformen sind relativ hochgradig standardisiert. Die Schüler nehmen am Unterricht teil, legen Prüfungen ab, erledigen Aufgaben etc. Die Schule ist zudem ein wichtiger Ort für die zunehmend an Bedeutung gewinnende Gruppe der Altersgenossen und Jugendkultur und für die damit einhergehenden Betätigungsformen, zu denen unter anderem sportliche Aktivitäten und gesellige Verkaufs- und Tanzveranstaltungen zählen.

> **Beachte**
>
> Die Mehrheit der Erwachsenen ist der Ansicht, dass der Arbeitsplatz über viele Jahre ihres Erwachsenendaseins das wichtigste Setting für ihr tätiges Leben ist.

Wenn man von einer durchschnittlichen Arbeitswoche von fünf Tagen ausgeht, verbringen die meisten Erwachsenen einen großen Teil ihres Lebens am Arbeitsplatz. Es gibt ebenso viele und unterschiedliche Arbeitsplätze wie es vom Menschen geschaffene Institutionen und Betätigungsformen gibt. Zu potentiellen Arbeitsplätzen zählen u. a. Bauernhöfe, Fabriken, Schulen, Restaurants, Untergrundbahnen, Büros, Krankenhäuser, Geschäfte, Bibliotheken, Schiffe, Flugzeuge, Züge und Busse.

> **Beachte**
>
> Arbeitsplätze sind durch die im Verlauf der Arbeit verwendeten Gegenstände gekennzeichnet (z. B. Traktoren, Maschinen, Bücher, Computer, Tafeln, Aktenschränke, Schreibtische, Schalter, Registrierkassen, Verkaufsgüter und ähnliches). All diese Gegenstände und deren Anordnung innerhalb eines jeden Arbeitsplatzes ermöglichen und erfordern ein gewisses Arbeitsverhalten.

Jede Form von Arbeit ist durch die Betätigungsformen, aus denen sie sich zusammensetzt, gekennzeichnet. So nehmen Busfahrer z. B. Fahrkarten oder Münzen entgegen, kündigen Haltestellen an und fahren den Bus. Zimmermänner errichten durch Messen, Sägen und Vernageln von Bauholz Wände und Dachsparren, Lehrer unterrichten, halten Prüfungen ab und benoten diese.

Arbeitsplätze sind auch der Ort sozialer Gruppen und sozialer Rollen. Je nach Art des Arbeitsplatzes trifft man möglicherweise auf

Schüler, Kunden, Patienten oder Klienten usw. Jeder Arbeitsplatz weist eine eigene Organisation und ein eigenes soziales Leben auf, das die mit diesem Arbeitsplatz bezweckte ordnungsgemäße Produktion von Gütern oder Dienstleistungen ermöglicht. Die Rolle des Arbeitenden lokalisiert jemanden innerhalb einer Vielzahl sozialer Gruppen, wie dem Arbeitsteam, der Berufsgruppe, der Gewerkschaft, dem Unternehmen etc.

Orte der Zusammenkunft/der Freizeit/der Ressourcen

Die Routine des tätigen Lebens bringt Menschen normalerweise an eine Reihe von öffentlichen Orten, an denen man eine ganze Bandbreite an Bedürfnissen stillen kann. Zu diesen Orten können sowohl Informations- als auch Inspirationsquellen zählen, wie Museen, Bibliotheken, Kirchen oder Tempel. Obwohl man einige dieser Orte allein besucht und dort auch allein verweilt (z. B. eine Bibliothek aufsuchen, um dort zu lernen), handelt es sich in den meisten Fällen um Orte der geselligen Zusammenkunft.

Viele der zu dieser Kategorie zählenden Verhaltenssettings sind das, was Oldenburg (1991) als **Drittorte** (third places) bezeichnet.

> **Beachte**
>
> Aufgrund seiner Feststellung, dass im Leben der meisten Menschen das Zuhause als erster Ort und die Arbeit als zweiter Ort gilt, bezeichnete er die »**öffentlichen Orte, die regelmäßigen, freiwilligen, ungezwungenen und mit Freude erwarteten Zusammenkünften außerhalb des Zuhauses und der Arbeit dienen**« (S. 16) als Drittorte.

Beispiele dafür sind Kneipen, Cafés und Restaurants. Drittorte zeichnen sich durch einfache Zugänglichkeit, Vertrautheit und Behaglichkeit aus. Da sie Orte des ungezwungenen öffentlichen Lebens darstellen, an denen man neue

Kraft schöpfen, dem Alltagsdruck entkommen, zwanglose Geselligkeit genießen und die Kontakte zur größeren Gemeinschaft erneuern kann, sind Drittorte nach Ansicht von Oldenburg (1991) von essentieller Bedeutung.

Zu dieser Kategorie von Settings für Betätigungsverhalten zählen ebenfalls spezielle Erholungsstätten. Dabei kann es sich um künstliche Räume wie Eis- und Rollschuhbahnen, Bowlingbahnen, Theater und Fitnesszentren handeln. Es können auch die Lokalitäten von Klubs oder Gruppierungen wie »Lions Club« oder Pfadfindergruppen sein. Schließlich kann es sich dabei auch um ein natürliches Betätigungssetting wie Strände und unter Schutz stehende Wälder handeln.

Die Struktur, die Objekte und die Form dieser Settings für Betätigungsverhalten können je nach verfolgtem Zweck sehr stark variieren. Die Orte der Zusammenkunft/Erholung/Ressourcen, die ein regulärer Bestandteil des Lebens eines jeden Menschen sind, können sich zudem von Mensch zu Mensch unterscheiden. Sie haben auf jeden Fall einen wichtigen Einfluss auf das Betätigungsverhalten.

Kulturelle Einflüsse auf die Settings für Betätigungsverhalten

Zu jedem der zuvor besprochenen Settings für Betätigungsverhalten gehört eine Zusammenstellung aus Räumen, Objekten, sozialen Gruppen und Betätigungsformen. Treffen diese Faktoren aufeinander, ermöglichen und erfordern sie gemeinsam das von uns unter diesen Umständen erwartete Betätigungsverhalten.

> **Beachte**
>
> Jede Kultur bietet eine Reihe von Settings für Betätigungsverhalten, die für ein Individuum in einem bestimmten Alter und für die entsprechenden Rollen etc. typisch sind.
>
> ▼

> Settings für Betätigungsverhalten sind stets von der jeweiligen Kultur abhängig und sind daher auch immer eine Frage bestehender Konventionen.

Heutzutage haben wir in der modernen Welt **getrennte Räume**, z. B. für die Arbeit, das Spiel, das Familienleben oder geistig-religiöse Aktivitäten. Zu Zeiten vor der Industrialisierung fanden die Arbeit und das häusliche Leben eher im selben Setting statt. Mit der Entstehung von Fabriken begannen die Menschen außerhalb ihres Zuhauses zu arbeiten. Aus diesem Muster entwickelte sich schließlich der Lebensstil der Mittelklasse, der darin besteht, ins Büro zu fahren, seine Arbeit zu erledigen, anschließend wieder nach Hause zu fahren und dort den Rest des Tages zu verbringen. Heutzutage kommt es jedoch bei Betätigungsrollen wie z. B. der des Anlageberaters, des Psychotherapeuten und des Universitätsprofessors häufig zu Überschneidungen zwischen dem häuslichen Rahmen und der Arbeitsumgebung. Solch technologische Trends, wie die Verbesserung der Satellitenübertragung und der zunehmende Besitz von PCs machen die Existenz von zentralen Büros weniger notwendig (Toffler 1980).

Kulturelle Unterschiede lassen sich auch daran erkennen, in welchem Maße Umgebungen zum Spielen vom Leben zu Hause getrennt sind. In ländlichen Subkulturen ist das Zuhause eher der Rahmen für viele Freizeitaktivitäten, während die Menschen in großen städtischen Gebieten auf der Suche nach Freizeitaktivitäten eher das Haus verlassen (Giovanninni 1983). Außerhalb des Zuhauses findet Spiel manchmal an ausschließlich dafür vorgesehenen Orten statt (z. B. Fitnesszentren, Tennisklubs, Bowlingbahnen).

Beachte

Die Settings, in denen Menschen Betätigungen ausführen, sind stets von der Kultur verursachten Veränderungen unterworfen.

7.6 Räumliche und soziale Geographie des tätigen Lebens

Das tätige Leben jedes Menschen besteht aus zyklisch wiederkehrenden Ausführungen von Betätigungen in einer Reihe von verschiedenen Settings für Betätigungsverhalten.

> **Beispiel**

Ich arbeite zum Beispiel in einem Setting, das ergotherapeutische Abteilung genannt wird. Diese Abteilung befindet sich in einer größeren Klinik, die Teil einer Universität ist. Obgleich ich einen Teil der Betätigungen bei der Arbeit auch in außerhalb dieser Abteilung liegenden Rahmen durchführe, d. h. in Umgebungen, die sich innerhalb des erweiterten universitären Rahmens oder der Klinik befinden, werde ich meine folgenden Ausführungen auf den Rahmen der Abteilung beschränken. Die Abteilung besteht aus einer künstlichen Umgebung, d. h. Büros, Seminarräumen, Werkräumen, Toiletten und Lagerräumen, die jeweils durch einen Flur miteinander verbunden sind. In jedem Raum der Abteilung befinden sich Objekte, die von den Mitgliedern der Abteilung sofort erkannt werden und die sie dort sogar erwarten. In einem großen Seminarraum befinden sich z. B. Tafeln, Schreibtische, Projektoren, Kreide, ein Zeigestock, ein Mikrofon. In diesem Raum finden regelmäßig bestimmte Betätigungsformen wie Vorlesungen, Diskussionen und Versammlungen statt. In meinem Büro befinden sich ein Schreibtisch, Stühle, Bücherregale mit Büchern, ein Computer, Bilder von meiner Familie, ein Telefon, einige dekorative Objekte und persönliche Momentaufnahmen meines beruflichen Werdegangs, akademische Grade, Auszeichnungen, die gerahmt an der Wand hängen, usw. In meinem Büro finden eine Reihe anderer Betätigungsformen statt wie kleine Konferenzen und Diskussionen mit Mitgliedern der Fakultät und mit Studenten, Vorstellungsgespräche, das Verfassen von Manuskripten und Büchern, die Benotung von Hausarbeiten meiner Studenten.

Im Laufe des Tages treffe ich auf soziale Gruppen (z. B. eine Fachbereichskonferenz, die Gruppe von Studenten in der Vorlesung), werde ein Teil von ihnen oder interagiere mit ihnen. Innerhalb dieser Gruppen werden hinsichtlich einer Reihe von Betätigungsformen Erwartungen an mich gestellt (ein Treffen leiten, eine Vorlesung halten oder eine Budgetanfrage durchführen). In jedem dieser Fälle ermöglichen und fordern die meine Umgebung ausmachenden Betätigungsformen, Objekte, Räume und sozialen Gruppen mein Tun, den Zeitpunkt dieses Tuns, die beteiligten Personen und die verwendeten Objekte.

Der Verlauf der Woche kennzeichnet sich dadurch, dass ich mich mittels Aufzügen, Treppen, durch Flure, Straßen, über Bahngleise und Landstraßen durch eine Reihe verschiedener Settings für Betätigungsverhalten bewege: mein Haus und die darin befindlichen Räume; die Abteilung für Ergotherapie; Restaurants; die Felder, die Scheune der Farm, auf der ich lebe; das Büro des Dekans an der Universität; und die ergotherapeutische Abteilung in der Klinik. Meine Bewegungen durch die Umfelder sind in hohem Maße von der von mir getroffenen Auswahl von Aktivitäten und von meinen Rollen und Gewohnheiten abhängig, die wiederum Ergebnis früher stattgefundener Betätigungswahlen ist. Jedes Umfeld, in dem ich mich befinde, ermöglicht und erfordert eine Reihe verschiedener Verhaltensweisen. Was ich in einem Umfeld tue, ist in hohem Maße von dessen Organisation, den dort anwesenden Menschen und/oder befindlichen Objekten und den Betätigungsformen abhängig, die mir dort ermöglicht oder von mir verlangt werden.

Eines der aussagekräftigsten Beispiele für unser Bedürfnis nach einer Umgebung als Kontext für unser Verhalten ist die Tatsache, dass wir eine Umgebung neu ordnen, damit sie uns als Setting für unterschiedliches Betätigungsverhalten dient. Rubinstein (1989) liefert mit der folgenden Geschichte von einer älteren Dame, die in einer Einzimmerwohnung lebt und dort den größten Teil ihres tätigen Lebens verbringt, dafür ein sehr treffendes Beispiel: Im Laufe des Tages ordnet sie diese Umgebung peinlich genau um:

» Tagsüber hatte ihr Zimmer den öffentlichsten Charakter. Ihr mit gemütlichen Ohrensesseln und »hübschen Dingen« gefülltes großes Zimmer sah warm und einladend aus. Diese Umgebung diente dem Empfang ihrer Besucher. Der größte Gegenstand in diesem Raum war ein Schlafsofa. Ihr Sohn hatte einen Einbauschrank längs der Wand konstruiert, in dem sich Bücherregale und ein Sofa befanden, das sie abends ausklappte. Nachts, wenn das Bett ausgezogen war, wurde aus dem Wohnzimmer ein Schlafzimmer ... Ihr kleines Zimmer behielt seinen öffentlichen Charakter zwischen dem Zeitpunkt, zu dem sie ihr Bett machte und jenem, zu dem sie die Überdecke des Sofas herunterzog, um ein Mittagsschläfchen zu halten, d. h. von ca. 8.30 Uhr bis ca. 15.00 Uhr. Wenn sie erwachte, verschob sie die Möbel so, dass sie am Abend das Abendessen einnehmen und fernsehen konnte. Sie zog sich auch um und tauschte die Kleidung, mit der sie sich in der Öffentlichkeit zeigte, gegen ungezwungenere Kleidung aus. Gegen 23.00 Uhr zog sie schließlich ihr Nachthemd an und stellte ihre Möbel erneut um, wiederum um ihre Zeit ganz privat zu verbringen. (S. 47–48)«

> **Beachte**
>
> Die Tatsache, dass wir unsere Umgebung so verändern, dass sie sich für bestimmte Betätigungen eignet, macht lebhaft deutlich, in welchem Maße wir hinsichtlich unserer Erfahrungen und unseres Verhaltens vom Kontext abhängen. Der Einfluss der Umwelt auf die Betätigung wird vielleicht dann am deutlichsten, wenn wir Betätigung in erster Linie als Handlungen ansehen, die bestimmte soziale und physikalische Räume ausfüllen.

7.7   Schlüsselbegriffe

Einfluss der Umwelt

- Die Umwelt beeinflusst das Betätigungsverhalten grob in zweierlei Hinsicht:
  - **Sie ermöglicht Betätigungsverhalten:** Da die Umwelt eines Menschen unterschiedliche Möglichkeiten für Betätigungsverhalten bietet, lässt sie dem Individuum eine gewisse Freiheit, ein bestimmtes Betätigungsverhalten zu wählen und entsprechend zu handeln. Somit bietet die Umwelt Gelegenheit für Betätigungsverhalten.
  - **Sie erfordert ein bestimmtes Verhalten:** Die Umwelt erwartet bzw. verlangt vom Individuum ein bestimmtes Verhalten. Somit motiviert die Umwelt zu einem bestimmten Betätigungsverhalten oder benötigt dieses.

Räumliche Umwelten

- **Natürliche Lebensräume:** Elemente der räumlichen Welt, die im Großen und Ganzen vom Menschen unberührt geblieben sind oder von ihm zur Nutzung und Imitation der Natur geschaffen wurden.
- **Künstliche Lebensräume:** Von Menschenhand geschaffene Umwelt. Man versteht darunter Gebäude und verbindende Strukturen, in denen sich Menschen aufhalten, ihre Aktivitäten ausüben und ihre Besitztümer unterbringen. Des Weiteren dienen sie dazu, die Menschen von den natürlichen Lebensräumen zu trennen und werden von ihnen genutzt, um sich von einem Teil des künstlichen Lebensraums in einen anderen zu bewegen.
- **Objekte:** Objekte können natürlichen Ursprungs als auch künstlich oder durch einen Verarbeitungsprozess entstanden sein. Die Beschaffenheit der in einem Raum befindlichen Objekte wirkt sich darauf aus, in welcher Weise ein bestimmtes Betätigungsverhalten ermöglicht oder erfordert wird.

Soziale Umwelten

- **Soziale Gruppe:** Eine regelmäßig stattfindende Zusammenkunft von Menschen. Sie bietet den zugehörigen Menschen verschiedene Betätigungsrollen und weist ihnen diese auch zu. Des Weiteren schafft sie den Verhaltenskontext, in dem die Rollen ausgeübt werden.
- **Betätigungsformen:** Regelgebundene Handlungssequenzen, die in sich kohärent und zweckgerichtet sind, im kollektiven Wissen aufrechterhalten und innerhalb einer Kultur erkannt und benannt werden.

Settings für Bertätigungsverhalten

- Eine Kombination aus Räumen, Objekten, Betätigungsformen und sozialen Gruppen, die eine Einheit und einen bedeutsamen Kontext für die Betätigungsperformanz bilden.
- **Zuhause:** Der Ort, an dem eine Person normalerweise mit anderen Personen interagiert, die Teil ihres beständigen sozialen Netzwerks sind. An diesem Ort üben Menschen häufig viele unterschiedliche Betätigungsformen aus (z. B. Aktivitäten zur Selbstversorgung, Freizeitaktivitäten, Aktivitäten als Hobbyist oder Amateur, Interaktionen mit Familie und Freunden).
- **Nachbarschaft:** Die unmittelbare Umgebung des Zuhauses einschließlich der umliegenden Häuser und Geschäfte.
- **Schule/Arbeitsplatz:** Schulen können sofort an ihrer räumlichen Struktur und den sich in ihnen befindlichen Objekten erkannt werden. Die Schülerrolle und die in der Schule durchgeführten Betätigungsformen sind stark standardisiert. Arbeitsplätze sind durch die am Arbeitsplatz verwendeten Objekte gekennzeichnet.
- **Orte der Zusammenkunft/Freizeit/Ressourcen:** Einfach zugängliche, bekannte und behagliche Orte, an denen Individuen die Möglichkeit geboten wird, sich zu erholen, dem Alltagsdruck zu entfliehen, zwanglose Geselligkeit zu genießen und die Verbindung zur erweiterten Gemeinde zu erneuern.

7.8   Literatur

Allen VL, Wilder DA, Atkinson ML (1983) Multiple group membership and social identity. In: Sarbin TR, Scheibe KE (eds) Studies in social identity. Praeger, New York

Altman I, Chemers M (1980) Culture and environment. Brooks/Cole, Monterey, CA

Barris R, Kielhofner G, Levine RE, Neville AM (1985) Occupation as interaction with the environment. In: Kielhofner G (ed) A Model of human occupation. Williams & Wilkins, Baltimore

Brake M (1980) The sociology of youth culture and youth cultures. Routledge & Kegan Paul, London

Buttimer A (1976) Grasping the dynamism of the life-world. Annals of the association of American Geographers 66:277–292

Csikszentmihalyi M (1990) Flow: The psychology of optimal experiences. Harper & Row, New York

Csikszentmihalyi M, Rochberg-Halton E (1981) The meaning of things. Cambridge University Press, Cambridge, MA

Dullea G (1980, July 10) The busy bedroom. The New York Times, pp. C-1, C-8

Eisenberg L (1977) Development as a unifying concept in psychiatry. British Journal of Psychiatry 131:225-237

Etzioni A (1964) Modern organizations. Prentice-Hall, Englewood Cliffs, NJ

Fietelson D (1977) Cross-cultural studies of representational play. In: Tizard B, Harvey D (eds) Biology of play. William Heinemann Medical Books, London

Furby L (1978) Possessions: Toward a theory of their meaning and function throughout the life cycle. In: Baltes PB (ed) Life-Span development and behavior (Vol. 1). Academic Press, New York

Gergen KJ (1991) The saturated self: Dilemmas of identity in contemporary life. Basic Books, Philadelphia

Gibson JJ (1979) The ecological approach to visual perception. Houghton Mifflin, Boston

Giovannini J (1983, September 11) I love New York and L.A., too. The New York Times Sunday Magazine, pp. 144–148

Hall E (1966) The hidden dimension. Anchor Books, Garden City, NY

Hardyment C (1988) From mangle to microwave. The mechanism of household work. Polity Press, New York

Haywood DG, Rothenberg M, Beasley RR (1974) Children's play and urban playground environments. Environmental Behaviour 6:131–168

Hocking C (1994, April) Objects in the environment: A critique of the model of human occupation dimensions. Paper presented at World Federation of Occupational Therapy, Symposium, International Perspectives on the Model of Human Occupation, London, England

Johnson MW (1935) The effect on behavior of variations in the amount of play equipment. Child Development 6:56–68

Katz D, Kahn RL (1966) The social psychology of organizations. John Wiley & Sons, New York

Kiernat JM (1983) Environment: The hidden modality. Physical & Occupational Therapy in Geriatrics 2,1:3–12

Knowles ES (1982) From individuals to group members: A dialectic for the social sciences. In: Ickes W, Knowles ES (eds) Personality, roles and social behavior. Springer, New York

Lawton MP (1980) Environment and aging. Brooks/Cole, Monterey, CA

Lawton MP (1983) Environment and other detriments of well-being in older people. Gerontologist 23:349–357

Lawton MP, Nahemow L (1973) Ecology and the aging process. In: Eisdorfer C, Lawton MP (eds) Psychology of adult development and aging. American Psychological Association, Washington, DC

Ljungström Å (1989) Craft artefacts: Keys to the past. Narratives from a craft documentation project in Sweden. Journal of Ethnological Studies 28:75–87

Moos RH (1974) Evaluating treatment environments: A social ecological approach. John Wiley & Sons, New York

Nelson D (1988) Occupation. Form and performance. Americal Journal of Occupational Therapy 42:633–641

Newcomb TM (1943) Personality and social change. Dryden Press, New York

Ogbu JU (1981) Origins of human competence: A cultural-ecological perspective. Child Development 52:413–429

Oldenburg R (1991) The great good place. Pergamon Press, New York

Pervin LA (1968) Performance and satisfaction as a function of individual-environment fit. Psychological Bulletin 69:56–68

Quilitch HR, Risley TR (1973) The effects of play materials on social play. Journal of Applied Behavioral Analysis 6:573–578

Rapoport A (1980) Cross-cultural aspects of environmental design. In: Altman I, Rapoport A, Wohlwill JF (eds) Human behavior and environment (Vol. 4). Plenum, New York

Reed ES (1982) An outline of a theory of action systems. Journal of Motor Behavior 14:98–134

Rockwell-Dylla L (1992) Older adults meaning of environment: Hospital and home. Unpublished master's thesis, University of Illinois at Chicago

Rowles G (1987) A place to call home. In: Carstensen L, Edelstein B (eds) Handbook of clinical gerontology. Pergamon, New York

Rowles G (1991) Beyond performance: Being in place as a component of occupational therapy, American Journal of Occupational Therapy 45:265–271

Rubinstein RL (1989) The home environments of older people: a description of the psychosocial processes linking person to place. Journal of Gerontology 44:45–53

Sameroff AJ (1983) Developmental systems: Contexts and evolution. In: Mussen PH (ed) Handbook of child psychology. John Wiley & Sons, New York

Schultz R, Hanusa BH (1979) Environmental influences on the effectiveness of control- and competence-enhancing interventions. In: Perlmutter LC, Monte RA (eds) Choice and perceived control. Erlbaum, Hillsdale, NJ

Thelen E, Ulrich BD (1991) Hidden skills: A dynamic systems analysis of treadmill stepping during the first year. Monographs of the Society for Research in Child Development 56 (1, Serial No. 223)

Tilley C (1989) Interpreting material culture. In: Hodder I (ed) The meaning of things. Material culture and symbolic expression. Unwin Hyman, London

Toffler A (1980) The third wave. William Morrow, New York

Valente J (1984, January 3) A piece of home. The Washington Post, pp. A-1, A-6

Versluys HP (1980) The remediation of role disorders through focused groupwork. American Journal of Occupational Therapy 34:609–614

Yi-Fu Tuan (1978) Children and the natural environment. In: Altman I, Wohlwill JF (eds) Human behavior and environment, Vol. 3, Children and the environment. Plenum, New York

Aktuelle Veränderungen im Model of Human Occupation

Gary Kielhofner

8.1   Entwicklungen im Bereich der Modell-Theorie

Das Model of Human Occupation wurde in den 80er Jahren eingeführt (Kielhofner 1980a, b; Kielhofner et al. 1980) und in den drei Auflagen von »A Model of Human Occupation: Theory and Application« (Kielhofner 1985, 1995, 2002) erweitert vorgestellt. Das hier vorliegende Buch ist vor allem eine Übersetzung der 2. Auflage. Obwohl die meisten Anteile des Modells in der 3. Ausgabe, die 2002 veröffentlicht wurde, erhalten blieben, gibt es dennoch einige Veränderungen und Ergänzungen, die in ◘ Übersicht 8.1 aufgelistet sind.

Dieses Kapitel soll den Leser über diese neuen Elemente informieren. Da sich das Modell im ständigen Veränderungsprozess befindet, repräsentieren einige der hier genannten Aspekte die aktuellsten Entwicklungen.

Aktualisierung der Systemkonzepte und der -sprache

Obwohl die Systemkonzepte innerhalb des Model of Human Occupation wichtig bleiben, wurden die Systemgedanken vereinfacht und fokussiert. In der 3. Auflage wird nach wie vor die Bedeutung von Systemkonzepten zur Erklärung von Veränderungsprozessen betont. Ein Beispiel für die Vereinfachung der Terminologie ist aber, dass darauf verzichtet wird, sich dezidiert auf Subsysteme zu beziehen. Stattdessen wird nun einfach von Volition, Habituation und Performanzvermögen als drei Komponenten des menschlichen Wesens gesprochen.

Für die **Diskussion der Systemtheorien** sind jetzt zwei Konzepte von zentraler Bedeutung. Das erste ist die **Heterarchie**, ein Prinzip nach dem die Teile eines jeden Systems (z. B. Teile des Körpers oder verschiedene Aspekte von Kognition oder Gefühlen) situationsabhängig miteinander interagieren. In engem Zusammenhang dazu steht das **Konzept der Emergenz**, d. h. der Ent-

> ◘ **Übersicht 8.1.** Aspekte der Modell-Aktualisierung
> - Aktualisierung und Simplifizierung der Systemkonzepte und der -terminologie.
> - Veränderung der Umweltkonzepte und -terminologie.
> - Integration von Erkenntnissen aus der Behindertenforschung.
> - Stärkere multinationale und multikulturelle Betonung.
> - Zusatz einer Analyse des Tuns auf mehreren Ebenen.
> - Ergänzung des Konzepts der Betätigungsanpassung, -identität und -kompetenz.
> - Neue Konzepte bezüglich der Entstehung von Veränderung innerhalb von Therapie.
> - Erweiterte Diskussion therapeutischer Instrumente.
> - Neue Konzepte bezogen auf therapeutische Strategien.
> - Überblick bzgl. der Forschung zum Modell.

stehung von Neuem bzw. einer neuen Qualität. Hiermit ist gemeint, dass Betätigung (d. h. was die Person tut, denkt und diesbezüglich fühlt) aus der Interaktionen zwischen der Volition, der Habituation, dem Performanzvermögen und den Umweltbedingungen entsteht. Veränderungen in einem Aspekt der Person oder der Umwelt können Denk-, Gefühls- oder Handlungsmuster neu entstehen lassen. Gemeinsam betonen diese beiden Konzepte, dass die Funktion oder die Funktionsprobleme einer Person immer aus vielfältigen Interaktionsfaktoren und der von ihnen ausgehenden Dynamik hervorgehen.

Aufnahme von Erkenntnissen aus der Behindertenforschung

Das Modell hat sich durch die Aufnahme von Erkenntnissen aus dem interdisziplinären Feld der Behindertenforschung (z.B. Albrecht 2001; Shapiro 1994; Oliver 1994; Longmore 1995; Scotch 1988) verändert. Aus der Vielzahl von Perspektiven innerhalb der Behindertenforschung haben die beiden folgenden Standpunkte die aktuelle Fassung des Modells maßgeblich beeinflusst:

1. **Die Sicht behinderter Menschen sollte stärker bei der Entwicklung von Therapie und Behinderung erklärender Theorie berücksichtigt werden.**
   Das Modell hat stets die Wichtigkeit der Ergänzung von Theorie und Praxis durch die Sicht der Klienten betont. In der aktuellsten Modellversion wird jedoch versucht, das persönliche Erleben von Behinderung noch klarer darzustellen und das diesbezügliche Verständnis des Lesers zu stärken.

2. **Die aktuelle Praxis in Medizin und Rehabilitation neigt noch immer dazu, Behinderung vor allem in den personalen Grenzen oder Einschränkungen des von einer Behinderung betroffenen Individuums zu suchen.**
   Viele der Probleme, mit denen Menschen mit einer Behinderung konfrontiert werden, können jedoch eher in der Umwelt gefunden werden. Dazu gehört alles von räumlichen Barrieren über stigmatisierende Haltungen bis hin zu offener Diskriminierung. Ein wachsendes Thema ist, dass Behinderung als Ergebnis mangelnder Umweltanpassung an die Person zu sehen ist. Daraus ergibt sich selbstverständlich, dass ein Veränderungsprozess Umweltanpassungen beinhalten muss.

Entsprechend konzentriert sich die aktuellste Modellfassung stärker auf die Funktion der Umwelt sowohl als Befähiger (enabler) als auch als Barriere für Betätigung. Durchgängig wird gleichermaßen auf die inneren und äußeren Bedingungen der Person aufmerksam gemacht, die zur Motivation, zu Verhaltensmustern und zur Handlungsdurchführung beitragen.

Wachsende multinationale und multikulturelle Perspektive

In der 3. Auflage des Buches zeigt sich der Einfluss von internationalen Forschern, die zu einem stärkeren multikulturellen Fokus des Modells beigetragen haben. MOHO hat seit der ersten Veröffentlichung durch Ergotherapeuten aus der ganzen Welt viel Aufmerksamkeit und auch Kritik erhalten. Das Modell wurde so international weiter ausgearbeitet, angewendet und empirisch überprüft. Die Bestrebungen, das Modell in verschiedenen Kulturen und unterschiedlichen nationalen Bedingungen zu erproben, haben zu unbezahlbaren Anregungen geführt, wie die theoretischen Begründungen und die Anwendungstechnologie des Modells entwickelt werden sollten, um es über kulturelle Unterschiede und nationale Grenzen hinweg anwendbar zu machen.

Veränderungen in Umweltkonzepten und -terminologie

In der Entwicklung des Modells wird kontinuierlich daran gearbeitet, die Sprache zu vereinfachen, mit der Umweltaspekte des Modells erklärt werden. Das Hauptkonzept ist der Umwelteinfluss (environmental impact) und dessen spezielle Wirkung auf die Person. Zudem wird der Einfluss der Umwelt unterschieden in Möglichkeiten und Ressourcen, Erfordernisse und Grenzen, welche sich auf die Person auswirken.

Mehrebenenanalyse des Tuns: Partizipation, Performanz und Fertigkeit

Eine weitere Veränderung innerhalb des Modells ist die Darstellung von **drei Ebenen des Tuns**:
- Betätigungspartizipation,
- Betätigungsperformanz,
- Fertigkeiten

Die erste Ebene ist die **Betätigungspartizipation.** Sie bezieht sich auf die Teilnahme an Arbeit, Spiel oder Aktivitäten des täglichen Lebens, die zum soziokulturellen Kontext gehören und die für das eigene Wohlbefinden erwünscht und/ oder notwendig sind. Es ist die breiteste Ebene auf der das Tun untersucht werden kann. Beispiele von Betätigungspartizipation sind die Arbeit innerhalb einer Vollzeit- oder Teilzeitstelle, das regelmäßige Verfolgen eines Hobbys, die Haushaltsführung und die Teilnahme an einer schulischen Ausbildung.

Die zweite Ebene stellt die **Betätigungsperformanz** dar. Sie bezieht sich auf eine spezifische Betätigungsform. Wenn z. B. jemand mit dem Hund spazieren geht, die Kontoauszüge überprüft oder ein Hemd flickt, so führt er eine Betätigung durch. Jeder Bereich der Partizipation setzt sich aus einer Reihe von Betätigungsperformanzen zusammen. Zum Beispiel kann die Teilnahme an einer schulischen Ausbildung solche Betätigungsformen beinhalten wie das Lesen eines Buchs, Zuhören und Mitschreiben im Unterricht, eine Hausarbeit schreiben und Prüfungen ablegen.

Die dritte Analyseebene bezieht sich auf die **Fertigkeiten.** Innerhalb einer Betätigungsperformanz führen Menschen dezente, zweckgebundene Handlungen durch. Zum Beispiel ist das Aufbrühen einer Tasse Kaffee in vielen westlichen Ländern eine kulturell erkennbare Betätigungsform. Um Kaffee zu kochen, führt jemand zweckgebundene Handlungen durch wie Kaffeepulver, Kaffeemaschine und Tasse zusammen zu stellen, diese Materialien und Objekte zu handhaben und die Schritte in der Reihenfolge durchzuführen, die notwendig ist, um den Kaffee aufzubrühen und auszugießen. Eine Betätigungsperformanz ausmachende Handlungen werden also als Fertigkeiten bezeichnet.

Betätigungsanpassung, -identität und -kompetenz

In der aktuellsten Fassung des Modells wird Betätigungsanpassung definiert als Aufbau einer positiven Identität in Zusammenhang mit dem Kompetenzgewinn über einen Zeitraum und innerhalb der eigenen Umwelt (Kielhofner 2002). Diese Definition berücksichtigt, dass Betätigungsanpassung über zwei eindeutige und wechselseitige Elemente verfügt:

- Betätigungsidentität.
- Betätigungskompetenz.

Betätigungsidentität bezieht sich auf die komplexe Wahrnehmung der eigenen Person als Betätigungswesen und hiermit verbundenen Wünschen. Diese ergeben sich aus der Geschichte der eigenen Betätigungspartizipation. Volition, Habituation und die leibhaften Erfahrungen bzw. das Erleben des eigenen Körpers (lived body) sind in die Betätigungsidentität eingebettet. Das Konzept der Betätigungsidentität reflektiert die angesammelten Lebenserfahrungen, die sich dann zu einem Selbstverständnis der Person ausbilden. Dies beinhaltet eine Vorstellung davon, wer man war und ein Gespür für die erwünschte und mögliche Richtung der eigenen Zukunft. Betätigungsidentität ermöglicht sowohl sich zu definieren als auch fortlaufende Handlungen zu entwerfen.

Betätigungskompetenz ist der Grad, mit dem man ein Muster der Betätigungspartizipation aufrechterhält, welches die eigene Betätigungsidentität reflektiert. Während Identität mit der subjektiven Bedeutung des eigenen Betätigungslebens zu tun hat, geht es bei der Kompetenz darum, die Identität fortlaufend in Handlung zu übertragen. Kompetenz scheint damit zu beginnen, wie jemand das eigene Leben organisiert, um die grundlegenden Verantwortlichkeiten und persönliche Standards wahrzunehmen. Sie umfasst die Übernahme von Rollenverpflichtungen und das Erreichen eines befriedigenden und interessanten Lebens (Kielhofner u. Forsyth 2001).

Wie sich jemand anpasst, hängt vom fortlaufenden Prozess der Identitätsbildung ab. Diese vollzieht sich auf der Basis zugrunde liegender Fähigkeiten und Umweltmöglichkeiten. Anpassung wird daher im Leben fortlaufend umgesetzt.

Der Veränderungsprozess innerhalb von Therapie

Die aktuellste Version des Modells bietet eine detaillierte Erklärung des Veränderungsprozesses, welcher sich innerhalb einer Therapie ergibt. Es wird betont, dass nur Klienten selbst die eigene Veränderung erreichen können. Die Veränderungen von Volition, Habituation und Performanzvermögen sind konzeptionalisiert als eine Funktion der Betätigungseinbindung des Klienten (z. B. kann die Performanz des Klienten als Funktion von einer oder mehreren Betätigungsformen und die Therapie begleitenden Gedanken und Gefühle verstanden werden). Das Konzept der Betätigungseinbindung unterstreicht zwei Punkte (◘ Übersicht 8.2).

◘ **Übersicht 8.2.** Aspekte der Betätigungseinbindung des Klienten in der Therapie
- Damit das Tun therapeutisch ist, muss es eine echte Betätigungsform beinhalten, keine künstliche Aktivität
- Damit der Klient durch das Tun eine Veränderung erreicht, muss die Handlung für ihn relevant und bedeutungsvoll sein

---

Es werden zudem Erklärungen dafür geboten, wie das Tun, Denken und Fühlen eines Klienten die oben vorgestellten Veränderungen antreibt. In der aktuellsten Modellversion wird eine Taxonomie von Klientenhandlungen geboten, die innerhalb von Therapie vorkommen und die Veränderungen vorantreiben. Diese Taxonomie wurde entwickelt, um Therapeuten strukturierte Reasoning-Formen in Bezug auf das, was Klienten innerhalb von Therapie tun, denken und fühlen, anzubieten.

8.2 Entwicklungen im Bereich der Modell-Assessments

Befunderhebungsinstrumente

Die 3. Auflage des Buches beschreibt 19 Befunderhebungsinstrumente (einschließlich gründlicher empirischer Validierung), die innerhalb des Modells entwickelt wurden. Diese und ein weiteres Assessment werden kurz im Folgenden erwähnt.

Beobachtungsmethoden

Das **Assessment der Kommunikations- und Interaktionsfertigkeiten** (Assessment of Communication and Interaction Skills, ACIS) (Forsyth et al. 1998) ist ein Beobachtungsinstrument. Es bewertet die Fertigkeiten eines Individuums im sozialen Austausch innerhalb täglicher Betätigungen.

Das **Assessment der motorischen und prozesshaften Fertigkeiten** (Assessment of Motor and Process Skills, AMPS) (Fisher 1999), eine strukturierte Beobachtungsauswertung, misst motorische und prozesshafte Fertigkeiten, welche innerhalb täglicher Aufgaben demonstriert werden (d. h. persönliche und häusliche Aktivitäten des täglichen Lebens).

Der **Fragebogen zur Volition** (Volitional Questionnaire, VQ) (de las Heraset al. 2002) ist ein Beobachtungsinstrument, das Informationen über die Volition des Klienten und den Einfluss der Umwelt auf die Volition erfasst.

Der **Pädiatrische Volitionsfragebogen** (Pediatric Volitional Questionnaire, PVQ) (Geist et al. 2002) ist im Format ähnlich wie der Volitionsfragebogen, aber dient der Arbeit mit Kindern im Alter von 2 bis 6 Jahren.

Selbstbewertungsinstrumente

Die modifizierte **Interessen-Checkliste** (Interest Checklist, IC) (Kielhofner u. Neville, 1983) ist ein Selbstbewertungsformblatt, welches die Klienten auffordert, vergangene und aktuelle Interessen und den Grad der Anziehung gegenüber diesen Aktivitäten auszudrücken.

Die **NIH-Aktivitäten-Aufzeichnung** (NIH Activity Record, ACTRE) (Furst et al. 1987; Gerber u. Furst 1992) ist ein 24-stündiges Aktivitätenprotokoll, das Details bezüglich des Einflusses von Symptomen auf die Aufgabenperformanz, der individuellen Wahrnehmung von Interessen und der Wichtigkeit täglicher Aktivitäten und täglicher Gewohnheitsmuster bietet.

Der **Betätigungsfragebogen** (Occupational Questionnaire, OQ) (Smith et al. 1986) ist ein Stift und Papier Selbstbeurteilungsinstrument, welches den Klienten auffordert, die Aktivitäten zu benennen, die er halbstündig an einem typischen Wochentag und Wochenendtag durchführt. Im Anschluss an die Auflistung der Aktivitäten indiziert der Klient, ob es sich bei der Aktivität um die Bereiche Arbeit, Selbstversorgung, Freizeit oder Entspannung handelt. Dann bewertet er, wie gut er die Aktivitäten beherrscht, wie wichtig sie ihm sind und wie sehr er sie genießt.

Die **Rollen-Checkliste** (Role Checklist, RC) (Oakley et al. 1985) ist ein Selbstbeurteilungsinstrument, durch das Klienten zunächst angeben, welche von 10 Rollen sie in der Vergangenheit und Gegenwart ausfüllen und welche sie in Zukunft einnehmen möchten. Dann werden die Klienten aufgefordert anzugeben, wie wichtig ihnen diese 10 Rollen jeweils sind.

Das **Occupational Self Assessment** (OSA) (Baron et al. 2002) ist ein zweiteiliges Bewertungsformular. Teil eins beinhaltet eine Reihe von Aussagen zur eigenen Betätigungsfunktion, welche der Klient beantwortet, indem er jeden Bereich als Stärke, angemessene Funktionsweise oder Schwäche identifiziert. Der Klient gibt dann zu jeder dieser Aussagen den Wert an, den er diesem Item beimisst. Im zweiten Teil gibt es eine Reihe von Aussagen zur Umwelt, die ähnlich bearbeitet werden.

Das **Children Occupational Self Assessment** (COSA) (Frederico u. Kielhofner 2002) ist dem OSA ähnlich, aber in Inhalt und Form besser für jüngere Klienten geeignet.

Das **Pädiatrische Interessens Profil** (Pediatric Interest Profile, PIP) (Henry 2000) umfasst altersgebundene Profile der Spiel- und Freizeitinteressen. Diese drei Profile (Das Kid Play Profile für 6 bis 9 Jahre, das Preteen Play Profile für 9 bis 12 Jahre und das Adolescent Leisure Interest Profile für 12 bis 21 Jahre) wurden entwickelt, um den Therapeuten dabei zu unterstützen, Kinder mit spielbezogenen Problemen zu identifizieren. Es kann zudem bei der Identifikation und Integration spezifischer Spielinteressen in die therapeutische Intervention hilfreich sein.

Interviews

Das **Occupational Performance History Interview – 2** (OPHI-II) – (Kielhofner et al. 1997) sammelt Informationen über die vergangene und gegenwärtige Betätigungsperformanz des Klienten.

Das **Occupational Circumstances Interview and Rating Scale** (OCAIRS) (Haglund et al. 2001) ein kürzeres Interview als das OPHI-II, bezieht sich auf die individuelle Betätigungspartizipation. Nach der Durchführung des semistrukturierten Interviews füllt der Therapeut eine Bewertungsskala mit 11 Items aus, welche sich auf Volition, Habituation, Fertigkeiten und Bereitschaft zur Veränderung beziehen.

Das **Interview zur Rolle des Arbeitenden** (Worker Role Interview, WRI) (Velozo et al. 1998) ist ein semistrukturiertes Interview, das Informationen zu den psychosozialen und umweltbezogenen Faktoren gibt, welche den Erfolg am Arbeitsplatz beeinflussen.

Der **Fragebogen zum Einfluss der Arbeitsumgebung auf den Stelleninhaber** (Work Environment Inventory Scale, WEIS) (Moore-Corner et al. 1998) ist ein semistrukturiertes Interview, das dazu dient, Informationen über den Einfluss der Arbeitsumgebung auf die Betätigungsperformanz, die Zufriedenheit und das Wohlbefinden zu sammeln. Nach dem Interview vervollständigt der Therapeut eine Skala mit 17 Items, die Umweltfaktoren widerspiegeln wie z. B. räumliche Bedingungen, soziale Kontakte und Unterstützung, zeitliche Anforderungen, genutzte Objekte, und tägliche Arbeitsfunktionen.

Das **School Setting Interview** (SSI) (Hoffman et al. 2000) ist ein semistrukturiertes Interview, welches dazu dient, die Bedürfnisse von Schülern mit Behinderungen in der Schule zu identifizieren.

Befunderhebungen mit gemischten Methoden zur Informationssammlung

Das **Assessment of Occupational Functioning** (AOF) (Watts et al. 1999) ist ein halbstrukturiertes Interview oder ein Selbstbeurteilungsbogen. Es identifiziert Stärken und Grenzen bezüglich Selbstbild, Werte, Rollen, Gewohnheiten und Fertigkeiten. Der Ergotherapeut füllt anschließend die Bewertungsskala aus, zu der 20 Items gehören, welche diese Konzepte widerspiegeln.

Das **Model of Human Occupation Screening Tool** (MOHOST) (Parkinson u. Forsyth 2001) ist ein breit angelegtes Instrument zur Erstbefunderhebung, das einen effizienten Überblick zu den meisten Konzepten des Modells bietet.

Wenngleich es nicht in der 3. Auflage des Buches vorgestellt wird, so gibt es seit neuestem auch eine pädiatrische Version dieses Instruments, das als **Short Child Occuaptional Profile** (SCOPE) bezeichnet wird.

Das **Occupational Therapy Psychosocial Assessment of Learning** (OT PAL) (Townsend et al. 2001) ist ein Beobachtungsinstrument. Es dient zur Sammlung von Beobachtungsdaten und bietet kurze Interviews mit dem Schüler, dem Lehrer und einem Elternteil. Die Bewertungsskala umfasst 21 Items, welche die wichtigsten Bereiche in Bezug auf das Treffen von Wahlen, Gewohnheiten/Routinen und Rollen adressieren. Das OT PAL ermöglicht es dem Ergotherapeuten die Effektivität der Passung zwischen Schüler und Klassenumfeld und die Wirkung dieser Passung auf die Performanz des Schülers innerhalb der Klasse zu bestimmen.

> **Beachte**
>
> Informationen zu all diesen Instrumenten finden Sie auf der neuen Website: moho.uic.edu

Formale Strategien für Intervention und Programme

In der aktuellsten Modellfassung wird auf die Darstellung spezifischer Anwendungsstrategien besonders Wert gelegt. Die 3. Auflage des Buches bietet detaillierte Informationen bezüglich des Anwendungsprozesses dieses Modells. Zusätzlich sind detaillierte Handbücher entwickelt worden, welche die Modellanwendung demonstrieren (de las Heras et al. 2003; Olson 1998; Braveman 2001). Eine weitere Ressource für die Anwendung sind die vielfältigen Fallbeispiele, die in der Literatur gefunden werden können. Die zweite Hälfte der 3. Auflage beinhaltet 13 Kapitel Umsetzungsbeispielen zum Modell mit unterschiedlichen Klienten in einer Bandbreite von Settings. Viele Fallbeispiele können zudem in veröffentlichten Artikeln gefunden werden.

Forschung

Die 3. Auflage des Buches stellt mehr als 80 veröffentlichte Studien zum Modell vor. Diese Studien beinhalten gleichermaßen Grundlagenforschung, um die Theorie zu überprüfen wie auch angewandte Forschung, welche den praktischen Einsatz untersucht. Mit der Zeit wächst die Forschung zu dem Modell sowohl in Bezug auf Menge, als auch bezüglich Qualität und Wissenschaftlichkeit. Seit der Veröffentlichung der 3. Auflage hat sich die Zahl der veröffentlichten Studien auf über 100 erhöht.

8.3 Schlussfolgerung

Dieses Kapitel hat kurz einige der wichtigsten Veränderungen innerhalb des Model of Human Occupation seit der Veröffentlichung der 2. Auflage des Buches, auf dem die vorliegende Ausgabe basiert, vorgestellt. Die Kernphilosophie und die Konzepte des Model of Human Occupation sind stets gleich geblieben. Dieses Modell betont die Wichtigkeit klientenzentrierter Praxis unter Berücksichtigung von Volition, Habituation, Performanzvermögen und Umweltbedingungen des Klienten.

Das Modell wird weiter verfeinert und entwickelt. Die aktuelle Betonung liegt auf der Verbesserung der Umsetzbarkeit in die Praxis. Die Mehrheit der Neuentwicklungen des Modells basieren auf den gemeinschaftlichen Bemühungen zwischen ergotherapeutischen Praktikern und Personen, die das Modell erforschen.

8.4 Literatur

Baron K, Kielhofner G, Iyenger A, Goldhammer V, Wolenski J (2002) The Occupational Self Assessment (OSA) (Version 2.0). Chicago: Model of Human Occupation Clearinghouse, Department of Occupational Therapy, College of Applied Health Sciences, University of Illinois at Chicago

Braveman B. (2001) Development of a community-based return to work program for people living with AIDS. Occupational Therapy in Health Care 13 (3–4):113–131

Brollier C, Watts JH, Bauer D, Schmidt W (1989) A concurrent validity study of two occupational therapy evaluation instruments: The AOF and OCAIRS. Occupational Therapy in Mental Health 8(4):49–59

Keller J, Kafkes A., Federico J., Kielhofner G (2002) The Child Occupational Self Assessment (COSA) Chicago: Model of Human Occupation Clearinghouse, Department of Occupational Therapy, College of Applied Health Sciences, University of Illinois at Chicago

Fisher AG (1999) The assessment of motor process skills (AMPS) (3rd ed.). Three Stars Press, Ft. Collins, CO

Forsyth K, Salamy M, Simon S, Kielhofner G (1998) The Assessment of Communication and Interaction Skills (ACIS), (Version 4.0). Chicago: Department of Occupational Therapy, University of Illinois at Chicago

Haglund L, Henriksson C, Crisp M, Freidheim L, Kielhofner G (2001) The Occupational Circumstances Assessment-Interview and Rating Scale (OCAIRS) (Version 2.0). Chicago: Model of Human Occupation Clearinghouse, Department of Occupational Therapy, College of Applied Health Sciences, University of Illinois at Chicago

Henry AD (2000) The Pediatric Interest Profiles: Surveys of play for children and adolescents. Therapy Skill Builders, San Antonio, TX

de las Heras CG, Geist R, Kielhofner G, Li Y (2002) The Volitional Questionnaire (VQ) (Version 4.0). Chicago: Model of Human Occupation Clearinghouse, Department of Occupational Therapy, College of Applied Health Sciences, University of Illinois at Chicago

de las Heras CG, Llerena V, Kielhofner G (2003) The remotivation process: Progressive intervention for individuals with severe volitional challenges (Version 1.0). Chicago: Model of Human Occupation Clearinghouse, Department of Occupational Therapy, College of Applied Health Sciences, University of Illinois at Chicago

Hoffman OR, Hemmingsson H, Kielhofner G (2000) A user's manual for the School Setting Interview (SSI) (Version 1.0). Chicago: Model of Human Occupation Clearinghouse, Department of Occupational Therapy, College of Applied Health Sciences, University of Illinois at Chicago

Kielhofner G (1980a) A model of human occupation, part two. Ontogenesis from the perspective of temporal adaptation. American Journal of Occupational Therapy 34:657–663

Kielhofner G (1980b) A model of human occupation, part three: Benign and vicious cycles. American Journal of Occupational Therapy 34:731–737

Kielhofner G (1985) A model of human occupation: Theory and application. Williams & Wilkins, Baltimore, MD

Kielhofner G (1995) A model of human occupation: Theory and application.(2nd ed.) Williams & Wilkins, Baltimore, MD

Kielhofner G (2002) A model of human occupation: Theory and application.(3rd ed.). Lippincott, Williams & Wilkins, Baltimore, MD

Kielhofner G, Burke J (1980) A model of human occupation, part one: Conceptual framework and content. American Journal of Occupational Therapy 34:572–581

Kielhofner G, Burke J, Heard-Igi C (1980) A model of human occupation, part four: Assessment and intervention. American Journal of Occupational Therapy 34:777–788

Kielhofner G, Mallinson T, Crawford C, Nowak M, Rigby M, Henry A, Walens D (1997) A user's guide to the Occupational Performance History Interview-II (OPHI-II) (version 2.0). Chicago: Model of Human Occupation Clearinghouse, Department of Occupational Therapy, College of Applied Health Sciences, University of Illinois at Chicago

Kielhofner G, Neville A (1983) The modified interest checklist. Chicago: Model of Human Occupation Clearinghouse, Department of Occupational Therapy, College of Applied Health Sciences, University of Illinois at Chicago

Kielhofner G, Braveman B, Finlayson M, Paul-Ward A, Goldbaum L, Goldstein K (in Press) Outcomes of Vocational Programs for Persons with AIDS, American Journal of Occupational Therapy

Longmore PK (1995) The second phase: From disability rights to disability culture. The Disability Rag & Resource, Sept/Oct 4–11

Moore-Corner R, Kielhofner G, Olson L (1998) The Work Environment Impact Scale (WEIS) (Version 2.0). Chicago: Model of Human Occupation Clearinghouse, Department of Occupational Therapy, College of Applied Health Sciences, University of Illinois at Chicago

Oakley F, Kielhofner G, Barris R, Reichler RK (1986) The Role Checklist: Development and empirical assessment of reliability. Occupational Therapy Journal of Research 6:157–170

Oliver M (1994) The social model in context. In Understanding Disability: From theory to practice. Macmillan, London

Parkinson S, Forsyth K (2001) A user's manual for the Model of Human Occupation Screening Tool (MOHOST) (Version 1.0). Unpublished manuscript. UK: MOHO CORE, University of London

Scotch R (1988) Disability as a basis for a social movement: Advocacy and the politics of definition. Journal of Social Issues 44, No 1:159–172

Townsend SC, Carey PD, Hollins NL, Helfrich C, Blondis M, Hoffman A, Collins L, Knudson J, Blackwell A (2001) The Occupational Therapy Psychosocial Assessment of Learning (OT PAL) (Version 1.0). Chicago: Model of Human Occupation Clearinghouse, Department of Occupational Therapy, College of Applied Health Sciences, University of Illinois at Chicago

Velozo C, Kielhofner G, Fisher G (1998) A user's guide to the Worker Role Interview (WRI) (Version 9.0). Chicago: Model of Human Occupation Clearinghouse, Department of Occupational Therapy, College of Applied Health Sciences, University of Illinois at Chicago

Befunderhebung und Dokumentation in Einrichtungen der Suchthilfe – Projektskizze zur Umsetzung des Model of Human Occupation in Deutschland

Christiane Mentrup

9.1   Projekthintergrund

Die (Wieder-)Aufnahme einer Erwerbstätigkeit ist ein Kriterium einer erfolgreichen Rehabilitationsmaßnahme für erwachsene Klienten (Reker 1998). Einerseits wird die Zielvorgabe der Eingliederung ins Erwerbsleben in Zeiten steigender Arbeitslosigkeit, struktureller Veränderungen und wachsender Anforderungen auf dem Arbeitsmarkt immer problematischer. Andererseits wird sie aufgrund schwindender finanzieller Ressourcen für die medizinische und berufliche Rehabilitation zunehmend von Kostenträgern als Zielgröße eingefordert (Marotzki 2004). Dies erhöht den Druck auf therapeutische Einrichtungen zur Suchthilfe frühzeitig, effizient und transparent entsprechende Maßnahmen in der Therapie suchtkranker Klienten einzuleiten. Basierend auf einer historischen Entwicklung, die noch heute ihre Auswirkungen zeigt, haben die Arbeitstherapien in diesen Einrichtungen in der Regel einen doppelten Auftrag zu erfüllen. Wo einerseits die Vorbereitung der Klienten auf den Arbeitsplatz gefordert ist, geht es andererseits auch um die Durchführung von institutionsinternen Versorgungsaufgaben wie der Verpflegung von Klienten und Personal oder der Aufrechterhaltung von Gebäuden und Außenanlagen.

Das heterogene arbeitstherapeutische Team besteht nicht nur aus Ergotherapeuten, Arbeitspädagogen, Sozialarbeitern und Mitgliedern verwandter Gesundheitsberufe, sondern zudem aus Berufsexperten u. a. aus den Bereichen Handwerk, Hauswirtschaft, Garten- und Landschaftspflege. So verfolgt dann beispielsweise der in der Einrichtung tätige Koch den Auftrag, mit seinem Küchenteam drei Mahlzeiten pro Tag für Klienten und Institutionsmitarbeiter anzubieten. Zu den Mitgliedern dieses Teams gehört in der Regel nicht nur institutionsinternes Personal, sondern auch Klienten aus der Einrichtung. Entsprechend ist der Koch maßgeblich in der arbeitstherapeutischen Rolle aktiv und soll Beiträge im Bereich Befunderhebung und

Dokumentation leisten, ohne darauf innerhalb seiner Ausbildung (und ggf. nur bedingt in Fortbildungen) vorbereitet worden zu sein.

Der Bundesverband stationärer Suchtkrankenhilfe e.V. (BUSS), ein Zusammenschluss von über 100 bundesweiten Einrichtungen zur Behandlung von suchtkranken Menschen, setzt sich seit den frühen 90er Jahren mit der Forderung nach »klaren arbeitstherapeutischen Konzepten im Umgang mit Suchtkranken« (Heidegger 2002) auseinander. Dies schließt gleichermaßen die Berücksichtigung individueller Klientenfaktoren wie auch gesellschaftlicher Aspekte mit ein. Darüber hinaus müssen die komplexen individuellen Unterstützungsprozesse arbeitstherapeutischer Maßnahmen für die Kostenträger und alle am Geschehen Beteiligten transparent gemacht und in Prozess und Ergebnis nachvollziehbar dokumentiert werden (Marotzki 2004). Diese vielschichtigen Forderungen führten zur Etablierung des »BUSS Projektes zur arbeitstherapeutischen Befunderhebung und Dokumentation«. Auf konzeptionelle ergotherapeutische Modelle aufmerksam geworden, trat der BUSS-Vorstand an die Autorin mit dem Auftrag heran, ein komplettes System zur Befunderhebung und Dokumentation für arbeitstherapeutische Abteilungen in Suchtkliniken zu entwickeln. Die theoretischen Grundlagen des Model of Human Occupation und eine Reihe der MOHO basierten Assessments wurden Mitgliedern des BUSS-Vorstandes in einer ersten gemeinsamen Sitzung vorgestellt und mit ihnen diskutiert. Das Projekt dauert gegenwärtig noch an.

9.2   Bedingungsgefüge des Projektes

In der konzeptionellen Entwicklung des Projektes wurde Wert darauf gelegt, bereits bestehende (oder sich abzeichnende) individuelle, institutionelle und gesellschaftliche Strukturen und Prozesse zu berücksichtigen, die sowohl für den arbeitstherapeutischen Prozess als auch für die diesen begleitende Dokumentation von Bedeutung sind. Hierzu war es notwendig, sich in der Planungsphase ein umfassendes Bild über die Aufgabenstellungen und die institutionelle Einbettung der arbeitstherapeutischen Abläufe zu machen. Einige dieser Faktoren wurden bereits oben genannt, weitere werden im Folgenden dargestellt.

Auf der **individuellen Ebene** zählen dazu die persönlichen Voraussetzungen und Bedürfnisse des Klienten und dessen Betätigungsanforderungen und -möglichkeiten in den Bereichen Arbeit, Freizeit und Selbstversorgung, die sich in seiner Lebensumwelt ergeben.

In Bezug auf die **institutionelle Ebene** gilt es u. a. folgende Faktoren zu erfassen:
- die Art der Klinik,
- die Einbindung der Arbeitstherapie innerhalb der Gesamtinstitution,
- die arbeitstherapeutischen Strukturen und Prozesse.

Neben den räumlichen und personellen Bedingungen zählen dazu auch:
- die Philosophie der Einrichtung,
- die Therapiekonzepte und -methoden,
- die Betätigungsangebote und die Kooperationen mit externen Partnern (wie z. B. externe Praktikumsstellen zur Belastungs- und Arbeitserprobung der Klienten).

Wichtig ist es zudem, die Kompatibilität eines neuen Systems zur Befunderhebung und Dokumentation mit bereits bewährten und durch Einrichtungen und Kostenträger anerkannte Methoden der Datenerhebung und -interpretation sicherzustellen.

Im beruflich heterogen zusammengesetzten Feld der Arbeitstherapie in Suchthilfeeinrichtungen existiert bisher nur im Ansatz eine systematische Erfassung therapeutischer Leistungen als Teil der Klientendokumentation und Qualitätssicherung. Folgerichtig geht es im Sinne aller Projektbeteiligten darum, mittelfristig eine Vereinheitlichung im Sprachgebrauch und in der Dokumentationsform innerhalb nicht nur einer, sondern aller arbeitstherapeutischen Abteilun-

gen bundesweit zu erzielen. Dabei sollte über den institutionellen Rahmen der Bundesvereinigung hinausgehend auch eine Kompatibilität mit bereits bestehenden disziplinären und interdisziplinären Terminologien wie der Internationalen Klassifikation der Funktionsfähigkeit, Behinderung und Gesundheit (ICF) der Weltgesundheitsorganisation (WHO) gewährleistet werden. Das Ziel dieser Klassifikation ist bekanntermaßen, komplexe gesundheitsbezogene Zusammenhänge für alle professionell Beteiligten nachvollziehbar zu beschreiben und so gemeinsame Zielfindungs- und Interventionsprozesse zu unterstützen (Schuntermann, 2003). Dazu werden die Faktoren Körperstrukturen und -funktionen, Aktivitäten und Partizipation und die Kontextfaktoren eines Menschen berücksichtigt.

Auf **gesellschaftlicher Ebene** müssen u. a. folgende Faktoren berücksichtigt werden:
- Arbeitsmarktsituation,
- arbeitsfördernde Maßnahmen,
- soziale Absicherungsbedingungen,
- rechtliche Aspekte.

9.3 Projektplanung

Die Projektplanung bestand in der **ersten Stufe** aus dem Identifizieren angemessener Befunderhebungsinstrumente und dem Entwurf eines Dokumentationssystems. In der **zweiten Stufe** war der Fokus die Planung eines aufeinander aufbauenden Modulsystems zur Schulung der Mitarbeiter. Diese Stufen lassen sich allerdings zeitlich nicht streng voneinander trennen, sondern verliefen zum Teil parallel.

Projektstufe 1: Identifizieren angemessener Befunderhebungsinstrumente und Entwurf für ein Dokumentationssystem

Aus der Vielzahl von mittlerweile 20 verschiedenen MOHO-Assessments wurden die zehn

Instrumente ausgewählt, welche in Bezug auf die Institutionen, das Klientel und deren spezifische Betätigungsdysfunktionen relevant erschienen. Dabei stand der Bereich Produktivität der Klienten im Vordergrund. Gleichzeitig herrschte auch ein Bewusstsein, dass sich Betätigungseinschränkungen in den Bereichen Freizeit und Selbstversorgung negativ auf die Arbeitsfunktionen von suchtkranken Menschen auswirken können. Zudem hat das Thema Freizeit heutzutage angesichts der zunehmenden Zahl an Teilzeitarbeitenden und Teilrentnern auch im Bereich Arbeitstherapie eine neue Dimension gewonnen. Diese Überlegungen führten zur Berücksichtigung von nichtbezahlten Tätigkeiten wie Ehrenamt oder Hobbybetätigungen. Zu den identifizierten Instrumenten gehörten gleichermaßen Assessments zur Selbst- (Interviews und Checklisten) wie zur Fremdbewertung (Beobachtungsbögen).

Instrumente zur Selbstbewertung
Interviews
- Occupational Performance History Interview – 2 (OPHI-II).
- Worker Role Interview (WRI).
- Work Environment Inventory Scale (WEIS).

Checklisten
- Interest Checklist (IC).
- Occupational Questionnaire (OQ).
- Occupational Self Assessment (OSA).
- Role Checklist (RC).

Instrumente zur Fremdbewertung
Beobachtungsbögen
- Assessment of Communication and Interaction Skills (ACIS).
- Model of Human Occupation Screening Tool (MOHOST).
- Volitional Questionnaire (VQ).

Dokumentationsvorlagen
Basierend auf den MOHO-Instrumenten und der zugehörigen Ergebnisdokumentation wur-

den weitere Dokumente erstellt, die als ein komplettes System eine Dokumentation arbeitstherapeutischer Leistungen und Ergebnisse von der Verordnung bis zur Entlassung abdecken (◘ Abb. 9.1). Aktuelle Anforderungen der Kostenträgerseite und Aspekte des Qualitätsmanagements fanden Berücksichtigung.

Das Dokumentationssystem setzt sich aus acht Vorlagen zusammen:
- Verordnungsbogen.
- Protokoll Abklärungsgespräch/Therapievereinbarung.
- Deckblatt arbeitstherapeutische Befunderhebung.
- Berufs- und Arbeitsanamnese.
- Ergänzung zur Berufs- und Arbeitsanamnese.
- Arbeitstherapeutischer Erstbefund.
- Arbeitstherapeutischer Verlaufsbefund.
- Arbeitstherapeutischer Abschlussbefund.

Projektstufe 2: Mitarbeiterschulung

Es wurde ein Schulungskonzept, bestehend aus einer Serie von aufeinander aufbauenden Modulen, entwickelt, um die Mitarbeiter in den arbeitstherapeutischen Abteilungen in das Model of Human Occupation einzuführen und dessen Konzepte und Befunderhebungsinstrumente sukzessive zu implementieren. Diese Module werden im Folgenden vorgestellt.

Die partizipierenden Institutionen werden aufgefordert, mit dem gesamten, heterogenen, arbeitstherapeutischen Team an dem Projekt teilzunehmen, in der Absicht, eine Bandbreite an Berufsgruppen aus dem Gesundheitssektor (inkl. leitende Mediziner) und Berufsexperten zu beteiligen und somit die Akzeptanz und Identifikation bezogen auf das Projekt innerhalb des Teams und der Institution zu stärken.

1. Grundlagenmodul

In einem ersten zweitägigen Grundlagenmodul werden den Mitarbeitern der Kliniken die

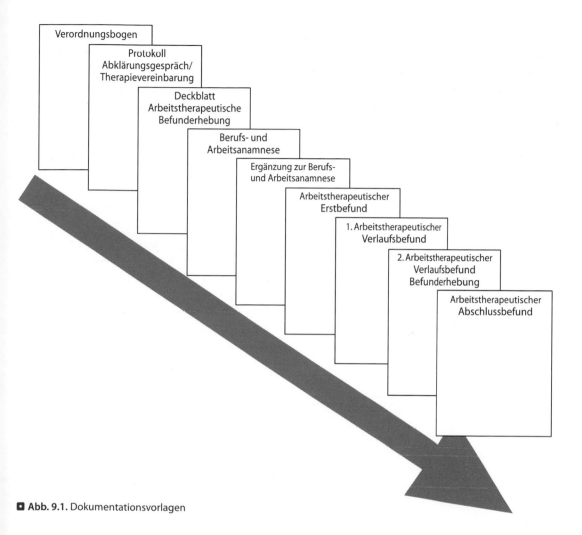

Verordnungsbogen

Protokoll
Abklärungsgespräch/
Therapievereinbarung

Deckblatt
Arbeitstherapeutische
Befunderhebung

Berufs- und
Arbeitsanamnese

Ergänzung zur Berufs-
und Arbeitsanamnese

Arbeitstherapeutischer
Erstbefund

1. Arbeitstherapeutischer
Verlaufsbefund

2. Arbeitstherapeutischer
Verlaufsbefund
Befunderhebung

Arbeitstherapeutischer
Abschlussbefund

⬛ **Abb. 9.1.** Dokumentationsvorlagen

theoretischen Grundzüge und die projektrelevanten Befunderhebungsinstrumente des Model of Human Occupation vorgestellt (⬛ Abb. 9.2). Dazu gehören die oben genannten Selbst- wie Fremdbewertungsinstrumente.

Eine Erprobungs- und Entscheidungsphase in den Einrichtungen schließt sich an. Falls sich das Team für die Weiterführung des Projektes entschließt, erhalten die Teilnehmer in der nachfolgenden Erhebungsphase Fragebögen, die von zwei Studentinnen der Fachhochschule Hildesheim erstellt wurden, um die Strukturen und Prozesse in den jeweiligen arbeitstherapeutischen Abteilungen zu erfassen. Die Aufgabe der arbeitstherapeutischen Leitung ist es, grundsätz-

liche Strukturen von Institution und Abteilung darzustellen, während die individuellen Mitarbeiter aufgefordert sind, einzelne Therapieangebote zu beschreiben.

2. Grundlagenmodul

Im folgenden zweitägigen Grundlagenmodul zum Thema »Arbeitstherapeutisches Konzept«, ca. 6 Monate nach der vorherigen Veranstaltung, werden die Kursteilnehmer in den multidisziplinären Klinikteams dazu aufgefordert, sich mit dem Ist- und Soll-Zustand in der Abteilung auseinander zu setzen. Dazu wird die von den Projektleiterinnen entwickelte schriftliche Analyse der per Fragebogen erhobenen Daten genutzt und darauf aufbauend eine idealisierte Form der Abteilungsstrukturen und -prozesse in Abstimmung mit den institutionellen und individuellen Bedingungen entwickelt. Dabei wird der **therapeutische Prozess in folgende Prozessschritte gegliedert**:

- Überweisung,
- arbeitstherapeutisches Abklärungsgespräch,
- Integration in Handlungsfelder,
- fortlaufende arbeitstherapeutische Befunderhebung,
- Therapieplanung,
- arbeitstherapeutische Interventionen und
- Beendigung der Arbeitstherapie

Innerhalb dieser Prozessschritte werden wiederum die jeweiligen Inhalte, Ziele, erwünschten Ergebnisse, personellen Ressourcen, die mög-

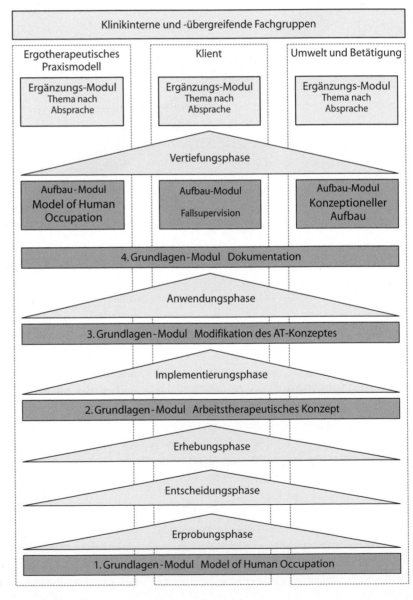

☐ **Abb. 9.2.** Projektmodule

lichen Befunderhebungsinstrumente und die Dokumentationsform benannt (◐ Abb. 9.3).

Ausgestattet mit diesen, in der Veranstaltung am Computer selbst erstellten Materialien und weiteren Unterlagen zu relevanten Aspekten der Konzeptentwicklung gehen die Teams zurück in ihre Einrichtungen, um in der anschließenden halbjährigen Implementierungsphase die Umsetzung der im Seminar gewonnenen Zielvorstellungen zu initiieren, in der täglichen Praxis auf Brauchbarkeit zu überprüfen und in das Gesamtkonzept der Institution einzubinden.

3. Grundlagenmodul

Das dritte zweitägige Grundlagenmodul verfolgt den Zweck, anhand eines realen Klientenbeispiels exemplarisch die bisher entwickelten Abläufe in der Einrichtung durchzuspielen und gegebenenfalls zu modifizieren. Dafür wird ein auf Video mitgeschnittenes Klienteninterview vorgestellt, von den Teilnehmern ausgewertet und Therapieziele und -interventionen werden im Rahmen der eigenen Einrichtung geplant. Durch den intensiven Erfahrungsaustausch mit den anderen teilnehmenden Teams werden neue Denkansätze gewonnen und der Blick über den Horizont der eigenen Institution wird geschärft.

Die darauffolgende Anwendungsphase innerhalb der Institution ermöglicht eine vertiefende Auseinandersetzung in der täglichen Arbeit mit den Grundlagen dieses Projektes.

4. Grundlagenmodul

Innerhalb eines vierten, eintägigen Grundlagenmoduls werden den Teams die Dokumentationsvorlagen vorgestellt und diese wiederum anhand

eines Klientenbeispiels erprobt. Dies schließt den Umgang mit MOHO basierten Textbausteinen für die Formulierung von Betätigungsdyfunktion und -funktion (bzw. Betätigungsziele) ein.

Aufbau- und Ergänzungsmodule

Zusätzlich zur Teilnahme an den angebotenen Grundlagenmodulen besteht die Möglichkeit, nach Bedarf weitere Aufbau- und Ergänzungsmodule für das eigene Klinikteam zu buchen, um individuelle Vertiefungen des Themas in Abstimmung mit den institutionellen Bedürfnissen zu ermöglichen.

9.4 Projektdurchführung

Begleitet durch den Beirat des Bundesverbandes stationärer Suchtkrankenhilfe, der sich u. a. aus Vertretern von Suchthilfeeinrichtungen und der Kostenträgerseite zusammensetzte, wurde das hier beschriebene Projekt von zwei Osnabrücker Ergotherapeutinnen, Christiane Mentrup und Petra Köser, entwickelt und durchgeführt. Die Phase der Konzeptentwicklung verlief parallel mit der Pilotphase der Schulung von Mitarbeitern in sieben klinischen Einrichtungen im Bereich Suchthilfe in Norddeutschland.

Die Entscheidung zur parallelen konzeptionellen Planung und Mitarbeiterschulung wurde gefällt, um den gegenseitigen Austausch zwischen theoretischer Entwicklung und praktischer Umsetzung zu gewährleisten. Auf diesem Wege sollten die theoretischen Konzepte sogleich in der praktischen Arbeit überprüft werden, um die Realitätsnähe zu den teilnehmenden Institutionen zu schaffen.

Arbeitstherapeutischer Prozess

Assessments		Inhalt	Prozess-schritt	Ergebnisse	Personelle Ressourcen	Dokumentation/ Informations-vermittlung
Harte Daten und Fremdeinschätzung	Selbsteinschätzung					

◐ **Abb. 9.3.** Arbeitstherapeutischer Prozess

9.5   Projektfeedback und -perspektive

Innerhalb der zunächst durchgeführten Pilotphase mit den norddeutschen Kliniken war es das Ziel, das oben beschriebene komplexe Bedingungsgefüge und die zum Teil sehr unterschiedlichen Voraussetzungen bzgl. Institutionen (stationäre versus ambulante Einrichtungen, Größe, Ausstattung, Personal, Konzepte etc.) und Klienten (Alter, Geschlecht, Suchtmittel, Arbeitssituation etc.) bei der Entwicklung eines Systems zur Befunderhebung und Dokumentation zu berücksichtigen. Gleichzeitig sollte ein regionales Netzwerk von Einrichtungen gefördert werden, um eine langfristige, informelle Zusammenarbeit zwischen den arbeitstherapeutischen Abteilungen anzubahnen.

Das Feedback der Mitarbeiter aus den sieben Kliniken wurde konsequent evaluiert und in der weiteren Projektplanung und -durchführung berücksichtigt.

Die Komplexität des Vorhabens hat sich den beiden Projektleiterinnen im Prozess zunehmend erschlossen. Ein ständiges Aushandeln zwischen Theorie und Praxis, gesellschaftlichen und institutionellen Vorgaben, geforderten Qualitätsstandards und individuellen Kapazitäten, gewohntem und neuem Vokabular, standardisierten und individualisierten Abläufen nahmen viel Diskussionsraum mit allen Beteiligten in Anspruch und zeigten gleichzeitig komplexe Zusammenhänge auf.

Zu den zentralsten Erwägungen innerhalb des Projektes gehörte die **Auseinandersetzung mit der Frage nach dem Grad der Notwendigkeit einer Standardisierung von Strukturen und Prozessen bezogen auf Befunderhebung und Dokumentation**. Einerseits galt es, den Forderungen der Gesetzesgeber und der Kostenträger nach Standardisierung nachzukommen, aber gleichzeitig auch den individuellen Kontextbedingungen der Kliniken und arbeitstherapeutischen Abteilungen gerecht zu werden. Dieses Bedingungsgefüge führte in Absprache

mit dem BUSS-Beirat und den Institutionsteams zur Erstellung einer Reihe von Standards unter Beibehaltung eines größtmöglichen Grades an Flexibilität. In den Einrichtungen bereits existierende und von Kostenträgern anerkannte Befunderhebungs- und Dokumentationssysteme (wie MELBA) wurden auf Kompatibilität überprüft und ggf. in das System integriert.

Es stellte sich heraus, dass die arbeitstherapeutischen Teams beim Einstieg in das Projekt in der konzeptionellen Entwicklung ihrer Abteilungen unterschiedlich weit fortgeschritten waren. Während es für einige Abteilungen eine erste Auseinandersetzung mit dem Thema systematische und einheitliche Befunderhebung und Dokumentation bedeutete, hatten andere bereits umfangreiche Systeme entwickelt. Die differenzierte Erarbeitung eines idealen arbeitstherapeutischen Prozesses in der eigenen Institution wurde aber von allen Teams als gute Möglichkeit erachtet, die eigenen Vorgehensweisen transparent darzustellen.

Die modellgestützte Fachsprache stieß während der Mitarbeiterschulungen zunächst auf Skepsis, fand im Verlauf des Pilotprojektes aber einen relativ hohen Grad an Akzeptanz im multidisziplinären Team.

Die Möglichkeit als erweitertes arbeitstherapeutisches Team in Räumen außerhalb der Einrichtung konsequent und unter Anleitung an eigenen Konzepten zu feilen, wurde begrüßt und führte zu einem erhöhten Grad an Transparenz zwischen den verschiedenen Berufsangehörigen und der jeweiligen therapeutischen und/oder ärztlichen Leitung.

Momente, in denen innerhalb der Teams Erkenntnisse gewonnen, sich Barrieren ergaben, Entwicklung stattfand und sich Stagnation zeigte, wurden während des mehr als zweijährigen Prozesses von allen Teams immer wieder beschrieben. Die regelmäßigen Mitarbeiterschulungen und der damit verbundene Austausch mit anderen Einrichtungen wurde rückblickend als für den Prozess essentiell erachtet.

Nach Abschluss der Pilotphase über einen Zeitraum von mehr als zwei Jahren empfiehlt der BUSS-Beirat die Ausweitung des Projektes auf andere Regionen Deutschlands mit dem langfristigen Ziel eines bundesweiten Angebotes. Eine PC-gestützte Dokumentationsform und ein Internet gestütztes Kommunikationsportal sind als nächste Schritte der Umsetzung dieses Projektes angedacht. Bereits erstellte Textbausteine, die sich auf die Konzepte des Model of Human Occupation beziehen und Betätigungsfunktion und -dysfunktion näher beschreiben, dienen dabei als Grundlage.

Dieses Projekt steht beispielhaft für die Möglichkeit, ein MOHO basiertes, institutionsübergreifendes System zur Befunderhebung und Dokumentation in Deutschland zu etablieren und könnte in den Grundzügen auf andere ergotherapeutische Fachbereiche übertragen werden.

9.6   Literatur

Heidegger M (2002) Ansätze, Leitbilder und Gewichtung der Arbeitstherapie, in: Therapie und Arbeit – suchtspezifische Ansätze. Geesthacht: BUSS Neuland

Marotzki U (2004) Antrag auf Bereitstellung von Projektfördermitteln aus dem Fachhochschul-Sondeprogramm: Wissenschaftliche Begleitung der Erprobungsphase eines Dokumentationssystems für arbeitstherapeutische Abteilungen in Kliniken des Bundesverbandes für stationäre Suchtkrankenhilfe (BUSS), unveröffentlichtes Manuskript

Reker T (1998) Arbeitsrehabilitation in der Psychiatrie. Prospektive Untersuchungen zu Indikation, Verläufen und zur Effizienz arbeitsrehabilitativer Maßnahmen. Steinkopff, Darmstadt

Schuntermann M (2003) Grundsatzpapier der Rentenversicherung zur Internationalen Klassifikation der Funktionsfähigkeit, Behinderung und Gesundheit (ICF) der Weltgesundheitsorganisation (WHO) In Deutsche Rentenversicherung 1–2, S. 51–59

Weiterführende Literatur

Adelstein LA, Barnes MA, Murray-Jensen F, Skaggs CB (1989) A broadening frontier: Occupational therapy in mental health programs for children and adolescents. Mental Health Special Interest Section Newsletter 12:2–4

Affleck A, Bianchi E, Cleckley M, Donaldson K, McCormack G, Polon J (1984) Stress management as a component of occupational therapy inacute care settings. Occupational Therapy in Health Care 1:17–41

Arnsten SM (1990) Intrinsic Motivation. American Journal of Occupational Therapy 44:462–463

Aubin G, Hachey R, Mercier C (1999) Meaning of daily activities and subjective quality of life in people with severe mental illness. Scandinavian Journal of Occupational Therapy 6:53–62

Baron K (1987) The Model of Human Occupation: A newspaper treatment group for adolescents with a diagnosis of conduct disorder. Occupational Therapy in Mental Health 7:89–104

Baron K (1989) Occupational therapy: A program for child psychiatry. Mental Health Special Interest Section Newsletter 12:6–7

Baron K (1991) The use of play in child psychiatry: Reframing the therapeutic environment. Occupational Therapy in Mental Health 1137–56

Baron K, Littleton MJ (1999) The Model of Human Occupation: A return to work case study. Work: A Journal of Prevention, Assessment, and Rehabilitation 12:37–46

Barrett L, Beer D, Kielhofner G (1999) The importance of volitional narrative in treatment: An ethnographic case study in a work program. Work: A Journal of Prevention, Assessment and Rehabilitation:1279–92

Barris R (1982) Environmental interactions: An extension of the Model of Human Occupation. American Journal of Occupational Therapy 36:637–644

Barris R (1986) Occupational dysfunction and eating disorders: Theory and approach to treatment. Occupational Therapy in Mental Health 6:27–45

Barris R (1986) Activity: The interface between person and environment. Physical and Occupational Therapy in Geriatrics 5:39–49

Barris R, Kielhofner G, Burch RM, Gelinas I, Klement M, Schultz B (1986) Occupational function and dysfunction in three groups of adolescents. Occupational Therapy Journal of Research 6:301–317

Barris R, Dickie V, Baron K (1988) A comparison of psychiatric patients and normal subjects based on the Model of Human Occupation. Occupational Therapy Journal of Research 8:3–37

Barris R, Oakley F, Kielhofner G (1988) The Role Checklist. In Slack (Ed.), (pp. 73–91) Thorofare

Barrow C (1996) Clinical interpretation of »Predictors of functional outcome among adolescents and young adults with psychotic disorders.«. American Journal of Occupational Therapy 50:182–183

Basu S, Jacobson L, and Keller J (4 A.D., June 2) Child-centered tools:Using the model of human occupation framework. School System Special Interest Section Quarterly

Bavaro S M (1991) Occupational therapy and obsessive-compulsive disorder. American Journal of Occupational Therapy, 45, 456–458

Bernspang B, Fisher A (1995) Differences between persons with right or left cerebral vascular accident on the Assessment of Motor and Process Skills. Archives of Physical Medicine and Rehabilitation 76:1144–1151

Biernacki S D (1993) Reliability of the Worker Role Interview. American Journal of Occupational Therapy 47:797–803

Blakeney A (1985) Adolescent development: An application to the Model of Human Occupation. Occupational Therapy in Health Care 2:19–40

Boisvert RA (2004, May 31) Enhancing substance dependence intervention. Occuaptional Therapy Practice 11–16

Borell L, Sandman P, Kielhofner G (1991) Clinical decision making in Alzheimer's disease. Occupational Therapy in Mental Health 11:111–124

Borell L, Gustavsson A, Sandman P, Kielhofner G (1994) Occupational programming in a day hospital for patients with dementia. Occupational Therapy Journal of Research 14:4

Branholm I, Fulg–Meyer AR (1992) Occupational role preferences and life satisfaction. Occupational Therapy Journal of Research 12:159–171

Braveman B (1999) The Model of Human Occupation and prediction of return to work: A review of related empirical research. Work: A Journal of Prevention, Assessment, and Rehabilitation 12:13–23

Braveman B (2001) Development of a community–based return to work program for people with AIDS. Occupational Therapy in Health Care 13:113–131

Braveman B, Helfrich C (2001) Occupational identity: Exploring the narratives of three men living with AIDS. Journal of Occuaptional Science 8(2):25–31

Braveman B, Helfrich C, Kielhofner G, Albrecht G (2004) The experiences of 12 men with AIDS who attempted to return to work. The Israel Journal of Occupational Therapy 13:E69–E83

Braveman B, Sen S, Kielhofner G (2001) Community– based vocational rehabilitation programs. In M.Scaffa (Ed.), Occupational Therapy in Community– based Practice Settings (pp. 139–162) F.A. Davis Company, Philadelphia

Bridgett B (1993) Occupational therapy evaluation for patients with eating disorders. Occupational Therapy in Mental Health 12:79–89

Bridle MJ, Lynch KB, Quesenberry CM (1990) Long term function following the central cord syndrome. Paraplegia 28:178–185

Broadley H (1991) Assessment guidelines based on the Model of Human Occupation. World Federation of Occupational Therapists: Bulletin 23:34–35

Brollier C, Watts J H, Bauer D, Schmidt W (1989) A content validity study of the Assessment of Occupational Functioning. Occupational Therapy in Mental Health 8:29–47

Brollier C, Watts JH, Bauer D, Schmidt W (1989) A concurrent validity study of two occupational therapy evaluation instruments: The AOF and OCAIRS. Occupational Therapy in Mental Health 8 49–59

Brown T, Carmichael K (1992) Assertiveness training for clients with psychiatric illness: A pilot study. British Journal of Occupational Therapy 55:137–140

Bruce M, Borg B (1993) The Model of Human Occupation. In Psychosocial Occupational Therapy: Frames of Reference for Intervention (Second ed., pp. 145–175) Slack, Thorofare

Buning ME, Angelo JA, Schmeler MR (2001) Occupational performance and the transition to powered mobility: A pilot study. American Journal of Occupational Therapy 55:339–344

Burke JP, Clark F, Dodd C, Kawamoto T (1987) Maternal role preparation: A program using sensory integration, infant– motor attachment, and occupational behavior perspectives. Occupational Therapy in Health Care 4:9–21

Burke JP (1998) Commentary: Combining the Model of Human Occupation with Cognitive Disability Theory. Occupational Therapy in Mental Health 8:xi–xiii

Burrows E (1989) Clinical practice: An approach to the assessment of clinical competencies. British Journal of Occupational Therapy 52:222–226

Burton JE (1989) The Model of Human Occupation and occupational therapy practice with elderly patients, Part 1: Characteristics of Aging. British Journal of Occupational Therapy 52:215–218

Burton JE (1989) The Model of Human Occupation and occupational therapy practice with elderly patients, Part 2: Application. British Journal of Occupational Therapy 52:219–221

Cermak SA, Murray E (1992) Nonverbal learning disabilities in the adult framed in the Model of Human Occupation. In: Katz N (ed), Cognitive Rehabilitation: Models for Intervention in Occupational Therapy (pp. 258–291) Butterworth-Heinemann, Stoneham

Chan SCC (2004) Chronic obstructive pulmonary disease and engagement in occupation. American Journal of Occupational Therapy 58(4):408–415

Chen C, Neufeld PS, Feely CA, Skinner CS (1999) Factors influencing compliance with home exercise programs among patients with upper–extremity impairment. American Journal of Occupational Therapy 53(2):171–180

Chern J, Kielhofner G, de las Heras C, Magalhaes L (1996) The volitional questionnaire: Psychometric development and practical use. American Journal of Occupational Therapy 50:516–525

Christiansen C (1981) Toward resolution of crisis: Research requisites in OT. Occupational Therapy Journal of Research 2:115–124

Cole M (1998) A model of human occupation approach. In Group Dynamics in Occupational Therapy: The theoretical basis and practice Application of Group Treatment, 2nd ed. Thorofare, NJ: Slack

Colon H Haertlein C (2002) Spanish translation of the role checklist. American Journal of Occupational Therapy, 56(5):586–589

Corner R, Kielhofner G, Lin FL (1997) Construct validity of a work environment impact scale. Work 9(1):21–34

Coster WJ, Jaffe LE (1991) Current concepts of children's perceptions of control. American Journal of Occupational Therapy 45:19–25

Cubie S, Kaplan K (1982) A case analysis method for the model of human occupation. American Journal of Occupational Therapy 36:645–656

Cull G (1989) Anorexia nervosa: A review of theory approaches to treatment. Journal of New Zeland Association of Occupational Therapists 40(2):3–6

Curtin C (1990) Research on the model of human occupation. Mental Health–Special Interest Section Newsletter 13:3–5

Curtin C (1991) Psychosocial intervention with an adolescent with diabetes using the model of human occupation. Occupational Therapy in Mental Health 11(2/3):23–36

Davies Hallet J, Zasler N, Maurer P, Cash S (1994) Role change after traumatic brain injury in adults. American Journal of Occupational Therapy 48:241–246

de las Heras C, Dion GL, Walsh D (1993) Application of rehabilitation models in a state psychiatric hospital. Occupatioan Therapy in Mental Health 12:1–32

de las Heras CG, Dion GL, Walsh D (1993) Application of rehabilitation models in a state psychiatric hospital. Occupational Therapy in Mental Health 12(3):1–32

DeForest D, Watts JH, Madigan MJ (1991) Resonation in the model of human occupation: A pilot study. Occupational Therapy in Mental Health 11(2/3):57–75

DePoy E (1990) The TBIIM: An intervention for the treatment of individuals with traumatic brain injury. Occupational Therapy in Health Care 7(1):55–67

DePoy E, Burke JP (1992) Viewing cognition through the lens of the model of human occupation. In: Katz N (ed), Cognitive Rehabilitation: Models for intervention

10

in Occupational Therapy (pp. 240–257). Butterworth-Heinemann, Stoneham, MA

Dickerson AE, Fisher AG (1993) Age differences in functional performance. American Journal of Occupational Therapy, 686

Dickerson AE, Oakely F (1995) Comparing the roles of community–living persons and patient population. American Journal of Occupational Therapy 49(3):221–228

Dion GL, Lovely S, Skerry M (1996) A comprehensive psychiatric rehabilitation approach to severe and persistent mental illness in the public sector. In: Soreff SM (ed), Handbook for the Treatment of the Seriously Mentally III. Hogrete and Huber Publishers, Seattle

Doble S (1988) Intrinsic motivation and clinical practice: The key to understanding the unmotivated client. Canadian Journal of Occupational Therapy 55:75–81

Doble S (1991) Test – retest and inter – rater reliability of a process skills assessment. Occupational Therapy Journal of Research 11:8–23

Doughton KJ (1996) Hidden talents. O.T.Week 10:19–20

Duchek JM, Thessing V (1996) Is the use of life history and narrative in clinical practice funable as research? American Journal of Occupational Therapy 50(5)

Duellman MK, BarrisR, Kielhofner G (1986) Organized activity and the adaptive status of nursing home residents. American Journal of Occupational Therapy 40(9):618–622

Duran LJ, Fisher AG (96 A.D.) Male and female performance on the assessment of motor and process skills. Archives of Physical Medicine and Rehabilitation 77:1019–1024

Dyck I (1992) The daily routines of mothers with young children: Using a sociopolitical model in research. Occupational Therapy Journal of Research 12:17–34

Early M, Pedretti L (2004) A frame of reference and practice models for physical dysfunction. In: Early M (ed), Physical dysfunction practice skills for the occupational therapy assistant. (pp. 17–30). Mosby, St. Louis

Ebb EW, Coster WJ, Duncombe L (1989) Comparison of normal and psychosocially dusfunctional male adolescents. Occupational Therapy in Mental Health 9(2):53–74

Ecklund M (1996) Working relationship, participation, and outcome in a psychiatric day care unit based on occupational therapy. Scandinavian Journal of Occupational Therapy 3:106–113

Egan M, Warren SA, Hessel PA, Gilewich G (1992) Activities of daily living after hip fracture: Pre– and post discharge. Occupational Therapy Journal of Research 12:342–356

Ekbladh E, Haglund L, Thorell L (2004) The Worker Role Interview– Preliminary data on the predictive validity of return to work clients after an insurance medicine investigation. Journal of Occuaptional Rehabilitation 14(2):131–141

Elliott M Barris R (1987) Occupaitonal role performance and life satisfaction in elderly persons. Occupational Therapy Journal of Research 7:215–224

Esdaile SA, Madill HM (1993) Causal attributions: Theoretical considerations and their relevance to occupational therapy practice and education. British Journal of Occupational Therapy 56(9):330–334

Esdaile SA (1996) A play–focused intervention involving mothers of preschoolers. American Journal of Occupational Therapy 50:113–123

Evans J, Salim AA (1992) A cross-cultural test of the validity of occupational therapy assessments with patients with schizophrenia. American Journal of Occupational Therapy 46(685):695

Farnworth L, Nikitin L, Fossey E (2004) Being in a secure forensic psychiatry unit:Every day is the same, killing time ro making the most of it. British Journal of Occupational Therapy, 67:1–9

Fidler G (1996) Life–style performance:From profile to conceptual model. American Journal of Occupational Therapy 50(2):139–147

Fischer G (2004) The residential environmental impact survey. Developmental Disabilities Special Interst Section Newsletter 27:1–4

Fisher AG, Liu Y, Velozo CA, Pan AW (1992) Cross–cultural assessment of process skills. American Journal of Occupational Therapy 46(10):876–885

Fisher AG (1993) The assessment of IADL motor skills:An application of many–faceted rasch analysis. American Journal of Occupational Therapy 47(4):319–329

Fisher GS (1999) Administration and application of the worker role interview: Looking beyond functional capacity. Work: A Journal of Prevention, Assessment, and Rehabilitation 12(1):25–36

Fitts H, Howe M (1987) Use of leisure time by cardiac patients. American Journal of Occupational Therapy 41:583–589

Forsyth K, Lai J, Kielhofner G (1999) The assessment of communication and interaction skills (ACIS): Measurement properties. British Journal of Occupational Therapy 62(2):69–74

Fossey E (1996) Using the occupational performance history interview (PHI):Therapists' reflections. British Journal of Occupational Therapy 59(5):223–228

Fougeyrollas P, Noreau L, Boschen KA (2002) Interaction of environment wit individual characteristics and social participation: theoretical perspectives and applications in persons with spinal cord injury. Topis in Spinal Cord Injury REhabilitation 7(3):1–16

Froelich J (1992) Occupational therapy interventions with survivors of sexual abuse. Occupational Therapy in Health Care 8(2/3):1–25

Furst G, Gerber L, Smith C, Fisher S, Shulman B (1987) A program for improving energy conservation behaviors in adults with rheumatoid arthritis. American Journal of Occupational Therapy 41:102–111

Gage M, Polatajko H (1994) Enhancing occupational performance through an understanding of perceived self–efficacy. American Journal of Occupational Therapy 48(5):452–461

Gerardi SM (1996) The management of battle fatigued soldiers: an occupational therapy model. Military Medicine 161(8):483–488

Gerber L, Furst G (1992) Validation of the NIH Activity Record: A quantitative measure of life activities. Arthritis Care and Research 5:81–86

Gerber L, Furst G (1992) Scoring methods and application of the Activity Record (ACTRE) for patients with musculoskeletal disorders. Arthritis Care and Research 5:151–156

Gillard M, Segal ME (2002) Social roles and subjective well–being in a population of nondisabled older people. Occupational Therapy Journal of Research 22:96

Goldstein K, Kielhofner G, Paul-Ward A (2004) Occupational narratives and the therapeutic process. Australian Occupational Therapy Journal 51:119–124

Gregory M (1983) Occupational behavior and life satisfaction among retirees. American Journal of Occupational Therapy 37(8):548–553

Grogan G (1991) Anger management: A perspective for occupational therapy (Part 1) Occupational Therapy in Mental Health 11(2/3):135–148

Grogan G (1991) Anger Management: A perspective for occupational therapy (Part 2) Occupational Therapy in Mental Health 11(2/3):149–171

Gusich, R. L. (1984) Occupational therapy for chronic pain: A clinical application of the model of human occupation. Occupational Therapy in Mental Health 4(3):59–73

Gusich RL, Silverman AL (1991) Basava day clinic: The model of human occupation as applied to psychiatric day hospitalization. Occupational Therapy in Mental Health 11(2/1):113–134

Hachey R, Jumoorty J, Mercier C (1995) Methodology for validating the translation of test measurements applied to occupational therapy. Occupational Therapy International 2(3):190–203

Haglund L, Henriksson C (1994) Testing a Swedish version of OCAIRS on two different patient groups. Scandinavian Journal of Caring Sciences 8:223–230

Haglund L (1996) Occupational therapists agreement in screening patients in general psychiatric care for OT. Scandinavian Journal of Occupational Therapy 3:62–68

Haglund L, Karlsson G, Kielhofner G (1997) Validity of the Swedish version of the Worker Role Interview. Physical and Occupational Therapy in Geriatrics 4(1):23–29

Haglund L, Thorell L, Walinder J (1998) Assessment of occupational functioning for screening of patients to occupational therapy in general psychiatric care. Occupational Therapy Journal of Research 4:193–206

Haglund L, Thorell L, Walinder J (1998) Occupational functioning in relation to psychiatric diagnoses: Schizophrenia and mood disorders. Journal of Psychiatry 52(3):223–229

Haglund L, Kjellberg A (1999) A critical analysis of the model of human occupation. Canadian Journal of Occupational Therapy 66(2):102–108

Haglund, L. (2000) Assessment in general psychiatric care. Occupational Therapy in Mental Health 15(2):35–47

Hammel J (1999) The Life Rope: A transactional approach to exploring worker and life role development. Work: A Journal of Prevention, Assessment, and Rehabilitation 12(1):47–60

Harrison H, Kielhofner G (1986) Examining reliability and validity of the Preschool Play Scale with handicapped children. American Journal of Occupational Therapy 40:167–173

Helfrich C Kielhofner G (1994) Volitional narratives and the meaning of occupational therapy. American Journal of Occupational Therapy 48:319–326

Helfrich C, Kielhofner G, Mattingly C (1994) Volition as narrative: an understanding of motivation in chronic illness. American Journal of Occupational Therapy 42:311–317

Helfrich C, Aviles A (2001) Occupational therapy's role with domestic violence: Assessment and intervention. Occupational Therapy in Mental Health 16(3/4):53–70

Hemmingson H, Borell L (1996) The development of an assessment of adjustment needs in the school setting for use with physically disabled students. Scandinavian Journal of Occupational Therapy 3:156–162

Hemmingson H, Borell L (2000) Accommodation needs and student–environment fit in upper secondary schools for students with severe physical disabilities. Canadian Journal of Occupational Therapy 67(3):162–173

Henriksson C, Gundmark I, Bengtsson A, Ek AC (1992) Living with fibromyalgia. Clinical Journal of Pain 8:138–144

Henry AD, Coster WJ (1996) Predictors of functional outcome among adolescents and young adults with psychotic disorders. American Journal of Occupational Therapy 50:171–181

Henry AD, Coster WJ (1997) Competency beliefs and occupational role behavior among adolescents: explication of the personal causation construct. American Journal of Occupational Therapy 51(4):267–276

Henry AD, Baron K, Mouradian L, Curtin C (1999) Reliability and validity of the self–assessment of occupational functioning. American Journal of Occupational Therapy 53(5):482–488

Hocking C (1989) Anger management. Journal of New Zeland Association of Occupational Therapists 40(2):12–17

Hocking C (1994) Objects in the environment : a critique of the model of human occupation dimensions. Scandinavian Journal of Occupational Therapy 1–8

Hocking C (1994) A model of interaction between objects, occupation, society, and culture. Journal of Occuapational Science 1(3):28–45

Hocking C (1996) Promoting occupational performance for entering residents in long term care. Physical and Occupational Therapy in Geriatrics 14(4):61–73

Hocking C (1997) Person–object interaction model: Understanding the use of everyday objects. Journal of Occupational Science 4(1):27–35

Howie L, Coulter M, Feldman S (2004) Crafting the self:Older persons' narratives of occupational identity. American Journal of Occupational Therapy 58:446–454

Hubbard S (1991) Towards a truly holistic approach to occupational therapy. British Journal of Occupational Therapy 54(11):415–418

Hurff JM (1984) Visualization: A decision–making tool for assessment and treatment planning. Occupational Therapy in Health Care 1(2):3–23

Jackoway I, Rogers J, Snow T (1987) The role change assessment: An interview tool for evaluating older adults. Occupational Therapy in Mental Health 7(1):17–37

Jacobshagen I (1990) The effect of interruption of activity on affect. Occupational Therapy in Mental Health 10(2):35–45

Jongbloed L (1994) Adaptation to a stroke: the experience of one couple. American Journal of Occupational Therapy 48(11):1006–1013

Jonsson H (1993) The retirement process in an occupational perspective: a review of literature and theories. Physical and Occupational Therapy in Geriatrics 3:1–20

Jonsson H, Kielhofner G, Borell L (1997) Anticipating retirement: the formation of narratives concerning an occupational transition. American Journal of Occupational Therapy 51(1):49–56

Jonsson H, Borell L, Sadlo G (2000) Retirement: An occupational transition with consequences for temporality, balance, and meaning of occupations. Journal of Occupational Science 7(1):29–37

Jonsson H, Josephsson S, Kielhofner G (2000) Evolving narratives in the course of retirement: A longitudinal study. American Journal of Occupational Therapy 54(5):463–470

Jonsson H, Josephsson S, Kielhofner G (2001) Narratives and experiences in an occupational transition: A longitudinal study of the retirement process. American Journal of Occupational Therapy 55(4):424–432

Josephsson S, Backman L, Borell L, Bernspang B, Nygård L, Ronnberg L (1993) Supporting everyday activities in dementia: An intervention study. International Journal of Geriatric Psychiatry 8:395–400

Josephsson S, Backman L, Borell L, Hygard L, et.al. (1995) Effectiveness of an intervention to improve occupational performance in dementia. Occupational Therapy Journal of Research 15:36–49

Jungersen K (1992) Culture, theory, and the practice of occupational therapy in New Zealand/Aotearoa. American Journal of Occupational Therapy 46:745–750

Kaplan K (1984) Short–term assessment: The need and a response. Occupational Therapy in Mental Health 4(3):29–45

Kaplan K (1986) The directive group: Short term treatment for psychiatric patients with a minimal level of functioning. American Journal of Occupational Therapy 40:474–481

Kaplan K, Eskow KG (1987) Teaching psychosocial theory and practice: The model of human occupation as the medium and the message. Mental Health–Special Interest Section Newsletter 10:1–5

Kaplan K (1988) Directive group therapy: Innovative mental health treatment. Slack, Thorofare

Kaplan K, Kielhofner G (1989) Occupational Case Analysis Interview and Rating Scale. Slack, Thorofare

Katz N (1985) Occupational therapy's domain of concern: Reconsidered. American Journal of Occupational Therapy 39:518–524

Katz N (1988) Interest checklist: A factor analytical study. Occupational Therapy in Mental Health 8(1):45–56

Katz N (1988) Introduction to the Collection (MOHO) Occupational Therapy in Mental Health 8(1):1–6

Katz N, Giladi N, Peretz C (1988) Cross-cultural application of occupational therapy assessments: Human occupation with psychiatric inpatients and controls in Israel. Occupational Therapy in Mental Health 8(1): 7–30

Katz N, Josman N, Steinmentz N (1988) Relationship between cognitive disability theory and the model of human occupation in the assessment of psychiatric and non psychiatric adolescents. Occupational Therapy in Mental Health 8(1):31–44

Kavanagh J, Fare J (1995) Using the model of human occupation with homeless mentally ill clients. unidentified

Kavanagh MR (1990) Way station: A model community support program for persons with serious mental illness. Mental Health – Special Interest Section Newsletter 13:6–8

Kavanagh, M. R. & Fares, J. (1995) Using the model of human occupation with homeless mentally ill patients. British Journal of Occupational Therapy 58(10):419–422

10

Keller J, Forsyth K (2004) The model of human occupation in practice. The Israel Journal of Occupational Therapy 13:E99–E106

Kelly L (1995) What occupational therapists can learn from traditional healers. British Journal of Occupational Therapy 58:111–114

Khoo SW, Renwick RM (1989) A model of human occupation perspective on mental health of immigrant women in Canada. Occupational Therapy in Mental Health 9(3):31–49

Kielhofner G (1980) A model of human occupation, part two. Ontogenesis from the perspective of temporal adaptation. American Journal of Occupational Therapy 34:657–663

Kielhofner G (1980) A model of human occupation, part three. Benign and vicious cycles. American Journal of Occupational Therapy 34:731–737

Kielhofner G, Burke JP (1980) A model of human occupation, part one. Conceptual framework and content. American Journal of Occupational Therapy 34:572–581

Kielhofner G, Burke JP (1980) A model of human occupation, part four. Assessment and intervention. American Journal of Occupational Therapy 34:777–788

Kielhofner G, Miyake S (1981) The therapeutic use of games with mentally retarded adults. American Journal of Occupational Therapy 35:375–382

Kielhofner G, Barris R, Watts JH (1982) Habits and habit dysfunction: A clinical perspective for psychosocial occupational therapy. Occupational Therapy in Mental Health 2(2):1–21

Kielhofner G (1984) An overview of research on the model of human occupation. Canadian Journal of Occupational Therapy 51:59–67

Kielhofner G (1986) A review of research on the model of human occupation: Part one. Canadian Journal of Occupational Therapy 53:69–74

Kielhofner G (1986) A review of research on the model of human occupation: Part two. Canadian Journal of Occupational Therapy 53:129–134

Kielhofner G, Harlan B, Bauer D, Maurer P (1986) The reliability of a historical interview with physically disabled respondents. American Journal of Occupational Therapy 40:551–556

Kielhofner G (1986) An ethnographic study of deinstitutionalized adults: Their community settings and daily life experiences. Occupational Therapy Journal of Research 6:125–142

Kielhofner G, Henry AD (1988) Development and investigation of the Occupational Performance History Interview. American Journal of Occupational Therapy 42:489–498

Kielhofner G, Brinson M (1989) Development and evaluation of an aftercare program for young and chronic psychiatrically disabled adults. Occupational Therapy in Mental Health 9(2):1–25

Kielhofner G, Nicol M (1989) The model of human occupation: A developing conceptual tool for clinicians. British Journal of Occupational Therapy 52:210–214

Kielhofner G, Henry AD, Walens D, Rogers ES (1991) A generalizability study of the Occupational Performance History Interview. Occupational Therapy Journal of Research 11:292–306

Kielhofner G (1992) The future of the profession of occupational therapy: Requirements for developing the field's knowledge base. Journal of Japanese Association of Occupational Therapists 11:112–129

Kielhofner G, Mallinson T (1995) Gathering narrative data through interviews:Empirical observations and suggested guidelines. Scandinavian Journal of Occupational Therapy 2:63–68

Kielhofner G (1995) A meditation on the use of hands. Scandinavian Journal of Caring Sciences 2:153–166

Kielhofner G, Forsyth K (1997) The Model of Human Occupation: an Overview of Current Concepts. British Journal of Occupational Therapy 60(3):103–110

Kielhofner G, Barrett L (1998) Meaning and misunderstanding in occupational forms: A study of therapeutic goal setting. American Journal of Occupational Therapy 52(5):345–353

Kielhofner G (1999) From doing in to doing with: The role of environment in performance and disability. Toimintaterapeutti 1:3–9

Kielhofner G (1999) Guest–editorial. Work: A Journal of Prevention, Assessment, and Rehabilitation 12(1):1

Kielhofner G, Braveman B, Baron K, Fischer G, Hammel J, Littleton M J (1999) The model of human occupation: understanding the worker who is injured or disabled. Work: A Journal of Prevention, Assessment, and Rehabilitation 12(1):3–11

Kielhofner G, Lai J, Olson L, Haglund L, Ekbadh E, Hedlund M (1999) Psychometric properties of the work environment impact scale: a cross-cultural study. Work: A Journal of Prevention, Assessment, and Rehabilitation 12(1):71–77

Kielhofner G, Forsyth K (2001) Measurement properties of a client self–report for treatment planning and documenting therapy outcomes. Scandinavian Journal of Occupational Therapy 8(3):131–139

Kielhofner G, Mallinson T, Forsyth K, Lai JS (2001) Psychometric properties of the second version of the Occupational Performance History Interview (OPHI–II) American Journal of Occupational Therapy 55(3):260–267

Kielhofner G, Braveman B, Finlayson M, Paul-Ward A, Goldbaum L, Goldstein K (2004) Outcomes of a vocational program for persons with AIDS. American Journal of Occupational Therapy 58(1):64–72

Kielhofner G, Forsyth K (2004) Commentary on Cutchin's using Deweyan philosophy to rename and reframe adaptation-to-environment. American Journal of Occupational Therapy 58:313–314

Kielhofner G, Fisher A (1991) Mind-brain relationships. In: Fisher A, Murray E, Bundy AC (eds), Sensory Integration: Theory and Practice (pp. 27–45). FA Davis, Philadelphia

Kielhofner G (1995) A model of human occupation: theory and application. (3rd ed.) Philadelphia: Williams & Wilkins, Lippincott

Kielhofner G, Barrett L (1998) Theories derived from occupational behavior perspectives. In: Neistadt ME, Crepeau EB (eds), Willard and Spackman's occupational therapy (9th ed., pp. 525–535). Lippincott, Philadelphia

Kielhofner G (2002) Model of Human Occupation: Theory and Application. (3 ed.) Lippincott, Williams, & Wilkins, Baltimore

Kjellberg A, Haglund L, Forsyth K, Kielhofner G (2003) The measurement properties of the Swedish version of the assessment of communication and interaction skills. Scandinavian Journal of Caring Sciences 17:271–277

Krefting L (1985) The use of conceptual models in clinical practice. Canadian Journal of Occupational Therapy 52:173–178

Kyle T, Wright S (1996) Reflecting the model of human occupation in occupational therapy documentation. Canadian Journal of Occupational Therapy 63(3):192–196

Lai JS, Haglund L, Kielhofner G (1999) Occupational case analysis interview and rating scale. Scandinavian Journal of Caring Sciences 13(4):276–273

Lancaster JMM (1991) Occupational therapy treatment goals, objectives, and activities for improving low self-esteem in adolescents with behavioral disorders. Occupational Therapy in Mental Health 11(2/3):3–22

Larsson M, Branholm IS (1996) An approach to goal-planning in occupational therapy and rehabilitation. Scandinavian Journal of Caring Sciences 3:14–19

Law M, Cooper B, Strong S, Stewart D, Rigby P, Letts L (1997) Theoretical contexts for the practice of occupational therapy. In: Christiansen C, Baum C (eds), Occupational Therapy: Enabling function and well-being. (pp. 73–102). Slack Thorofare, NJ

Lederer J, Kielhofner G, Watts JH (1985) Values, personal causation and skills of delinquents and non delinquents. Occupational Therapy in Mental Health 5(2):59–77

Lee AL, Strauss L, Wittman P, Jackson B, Carstens A (2001) The effects of chronic illness on roles and emotions of caregivers. Occupational Therapy in Health Care 14(1):47–60

Levine R (1984) The cultural aspects of home care delivery. American Journal of Occupational Therapy 38:734–738

Levine R, Gitlin LN (1990) Home adaptations for persons with chronic disabilities: An educational model. American Journal of Occupational Therapy 44:923–929

Levine R, Gitlin LN (1993) A model to promote activity competence in elders. American Journal of Occupational Therapy 47:147–153

Li Y, Kielhofner G (2004) Psychometric properties of the volitional questionnaire. The Israel Journal of Occupational Therapy 13:E85–E98

Linddahl I, Norrby E, Bellner AL (2003) Construct validity of the instrument DOA: A dialogue about ability related to work. Work: A Journal of Prevention, Assessment, and Rehabilitation 20:215–224

Lycett R (1992) Evaluating the use of an occupational assessment with elderly rehabilitation patients. British Journal of Occupational Therapy 55(3):343–346

Lynch K, Bridle M (1993) Construct validity of the Occupational Performance Interview. Occupational Therapy Journal of Research 13, 231–240

Mackenzie L (1997) An application of the model of human occupation to fieldwork supervision and fieldwork issues in NSW. Australian Occupational Therapy Journal 44:71–80

Mallinson T, Mahaffey L, Kielhofner G (1998) The occupational performance history interview: Evidence for three underlying constructs of occupational adaptation. Canadian Journal of Occupational Therapy 65(4):219–228

Mallison T, Kielhofner G, Mattingly C (1996) Metaphor and meaning in a clinical interview. American Journal of Occupational Therapy 50:338–346

Maynard M (1987) An experiential learning approach: Utilizing historical interview and an occupational inventory. Physical and Occupational Therapy in Geriatrics 5(2):51–69

Mentrup C, Niehous A, Kielhofner G (1999) Applying the model of human occupation in work–focused rehabilitation: a case illustration. Work: A Journal of Prevention, Assessment, and Rehabilitation 12(1):61–70

Michael PS (1991) Occupational therapy in a prison? You must be kidding! Mental Health – Special Interest Section Newsletter 14:3–4

Mocellin G (1992) An overview of Occupational Therapy in the context of the American influence on the profession: Part 1. 55 1(7):12

Mocellin G (1992) An overview of Occupational Therapy in the context of the American influence on the profession: Part 2. British Journal of Occupational Therapy 55(2):55–60

Molyneaux-Smith L, Townsend E, Guernsey JR (2003) Occupation disrupted: impacts, challenges, and coping strategies for farmers with disabilities. Journal of Occuapational Science 10(1):14–20

Morrison CD, Bundy AC, Fisher AG (1991) The contribution of motor skills and playfulness to the play performance of preschoolers. American Journal of Occupational Therapy 45:687–694

Muñoz JP (1988) A program for acute inpatient psychiatry. Mental Health-Special Interest Section Newsletter 11:3–4

Muñoz JP, Lawlor M, Kielhofner G (1993) Use of the model of human occupation: A survey of therapists in psychiatric practice. Occupational Therapy Journal of Research 13(2):117–139

Nave J, Helfrich C, Aviles A (2001) Child witnesses of domestic violence: A case study using the OT PAL. Occupatioan Therapy in Mental Health 16(3/4):127–140

Neville-Jan A, Bradley M, Bunn C, Gheri B (1991) The model of human occupational and individuals with co-dependency problems. Occupational Therapy in Mental Health 11(2/3):73–97

Neville-Jan A (1994) The relationship of volition to adaptive occupational behavior among individuals with varying degrees of depression. Occupational Therapy in Mental Health 12(4):1–18

Neville A (1985) The model of human occupation and depression. Mental Health–Special Interest Section Newsletter 8:1–4

Neville A, Kriesberg A, Kielhofner G (1985) Temporal dysfunction in schizophrenia. Occupational Therapy in Mental Health 5(1):1–20

Nygård L, Bernspang B, Fisher AG, Winblad B (1994) Comparing motor and process ability of persons with suspected dementia in home and clinic settings. American Journal of Occupational Therapy 48:689–696

Oakely F, Kielhofner G, Barris R (1985) An occupational therapy approach to assessing psychiatric patients' adaptive functioning. American Journal of Occupational Therapy 39:147–154

Oakely F, Kielhofner G, Barris R, Reichter RK (1986) The Role Checklist: Development and empirical assessment of reliability. Occupational Therapy Journal of Research 6, 157–170

Oakely F (1987) Clinical application of the model of human occupation in dementia of the Alzheimer's type. Occupational Therapy in Mental Health 7(4):37–50

Olin D (1985) Assessing and assisting the person with dementia: An occupational behavior perspective. Physical and Occupational Therapy in Geriatrics 3(4):25–32

Padilla R, Bianchi EM (1990) Occupational therapy for chronic pain: Applying the model of human occupation to clinical practice. Occuaptional Therapy Practice 2(3):47–52

Padilla R (1998) Application of occupational therapy theories with elders. In: Lohman H, Padilla R, Byers-Connon S (eds) Occupational therapy with elders: Strategies for the certified occupational therapist assistant. (pp. 63–79). Mosby, St. Louis, MO

Pan AW, Fisher AG (1994) The assessment of motor and process skills of persons with psychiatric disorders. American Journal of Occupational Therapy 48:775–780

Park S, Fisher AG, Velozo CA (1994) Using the assessment of motor and process skills to compare occupational performance between clinic and home settings. American Journal of Occupational Therapy 48:697–709

Peterson E, Howland J, Kielhofner G, Lachman MEASCJJA. (1999) Falls self-efficacy and occupational adaptation among elders. Physical and Occupational Therapy in Geriatrics 16(1/2):1–16

Pizzi MA (1984) Occupational therapy in hospice care. American Journal of Occupational Therapy 38(mveronical@comcast.net252), 257

Pizzi MA (1989) Occupational therapy: Creating possibilities for adults with HIV infection, ARC and AIDS. AIDS Patient Care 3:18–23

Pizzi MA (1990) The model of human occupation and adults with HIV infection and AIDS. American Journal of Occupational Therapy 44:257–264

Pizzi MA (1990) Occupational therapy: Creating possibilities for adults with human immunodeficiency virus infection, AIDS related complex, and acquired immunudeficiency syndrome. Occupational Therapy in Health Care 7(2/3/4):25–137

Platts L (1993) Social role valorisation and the model of human occupation: A comparative analysis for work with learning disability in the community. British Journal of Occupational Therapy 56(8):278–282

Puderbaugh J, Fisher AG (1992) Assessment of motor and process skills in normal young children and children with dyspraxia. Occupational Therapy Journal of Research 12:195–216

Reekmans M, Kielhofner G (1998) Defining occupational therapy services in child psychiatry: an application of the model of human occupation. Ergotherapie 5:6–11

Reid CL, Reid JK (2000) Care giving as an occupational role in the dying process. Occupational Therapy in Health Care 12(2/3):87–93

Restall G, Magill-Evans (1994) Play and preschool children with autism. American Journal of Occupational Therapy 48:113–120

Roitman DM, Ziv N (2004) Application of the Model of Human Occupation in a Geriatric Population in Israel: Two Case Studies. Israeli Journal of Occupational Therapy 13(1):E24–E28

Rosenfeld MS (1989) Occupational disruption and adaptation: A study of house fire victims. American Journal of Occupational Therapy 43:89–96

Rust K, Barris R, Hooper F (1987) Use of the model of human occupation to predict women's exercise behavior. Occupational Therapy Journal of Research 7:23–35

Salz C (1983) A theoretical approach to the treatment of work difficulties in borderlind personalities. Occupatioan Therapy in Mental Health 3(3), 33–46

Scaffa ME (1991) Alcoholism: an occupational behavior perspective. Occupatioan Therapy in Mental Health 11:99–111

Scarth PP (1983) Services for chemically dependent adolescents. Mental Health Special Interest Section Newsletter 13:7–8. Ref Type: Journal (Full)

Schaff RC, Mulrooney LL (1989) Occupational therapy in early intervention: A family centered approach. American Journal of Occupational Therapy 43:745–754

Scheelar JF (2002) A return to the worker role after injury: firefighters seriously injured on the job and the decision to return to high-risk work. Work 19(2):181–184

Schindler VJ (1988) Psychosocial occupational therapy intervention with AIDS patients. American Journal of Occupational Therapy 42:507–512

Schindler VP (1990) AIDS in a correctional setting. Occupational Therapy in Health Care 7(2/3/4):171–183

Sepiol JM, Froehlich J (1990) Use of the role checklist with the patient with multiple personality disorder. American Journal of Occupational Therapy 44:1008–1012

Series C (1992) The long-term needs of people with head injury: A role for the community occupational therapist? British Journal of Occupational Therapy 55(3):94–98

Shimp SL (1989) A family-style meal group: Short-term treatment for eating disorder patients with a high level of functioning. Mental Health Special Interest Section Newsletter 12:1–3

Shimp SL (1990) Debunking the myths of aging. Occupatioan Therapy in Mental Health 10(3):101–111

Sholle-Martin S (1987) Application of the model of human occupation: Assesment in child and adolescent psychiatry. Occupational Therapy in Mental Health 7(2):3–22

Sholle-Martin S, Alessi NE (1990) Formulating a role for occupational therapy in child psychiatry; A clinical application. American Journal of Occupational Therapy 44:871–881

Simons D (1999) The psychological system in adolescence. In Pediatric therapy: A systems approach (pp 430–432). Davis Company, Philadelphia, F.A.

Simo-Algado S, Mehta N, Kronenberg F, Cockburn L, Kirsh B (2002) Occupational Therapy intervention with children survivor of war. Canadian Journal of Occupational Therapy 69(4):205–217

Skoid A, Josephsson S, Eliasson AC (2004) Performing Bimanual activities:The experiences of young persons with hemiplegic cerebral palsy. American Journal of Occupational Therapy 58

Smith H (1987) Mastery and achievement: Guidelines using clinical problem solving with depressed elderly clients. Physical and Occupational Therapy in Geriatrics 5:35–46

Smith N, Kielhofner G, Watts J (1986) The relationship between volition, activity pattern and life satisfaction in the elderly. American Journal of Occupational Therapy 40:278–283

Smith RO (1992) The science of occupational therapy assessment. Occupational Therapy Journal of Research 12:3–15

Smyntek L, Barris R, Kielhofner G (1985) The model of human occupation applied to psychosocially functional and dysfunctional adolescents. Occupatioan Therapy in Mental Health 5(1):21–40

Spadone RA (1992) Internal-external control and temporal orientation among Southeast Asians and White Americans. American Journal of Occupational Therapy 46:713–719

Spencer JC, Davidson HA, White VK (1996) Continuity and change:Past experience as adaptive repertoire in occupational adaptation. American Journal of Occupational Therapy 50:526–533

Stein F, Cutler S (1998) Theoretical models underlying the clinical practices of psychosocial occupational therapy. In: Psychological occupational therapy: A holistic approach. (pp. 150–152). Singular Publishing Group, San Diego, CA

Stofell V (1992) The Americans with Disabilities Act of 1990 as applied to an adult with alcohol dependence. American Journal of Occupational Therapy 46(7):640–644

Tatham M (1992) Leisure facilitator: The role of the occupational therapist in senior housing. Journal of Housing for the Elderly 10(2):125–138

Taylor LP, McGruder JE (1996) The meaning of sea kayaking to persons with spinal cord injury. American Journal of Occupational Therapy 50:39–46

Taylor RR, Kielhofner G, Abelenda J, Colantuono K, Fong R, Heredia R. et al. (2003) An approach to persons with Chronic Fatigue Syndrome based on the Model of Human Occupation: Part one, impact on Occupational Performance and Participation. Occupational Therapy in Health Care 17(2):47–62

Taylor RR, Kielhofner GW (2003) An Occupational Therapy Approach to persons with Chronic Fatigue Syndrome: Part two, assesment and intervention. Occupational Therapy in Health Care 17(2):63–88

Tham K, Borell L (1996) Motivation for training : a case study of four persons with unilateral neglect. Occupational Therapy in Health Care 10(3):65–79

Tham, K., Borell, L., & Gustavsson, A. (2000) The discovery of disability:A phenomenological study of uniateral neglect. American Journal of Occupational Therapy, 54, 398–406

Tham K, Kielhofner G (2003) Impact of the social environment on occupational experience and performance among persons with unilateral neglect. American Journal of Occupational Therapy 57(4):403–412

Velozo CA (1993) Work evaluations: Critique of the state of the art of functional assessment of work. American Journal of Occupational Therapy 47:203–209

Velozo CA, Kielhofner G, Gern A, Lin FL, Lai J, Fischer G (1999) Worker role interview: Toward validation of a psychosocial work–related measure. Journal of Occuaptional Rehabilitation 9(3):153–168

Venable E, Hanson C, Shechtman O, Dasler P (2000) The effects of exercise on occupational functioning in the well elderly. Physical and Occupational Therapy in Geriatrics 17(4):29–42

Viik MK, Watts J, Madigan MJ, Bauer D (1990) Preliminary validation of the Assessment of Occupational Functioning with an alcoholic population. Occupatioan Therapy in Mental Health 10(2):19–33

Watts J, Kielhofner G, Bauer D, Gregory M, Valentine D (1986) The Assessment of Occupational Functioning : A screening tool for use in long–term care. American Journal of Occupational Therapy 40(231):240

Watts J, Brollier C, Bauer D, Schmidt W (1989) The Assessment of Occupational Functioning: The second revision. Occupatioan Therapy in Mental Health 8(4): 61–87

Watts JH, Brollier D, Schmidt W (1989) A comparison two evaluation instruments used with psychiatric patients in occupational therapy. Occuaptional Therapy Practice 8(4):7–27

Watts JH, Brollier C, Guest editors (1989) Instrument development in occupational therapy. Occupatioan Therapy in Mental Health, 8

Watts JH, Brollier C, Schmidt W (1989) Why use standardized patient evaluations?Commentary and suggestions. Instrument development in Occupational Therapy, 89

Weeder T (1986) Comparison of temporal patterns and meaningfulness of the daily activities of schizophrenic and normal adults. Occupatioan Therapy in Mental Health 6(4):27–45

Weissenberg R, Giladi W (1989) Home economics day: A program for disturbed adolescents to promote acquisition of habits and skills. Occupational Therapy in Mental Health 9(2):89–103

Wienringa N, McColl M (1987) Implications of the model of human occupation for intervention with native Canadians. Occupational Therapy in Health Care 4(1):73–91

Wood W (1995) Weaving the warp and weft of occupational therapy:An art and science for all times. American Journal of Occupational Therapy 49:44–52

Wood W (1996) The value of studying occupation:An example with primate play. American Journal of Occupational Therapy 50:327–337

Woodrum SC (1993) A treatment approach for attention deficit hyperactivity disorder using the model of human occupation. Developmental Disabilities Special Interst Section Newsletter 16(1):5–12

Wu C, Lin K (1999) Defining occupation: A comparative analysis. Journal of Occuapational Science 6(1):5–12

Yelton D, Nielson C (1991) Understanding Appalachian values: Implications for occupational therapists. Occupatioan Therapy in Mental Health 11(2/3):173–195

Yerxa EJ (1992) Some implications of occupational therapy's history for its epistemology,values,and relation to medicine. American Journal of Occupational Therapy 46:79–83

Zimmer-Branum S, Nelson D (1994) Occupationally embedded exercise versus rote exercise:a choice between occupational forms by elderly nursing home residents. American Journal of Occupational Therapy 49(5):397–402

Warum es die Reihe »Ergotherapie – Reflexion und Analyse« gibt

Als relativ junger Beruf hat sich die Ergotherapie innerhalb der letzten 20 Jahre v. a. in Übersee und vielen europäischen Ländern unter den Bedingungen einer Ausbildung auf Hochschulniveau eine eigenständige wissenschaftliche Basis geschaffen. Dies ermöglicht es Ergotherapeuten dort zunehmend, ergotherapeutisches Wissen und Erkenntnisinteresse nach wissenschaftlichen Kriterien zu systematisieren und parallel dazu die Prozesse ergotherapeutischen Handelns zu erlernen und zu vermitteln. Verbunden ist diese Entwicklung mit zahlreichen Publikationen und regen thematischen Auseinandersetzungen innerhalb der Disziplin und auch zwischen der Ergotherapie und anderen Disziplinen.

In Deutschland gibt es derzeit aus verschiedenen Gründen weder eine vergleichbare Strukturierung und Institutionalisierung der wissenschaftlichen Bildungswege für Ergotherapeuten noch eine Kultur oder gar Tradition publizierter Fachdebatten. Gleichwohl sind auch hierzulande wertvolle ergotherapeutische Wissensressourcen vorhanden; Systematisierungen sind entstanden, und es sind durchaus Beiträge zu disziplin- und länderübergreifenden Fachdiskussionen geleistet worden. Die programmatischen Anliegen der deutschen Ergotherapie sind Professionalisierung und Angleichung des Ausbildungsniveaus auf europäischer Ebene.

Mit der Herausgabe der Reihe »Ergotherapie – Reflexion und Analyse« betreten wir in der Ergotherapie in Deutschland Neuland. Es ist unser Wunsch, über Fachpublikationen einen Ort zu schaffen, an dem sich die Ergotherapie in ihrem Facettenreichtum zwischen »harter« Wissenschaft und »weicher« Kunstfertigkeit sammeln und von dem aus sie sich an aktuellen Diskursen beteiligen kann.

Der Reihentitel »Ergotherapie – Reflexion und Analyse« ist inspiriert durch die Arbeiten von Donald A. Schön (1983, 1987) zur professionellen Ausbildung und kompetenten Berufsausübung, die eine »Wissenslehre der Praxis« propagieren. Unter »Wissen und Reflexion in der Aktion« versteht Schön die gestaltbare Fähigkeit und Fertigkeit, den therapeutischen Prozess gedanklich zu erfassen, das zugrunde gelegte Wissen kritisch-distanziert zu hinterfragen und die daraus entstehenden Überlegungen zu artikulieren. Schön (1987) rückt so den kontinuierlichen Lern- und Problemlösungsprozess im gesamten Verlauf einer Berufs- und Arbeitskarriere ins Zentrum der professionellen Bildung: »Reflektierten Praktikern« gelingt die Handhabung der komplexen, kaum vorhersagbaren und stets problematischen Praxis mit Zuversicht, Fertigkeit und Sorgfalt. So unterschiedliche Anforderungen wie pragmatische Kunstfertigkeit, explizites Theorieverständnis und forschungsbasierte Methodik in der Anwendung finden damit einen gleichwertigen Platz in professionellen Handlungszusammenhängen und Bildungs-Curricula.

»Professionalisierung« bedeutet auch in unserem Verständnis nicht lediglich die »Ablösung« ergotherapeutisch-pragmatischen Handlungswissens, wie Therapeuten es mit der Berufserfahrung gewinnen, durch systematische, vorzugsweise wissenschaftlich-theoretische Erkenntnis; vielmehr geht es darum, theoretische Behauptungen und Argumentationen auf der einen und pragmatische Annahmen und Handlungsentwürfe auf der anderen Seite greifbar, nachvollziehbar und verständlich darzulegen. Wir hoffen, mit der Buchreihe »Ergotherapie – Reflexion und Analyse« genau diesen Anspruch zu erfüllen.

Wir leben in einer Zeit großer struktureller Veränderungen des Gesundheitswesens und der fortschreitenden Formulierung von Qualitätskriterien für die unterschiedlichen professionellen Dienstleistungen in diesem Bereich; entsprechend hat sich auch die theoretische Reflexion ergotherapeutischer Inhalte verstärkt. Aus unserer Sicht scheint es deshalb angebracht, die theoretisch fundierte Weiterentwicklung des Berufsbildes der Ergotherapie mit einer Buchreihe zu begleiten, die unterschiedlichste Etappenresultate dieser Entwicklung in der Fachöffentlichkeit zur Diskussion stellt. Die Reihenidee orientiert sich also am Entwicklungsprozess der sich neu strukturierenden ergotherapeutischen Fachdisziplin in einem sich wandelnden sozialen und politischen Umfeld.

Das besondere Profil der Reihe »Ergotherapie – Reflexion und Analyse« ist dadurch gekennzeichnet, dass thematisch die Ergotherapie im Zentrum jeder Veröffentlichung steht.

Unter diesem Leitgedanken werden die spezifischen Aspekte der medizinischen Fachbereiche und der sozialwissenschaftlichen Fragestellungen und Angebote übergreifend systematisiert. Von entscheidender Bedeutung ist also, dass die ergotherapeutische Thematik über verschiedene Perspektiven herausgearbeitet wird.

Drei wesentliche Kennzeichen prägen demnach das Profil der Buchreihe:

- die Verbindung von Theorie, Forschung und Praxis,
- die Mischung aus deutschsprachigen und internationalen Beiträgen und
- die interdisziplinäre bzw. transdisziplinäre Sichtweise als Forschungs- und Theorieprinzip.

Die Intentionen der Herausgeber lassen sich in 3 inhaltlichen Zielen zusammenfassen:

- Die Reihe will zur Professionalisierung der deutschsprachigen Ergotherapeuten beitragen. Vertraute Themen und Inhalte aus der beruflichen Arbeit werden auf eine methodisch-reflektierte und systematische Weise behandelt, sodass der Nutzen theoriegeleiteter Überlegungen und Forschungen für die Praxis erkennbar wird (und der ergotherapeutische Gegenstandsbereich auch für den fachfremden oder praxisfremden Leser an Kontur gewinnt). Die behandelten Themen sollen deshalb idealerweise in Beiträgen aus Theorie, Forschung und Praxis präsentiert werden.

- Wissenschaftlich qualifizierte Ergotherapeuten gibt es zurzeit in der Mehrzahl im Ausland. Ziel der Reihe ist es, deren Beiträge zu Theorieentwicklung und Forschung nach und nach für die deutschsprachige Ergotherapie zu erschließen und zu kommentieren. Angestrebt wird die Aufnahme mindestens eines deutschsprachigen bzw. eines internationalen Beitrages in jedem Reihenband.

- Die Buchreihe will einen vermittelnden und transdisziplinären Rahmen bieten.

Mittelstraß (1998) hat das »Wagnis einer wirklichen Interdisziplinarität im eigenen Kopf« einer Interdisziplinarität als wissenschaftsorganisatorischem Prinzip gegenübergestellt. Er betont Disziplingrenzen und fachliche Differenzierungen als historisch gewachsen und versteht unter Transdisziplinarität die notwendige Aufhebung dieser Entstehungszusammenhänge für entwicklungsträchtige disziplinunabhängige Problemdefinitionen und -lösungen. Transdisziplinarität meint damit in erster Linie ein Forschungsprinzip, das »die disziplinär organisierten Wissenschaften mit ihrer wissenschaftlichen Zukunft und zugleich mit einer [pragmatischen] Lebenswelt [verbindet], deren innere Rationalität selbst eine wissenschaftliche, d. h. eine durch den wissenschaftlichen Fortschritt bestimmte, ist« (S. 48).

Erst in zweiter Linie ist Transdisziplinarität auch ein Theorieprinzip, das die Überschneidungen und Verbindungen der Einzeldisziplinen ordnet.

Bestimmte Praxisphänomene oder theoretische Argumente gewinnen nach diesem Ansatz an Deutlichkeit, wenn sie aus unterschiedlichen professionellen Perspektiven dargestellt und erörtert werden. Ebenso gelingt es in einer erweiterten wissenschaftlichen Wahrnehmungsfähigkeit besser, vorausschauend Probleme und Problementwicklungen erkennbar zu machen. Deshalb werden in der Buchreihe auch Autoren anderer Fachbereiche zu Themen mit ergotherapeutischer Relevanz zu Wort kommen.

Unter diesen inhaltlichen Gesichtspunkten sieht das Programm der Reihe »Ergotherapie – Reflexion und Analyse« explizit die Umsetzung überschaubarer Buchprojekte vor. Formal können sie als Sammelbände oder als Monographien zu Themen aus der Ergotherapie verfasst sein und bei Bedarf durchaus durch nachfolgende Publikationen inhaltlich weiter ausgebaut werden.

Letztlich geht es uns darum, die Leser zum reflektierten, analysierenden und systematisierenden Wissensaustausch mit Kollegen und Partnern aus anderen Disziplinen zu ermutigen, und es geht uns um das Verständnis, um den Erhalt und um die Vertiefung ergotherapeutischer Kernaussagen und Kernkompetenzen.

Die Reihenherausgeber
Ulrike Marotzki
Christina Jerosch-Herold
Birgit Maria Hack
Peter Weber

Hamburg, Norwich, Nürnberg, Holtensen
im Januar 1999

Literatur

Mittelstraß J (1998) Die Häuser des Wissens. Wissenschaftstheoretische Studien. Suhrkamp, Frankfurt a. M.
Schön DA (1983) The Reflective Practitioner. Basic Books, New York
Schön DA (1987) Educating the Reflective Practitioner. Towards a New Design for Teaching and Learning in the Professions. Jossey Bass, San Francisco

Sachverzeichnis

W

Druck: Krips bv, Meppel
Verarbeitung: Stürtz, Würzburg